LAPAROSCOPIC COLORECTAL SURGERY

主编

张 卫 郝立强 王锡山

腹腔镜结直肠手术学

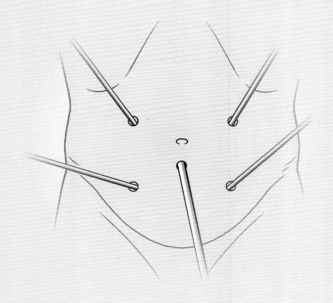

上海科学技术出版社

图书在版编目（CIP）数据

腹腔镜结直肠手术学 / 张卫, 郝立强, 王锡山主编.
— 上海：上海科学技术出版社, 2018.5
ISBN 978-7-5478-3962-1

Ⅰ.①腹…　Ⅱ.①张…②郝…③王…　Ⅲ.①腹腔镜
检－应用－结肠疾病－外科手术②腹腔镜检－应用－直肠
疾病－外科手术　Ⅳ.①R656.9②R657.1

中国版本图书馆CIP数据核字（2018）第060755号

扫描封面二维码,刮除以下灰印,键入序列号,
在线观看手术视频、阅读电子书!

灰印一旦被刮除,将不能退换

腹腔镜结直肠手术学

主编　张　卫　郝立强　王锡山

上海世纪出版（集团）有限公司
上 海 科 学 技 术 出 版 社　出版、发行
（上海钦州南路71号　邮政编码200235　www.sstp.cn）
浙江新华印刷技术有限公司印刷
开本 889×1194　1/16　印张 12.5　插页 4
字数 300千字
2018年5月第1版　2018年5月第1次印刷
ISBN 978-7-5478-3962-1 / R·1595
定价：198.00元

本书如有缺页、错装或坏损等严重质量问题,请向工厂联系调换

内容提要

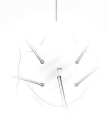

　　本书为腹腔镜结直肠外科的专著。全书从腹腔镜的发展历史、理论、特点、手术技巧、模拟器材、动物实验等诸多方面,阐述了腹腔镜手术的基本要求,重点介绍了各类腹腔镜结直肠手术及其麻醉和护理,叙述中结合大量插图和高清手术视频,实用性强,可供从事腹腔镜手术的外科医生和结直肠外科医生参考。

编写名单

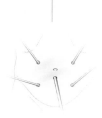

主　编　张　卫　郝立强　王锡山

副主编　龚海峰　邢俊杰　魏　东

编　者（按姓氏笔画排序）

丁瑞芳　海军军医大学附属长海医院

于冠宇　海军军医大学附属长海医院

马　俊　海军军医大学附属长海医院

马君俊　上海交通大学医学院附属瑞金医院

王　启　海军军医大学附属长海医院

王治国　海军军医大学附属长征医院

王锡山　中国医学科学院肿瘤医院

邢俊杰　海军军医大学附属长海医院

朱晓明　海军军医大学附属长海医院

刘　鹏　海军军医大学附属长海医院

刘凡隆　浙江大学附属第一医院

刘连杰　海军军医大学附属长海医院

刘启志　海军军医大学附属长海医院

许　华　海军军医大学附属长海医院

孙　戈　海军军医大学附属长海医院

杨　波　海军军医大学附属长海医院

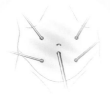

杨冬姝　海军军医大学附属长海医院

邱　群　海军军医大学附属长海医院

辛　诚　海军军医大学附属长海医院

张　卫　海军军医大学附属长海医院

陈晓丽　海军军医大学附属长海医院

林建江　浙江大学附属第一医院

周　懿　海军军医大学附属长海医院

郑民华　上海交通大学医学院附属瑞金医院

郝立强　海军军医大学附属长海医院

胡志前　海军军医大学附属长征医院

洪永刚　海军军医大学附属长海医院

徐晓东　海军军医大学附属长海医院

高显华　海军军医大学附属长海医院

黄联盟　海军军医大学附属长海医院

曹付傲　海军军医大学附属长海医院

龚海峰　海军军医大学附属长海医院

隋金珂　海军军医大学附属长海医院

董金玲　海军军医大学附属长海医院

楼　征　海军军医大学附属长海医院

魏　东　中国人民解放军第150中心医院

序 一

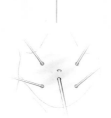

写下这段文字的时候，已经是深夜了，我的心情犹如灿烂的星光一般明朗，我庆幸我的朋友们又完成了一项平凡但十分有意义的工作。

本书编者们计划编写这本书已经有几年时间了，初衷是虑及腹腔镜在结直肠外科中应用的发展，越来越多的肛肠外科医生急需一本能系统介绍腹腔镜结直肠外科手术的图书；而且老一辈的肛肠外科专家们的经验、工作感悟，急需上升到理论层面，应加以总结归纳、传播出去，让后人借鉴学习。本书编者们历经一年的艰辛，编撰了这本《腹腔镜结直肠手术学》，旨在帮助广大一线肛肠外科医生拓展视野、提高手术技术。

本书有三大特点：

第一，深入浅出，层层递进。从阐述腹腔镜结直肠外科的历史出发，围绕腹腔镜常用器械、体外模拟箱、动物实验、常见肛肠外科手术几个环节介绍，条理清晰、结构严谨，帮助读者从多个角度加深对结直肠外科手术的理解。

第二，有丰富的图片、视频及语音材料。从简单的器械打结、缝合到稍复杂的胆囊切除、肠切除吻合；从腹腔镜下左半、右半结肠癌根治术，再到腹腔镜下超低位直肠癌适形保肛术等，编者们为读者准备了详尽的图文及视频材料。全书内容浅显易懂，却又博大精深。

第三，集中展示肛肠外科手术技巧。比如，打结技巧、患者手术体位技巧、3D腹腔镜扶镜技巧、超低位保肛技巧等，这是我们肛肠外科人在实践中总结经验教训，再上升到理论高度，然后指导实践，几经反复，提高升华后所做出的经验总结。

最后要感谢本书的作者们，是他们的辛勤付出才有了这部好作品。

高春芳

2018 年 3 月

序 二

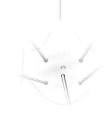

　　当前，我国结直肠外科医生所面对的最大诊疗群体是结直肠癌患者。我国开展结直肠癌的腹腔镜手术始于20世纪90年代。近年来，随着微创理念及相关技术在结直肠外科领域不断推广应用，以及相关高级别临床研究证据不断出炉，腹腔镜结直肠癌手术正在逐渐取代传统开腹手术，越来越显示出其优越性。但是，从全国范围看，结直肠癌腹腔镜手术的质量和效果在各单位之间存在显著差异，因此，如何提高对结直肠癌手术的认识，开展正确、规范化、标准化的腹腔镜手术，特别是如何对年轻医生开展规范化的腹腔镜手术培训，已成为亟待解决的问题。

　　"工欲善其事，必先利其器"，由海军军医大学附属长海医院张卫教授等主编的《腹腔镜结直肠手术学》是基于作者们多年临床实践的积累，并在手术原则和操作方法上汲取了日本和欧美的最新观点和方法，是一部时效性很强的专著。本书完整、系统地介绍了结直肠癌腹腔镜手术的适应证、禁忌证、设备器械配置、术前准备、术后并发症的预防和处理等理论知识，同时，配合手术视频及图片，清晰、具体地介绍了各类手术的规范化操作步骤。本书对于结直肠外科医生而言无疑是一部很有实用价值的参考书，也是拟开展腹腔镜结直肠手术医生的实用教程。

　　因此，我隆重向结直肠外科医生推荐《腹腔镜结直肠手术学》一书，期待中国结直肠外科的发展更加规范化，期待腹腔镜结直肠外科手术技术的推广更加普及化！

2018 年 3 月

前　言

　　随着时代的发展和技术的进步,腹腔镜微创技术在外科领域的应用越来越广泛,同样的,对于结直肠疾病的手术治疗,腹腔镜微创技术也逐渐成为主流,受到广大结直肠外科医生的欢迎和重视。这种发展得益于设备的进步,例如近年出现的达芬奇机器人、3D高清腹腔镜;得益于各种器材、器械的创新与改进;得益于各种大型临床研究的开展与结果的支持。所有这些都无疑为腹腔镜外科的发展注入了新的助推剂和润滑油,从而加速了微创外科的普及、推广和发展,并最终使我们的患者获益。但在创新繁荣发展的同时,我们必须清醒地看到,我们仍有欠缺:我们知道,任何器械的使用、技术的推广最关键的因素是人,在这种快速推广、发展的背景下,如果没有一批训练有素、基础扎实、技术过硬的医生队伍,那最终受伤害的会是患者,也会影响我们卫生事业的发展。

　　目前国内微创外科领域虽然有着各种学习班、各种培训计划,但大部分年轻医生的培养还是师傅带徒弟式的传帮带,年轻医生缺乏系统扎实的训练,更重要的是目前尚无系统的腹腔镜培训教材。万丈高楼平地起,作为一名微创外科医生,如果没有扎实的基础训练,没有过硬的基本功,那么学习曲线会大大延长,并可能使患者付出不必要的代价。鉴于此,我们希望编写一部能够全面帮助新手的,从入门基础训练开始,到动物实验,再到患者手术的"step by step"式的系统教程。我们请教了国内数位著名腹腔镜专家,总结他们的经验特别是带教体会;我们总结了长海医院多年来腹腔镜培训的成功经验;我们也总结了多家公司多年来的成功培训经验。编写中对手术的每一步骤、培训的每一环节都配备了相应的视频和解说,图文并茂、音像结合,使有志于腹腔镜微创手术事业的年轻医生能通过对本书的学习,不断提高手术技术。

　　当然,由于我们水平有限,书中一定存在着许多不足之处,真诚地希望各位同道能给我们提出建议和意见,利于我们后续改进。在本书编写过程中,我们得到了来自各方面的大力支持和无私帮助,在此对各位的付出致以真诚的感谢!

张卫

2018年3月

目　录

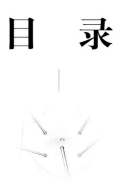

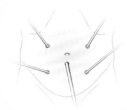

第一章
发展简史

腹腔镜技术开展距今已百余年,经过曲折的发展历程,该技术在外科领域由无到有、由弱变强,目前已经在许多学科取代了传统的手术方式。

任何一项技术的发展都离不开勇于创新的开拓者。早期的"腹腔镜"构造简单,也仅仅用于腹腔的探查。1902年,德国的 George Kelling 报道了首例真正的腹腔镜检查(图1-1)。

瑞典的 Hans Christian Jacobaeus 教授第一个对腹腔镜检查做了较多的尝试,截至1911年,他已报道了80例腹腔镜检查(图1-2)。

1911年,Johns Hopkins 医学院的 Bemheim 报道了用普通结肠镜或膀胱镜进行了腹腔检查。1933年,Ferver 报道了腹腔镜粘连松解术,这被认为是最早的治疗性腹腔镜应用的报道。1937年,美国的 Ruddock 报道了他进行的500多例诊断性腹腔镜检查结果,证实了腹腔镜检查的安全性。1952年发生了内镜技术的重要革新,当时的 Fourestier 等发明并报道了玻璃纤维传导的冷光源。次年,物理学家 Hopkins 发明了传输光线的柱状透镜,使得内镜的分辨率和对比度有了极大的提高。

到20世纪70年代后期,越来越多的妇科和内科医师使用腹腔镜检查技术,但是在普通外科中并没有得到很好的使用。直到1981年,美国的 Semm 完成了首例腹腔镜阑尾切除术(图1-3)。

1985年,Muhe 完成首例人腹腔镜胆囊切除术。1987年3月,当该手术首次在美国的大型全国性会议(美国胃肠道内镜外科医师协会会议以及美国胃肠道内镜协会会议)上报告时,引起了学术界的震惊。

1991年,Jacobs 在国际上首次报道了腹腔镜结肠手术,之后短短的25年间,各种腹腔镜结直肠手术在世界范围内被广泛推广并流行。在中国大陆地区,1993年,上海交通大学医学院附属瑞金医院的郑民华等完成了国内第一例腹腔镜乙状结肠癌切除术,随后国内腹腔镜结直肠手术逐步得到推广,近年更是发展迅猛,应该说,腹腔镜技术在结直肠外科领域的应用已日臻成熟。在传统腹腔镜技术的基

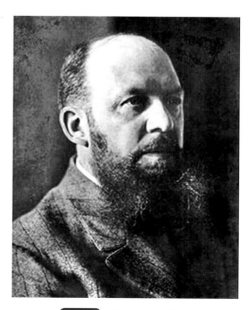

图1-1　George Kelling

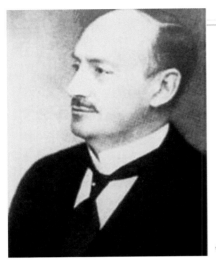
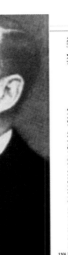
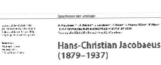
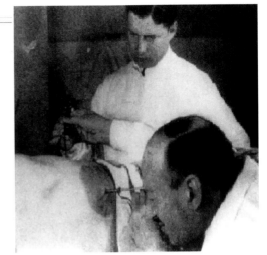

图1-2　Hans Christian Jacobaeus

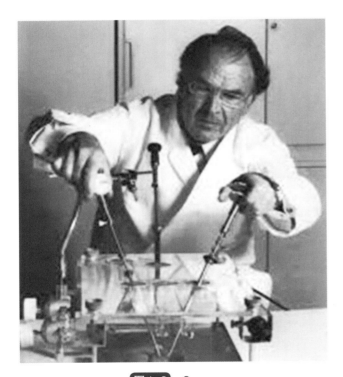

图1-3　Semm

础上，近年来出现的单孔腹腔镜、NOTES、NOSES、TaTME和腹腔镜下拖出式适形切除术（pull-through and conformal resection，PTCR）等新术式的出现，标志着结直肠腹腔镜外科已进入了一个新的发展时期。本章将主要介绍腹腔镜技术在结直肠外科领域的发展简史，具体技术和相关技巧将在后续章节进行介绍。

一、国外腹腔镜结直肠手术的发展

腹腔镜结肠切除术的报道最早见于1991年，美国佛罗里达州的Moises Jacobs等报道了他们20例"腹腔镜辅助"结肠切除术的初步经验。历经20余年的发展，腹腔镜结直肠手术已成为消化外科中最成熟的手术方式之一，其手术创伤小、术后恢复快的优势已得到广泛认可。一些技术非常熟练的结直肠外科医生一直在不断地开拓新的手术技术并取得了很好的效果，进而带动其他的外科医生把这些技术运用于他们的患者。现在大肠的每一部分都可用腹腔镜技术切除。但遗憾的是，微创理念在结直肠领域历经20多年的广泛研究和尝试后仍存争议。2005年，CLASSIC试验论证了腹腔镜结肠手术与开放手术相比能够改善术后短期疗效，但其结论并不适用于直肠癌。研究结果提示，腹腔镜直肠癌手术中转开放手术比例高，术后相关并发症、环周切缘阳性率和吻合口漏发生率也较开放手术有所增加。同时，41%的男性患者出现了术后勃起功能障碍。2006年版《NCCN指南》首次明确提出，直肠癌"除非进行临床试验，腹腔镜不推荐采用"。回顾指南的历史可以发现其推荐意见的严谨性。包括临床有良好获益的TME理念，专家组历时16年验证才将其作为高级别证据加以推荐。因此，在缺少证据支持腹腔镜直肠癌手术可以达到临床获益的情况下，专家组依然提出"应该开展临床试验"的意见,这事实上支持并推动了腹腔镜技术在直肠癌领域的发展。2012年版《NCCN指南》已经将该项推荐变更为"腹腔镜手术优先选择用于临床试验",其支持力度进一步加强。2015年版《NCCN指南》指出,关于腹腔镜治疗直肠癌的随机对照研究数据仍然有限。一项纳入4 405例直肠癌患者的大型前瞻性、多中心、非随机对照研究发现,腹腔镜在并发症和其他方面优于开放手术,但是,在复发转移和生存方面二者差异无统计学意义;COREAN试验证实,针对Ⅱ期和Ⅲ期中低位直肠癌,腹腔镜手术短期获益已有所体现。COLOR Ⅱ试验是一项针对腹腔镜手术经验是否带来获益的前瞻性研究,研究在8个国家30多家腹腔镜手术经验丰富的中心进行。试验的短期次要研究终点报告显示,与开放手术相比,腹腔镜组失血量少、平均住院日短、肠功能恢复快,但手术时间相对较长;手术并发症发生率、环周切缘阳性率及病死率两组之间差异无统计学意义;结果分析还提示,尽管腹腔镜手术团队经验丰富,但是,手术时间还是比开放手术长,两组手术标本的完整切除率、环周切缘阳性率、肿瘤距远端切缘的中位距离无明显差别,术后并发症发生率和术后28天内早期并发症发生率相似。同时,分析试验期间腹腔镜中转开放手术比例逐年降低的原因,可能与手术医师经验不断进步、精密摄像系统的应用、能量外科的发展、先进设备的出现有关。目前,越来越多的研究支持即使在中低位直肠癌,腹腔镜手术仍然能获得满意的肿瘤学效果。

二、国内腹腔镜结直肠手术的发展

进入20世纪90年代,腹腔镜结直肠手术除了在欧美广泛开展之外,在中国也得以迅速地开展起来。上海交通大学医学院附属瑞金医院于1993年10月开展了国内第一例腹腔镜乙状结肠癌根治术,但由于当时从事腹腔镜的外科医生较少,技术亦不成熟;兼之手术设备与器械的局限,以及对恶性肿瘤微创手术和气腹是否造成肿瘤细胞播散等存在疑义,腹腔镜技术在结直肠外科的发展一直较为缓慢。21世纪初期,微创手术与移植外科成为医院及普通

外科发展的方向与引擎,胃肠、结直肠和肛肠外科医生开始关注并介入到腹腔镜结直肠手术中。福建医科大学附属协和医院池畔教授的成功经验,改变了过去认为一定要有腹腔镜胆囊切除经验才能开展腹腔镜手术的不成文规定。全国各地手术演示会及培训活动大大促进了腹腔镜结直肠手术的发展,大家关注手术方式、手术入路、手术技巧、淋巴清扫和吻合技巧,并紧跟国际上的最新热点问题,如腹腔镜全直肠系膜切除术(total mesorectal excision, TME)、全结肠系膜切除术(complete mesorectal excision, CME)、超低位直肠癌保肛手术、腹腔镜下结直肠相关解剖标志的研究以及腹腔镜下经括约肌间切除或腹腔镜D3清扫等。2002年,四川大学华西医院的周总光教授完成并发表了国内第一个针对腹腔镜直肠癌根治术肿瘤根治性的随机对照试验研究,成为国内首个被SCI收录的腹腔镜结直肠手术高级别循证医学证据,这标志着中国腹腔镜外科医师除了具有丰富的临床手术经验,亦开始重视临床数据的积累与研究。2007年,在中华医学会外科学分会腹腔镜与内镜外科学组的牵头下,国内首部《腹腔镜结直肠癌根治术操作指南》发表。2008年,大中华结直肠腔镜外科学院成立,系统化的培训平台、个体化的培训方案使全国各地数百位结直肠外科医师走上了微创外科之路。微创结直肠肿瘤手术由此进入了规范化开展与普及推广的时代。从21世纪第一个10年的后半阶段开始,在手术设备与平台方面,单孔腹腔镜、经自然腔道手术技术、3D腹腔镜等新技术和新平台在国内陆续开展,并逐渐得到广泛运用。在超声刀的基础上,更多优秀的能量平台可供选择。腹腔镜在结直肠肿瘤的应用朝着更微创、更精准的方向发展,但至今尚缺乏开展相关领域设计良好的临床研究提供高级别证据。与此同时,手术技术方面,神经保护、CME等技术开始受到关注。腹腔镜结直肠肿瘤手术在达到规范化淋巴清扫和肿瘤根治的基础上,又向着精准化和功能化的方向迈进;头侧入路、尾侧入路、经肛门入路或联合入路等一系列创新实用的手术入路也开始运用于腹腔镜结直肠手

术。这些微创结直肠肿瘤手术的新设备、新平台、新技术，不论是在手术数量上，还是手术质量上，近年来都有了巨大的提高，然而并未出现革命性的技术革新。微创结直肠肿瘤手术在我国经历了尝试、成熟、规范、推广之后，已发展到一个相对较高的水平。

三、长海医院肛肠外科腹腔镜手术的发展

长海医院开展结直肠腹腔镜手术始于1992年，经过20余年的不断建设，长海医院肛肠外科飞速发展，其手术治疗及效果在国内独树一帜，科室现为国家临床重点专科、全军肛肠专病中心。特别是近3年来，科室结直肠癌收治例数连续3年位于上海市榜首，2017年结直肠癌手术量为2 144例。伴随结直肠癌手术数量的不断上升，科室结直肠癌腹腔镜手术也迅速发展，迄今为止，结直肠疾病的微创手术率达50%以上。目前，科室已开展腹腔镜下结肠癌根治性切除术、直肠癌根治性切除术、腹腔镜下全大肠切除+IPAA手术，更创新性地开展了极低位直肠癌的腹腔镜下适形切除术，并先后在 Annals of Laparoscopic and Endoscopic Surgery、《中华胃肠外科杂志》和DCR发表临床研究论文，在国内处于领先地位。为进一步推广规范化的腹腔镜结直肠手术，自2012年起，科室已连续5年举办国家级继续教育项目——上海长海腹腔镜结直肠手术进阶学习班，每次大会均有来自国内外数百名同道参会交流，极大地促进了我国结直肠腹腔镜手术的推广和应用，培训出了很多高素质、高水准的结直肠微创外科专业技术人才。目前长海医院已建成的"长海医院国际微创培训中心"，投入约1.1亿元，整个中心占地面积4 000平方米，设有10个功能区，可同时容纳100余人进行各项微创模拟技能和活体动物手术训练。该微创训练中心除了拥有世界一流的硬件设施外，还拥有国内顶尖的教学和管理团队，编写通用的标准化培训课件，建立一套考核和准入机制。2016年，医院被评为国内首家、国家卫生和计划生育委员会唯一资格认证的机器人手术培训基地，此中心的正式签约成立，标志着长海医院在机器人微创外科领域迈开了新的一步，这将使医院成为全国该行业培训的规范和标杆，成为标准制定者和方向引领者，具有里程碑式的战略意义。

综上所述，经过20余年的发展，以腹腔镜为主流的微创技术在结直肠外科中的应用经历了翻天覆地的变化。从最初腹腔镜外科医师"雾里看花"般地看着VCD水平电视画面艰难切除病灶，到现在4K高清显示器下对手术目标的"精准打击"；从最初二维平面视觉效果的2D腹腔镜手术，到现在三维立体视觉效果的3D腹腔镜手术；微创手术设备与技术平台不断革新改良：从开展之初各方面均需借鉴传统开腹手术，到目前渐有取代开腹手术之势。而作为腹腔镜结直肠癌根治术的延伸及突破，机器人辅助腹腔镜结直肠癌根治术有着巨大的优越性及潜力。微创外科必将成为未来结直肠外科发展的趋势。

（楼　征　隋金珂　王　启）

参 考 文 献

[1]　Jacobs M, Verdeja JC, Goldstein HS.Minimally invasive colon resection (laparoscopic colectomy) [J].Surg Laparosc Endosc, 1991, 1(3): 144-150.

[2]　Zheng Lou. Pull-through and conformal resection for very low rectal cancer: A more satisfactory technique for anal function after sphincter preserving operation [J]. Annals of Laparoscopic and Endoscopic Surgery, 2016, 10.

[3]　楼征.经肛门拖出式适形切除术治疗极低位直肠癌的临床研究[J].中华胃肠外科杂志,2015,18（1）: 69-71.

[4]　楼征.腹腔镜联合经肛门拖出适形切除术治疗极低位直肠癌初步报道[J].外科理论与实践,2014,19（6）: 493-496.

[5]　中华医学会外科学分会腹腔镜与内镜外科学组,中国抗癌协会大肠癌专业委员会腹腔镜外科学组.腹腔镜结直肠癌根治手术操作指南（2008版）[J].中华胃肠外科杂志,2009,12（3）: 310-312.

[6]　中华医学会外科学分会腹腔镜与内镜外科学组.3D腹腔镜手术技术专家共识（2015）[J].中国实用外科杂志,2015,35（9）: 967-969.

[7]　郑民华,马君俊.微创技术在中国结直肠肿瘤手术中应用的历史与发展趋势[J].中华胃肠外科杂志,2016,19（8）: 841-845.

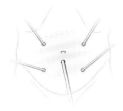

第二章
腹腔镜结直肠手术原理及特点

第一节 手术原理

腹腔镜是一种带有微型摄像头的手术器械,腹腔镜手术就是利用腹腔镜及其相关器械进行的手术。其实质上是一种光源内镜,包括腹腔镜、冷光源系统、成像系统和图像显示系统。它使用冷光源提供照明,将腹腔镜镜头插入二氧化碳充气的腹腔内,运用CCD(charge-coupled device,电荷耦合元件)将腹腔镜镜头获取到的光信号转化为电子信号,然后传输至图像处理中心,经外部采样放大及模数转换电路转换成数字图像信号,最后实时显示在专用监视器上。医生可通过屏幕上所显示的患者器官不同角度的图像,对患者的病情进行分析判断,并且运用特殊的腹腔镜器械进行手术。随着CCD技术的不断发展,腹腔镜的图像清晰度已由原先的SD(标清,低于1 280×720像素级),发展到现在主流的FULL HD(全高清,1 440×1 080像素级);图像也由传统的2D发展到3D。而在2015年,SONY公司联合OLYMPUS公司率先推出了4K(4 000×2 000像素级)腹腔镜,使得腹腔镜的图像质量上升到了另一个新的高度。图像质量的提高,使腹腔内组织、细小的血管和神经更容易被识别,手术操作更为精准。

腹腔镜结直肠手术原理与腹腔镜微创外科是通用的,都是以减少患者手术创伤为主要目的的手术技术,它具有创伤少、出血少、恢复快的微创优点。

近年来已有多项研究及Meta分析证实,腹腔镜结直肠癌手术联合快速康复(ERAS)方案,可以明显缩短住院时间,减少并发症发生,可作为择期手术的最佳选择。对于手术后的长期生存情况探索,英国CLASSIC研究组关于腹腔镜和开腹结直肠癌手术远期疗效RCT结果证实,腹腔镜组的总体生存率、无瘤生存率以及局部复发率与开腹手术无显著差异。腹腔镜结直肠癌手术已上升至循证医学Ⅰ级证据的高度,证实了其在长期生存方面的可靠性。上海长海医院肛肠外科结合自己1 184例直肠癌患者的临床和预后资料分析指出,腹腔镜与开放手术切除直肠癌后患者的无病生存率和总体生存率均无统计学差异。

腹腔镜结直肠手术涉及腹腔镜手术操作的特殊技能以及肛肠外科的专业知识两方面,这两方面缺一不可,无论哪一方面的欠缺都将直接影响到手术的质量、手术并发症发生率、肿瘤切除术后的生活质量、局部复发率和患者的生存率。相对于腹腔镜专科医生,肛肠外科医生实行腹腔镜结直肠手术具有得天独厚的优点,但也有一个逐步掌握腹腔镜外科治疗的基本原则,这包括:适应证、禁忌证、手术入路、局部精细解剖、吻合技术以及无瘤技术等。

第二节 手术特点

腹腔镜结直肠手术的设备与普通腹腔镜手术设备相似,包括腹腔镜摄/录像系统、监视器、30°腹腔镜、二氧化碳装置和气腹机等。而腹腔镜结直肠手术的器械包括常规器械和特殊器械。常规器械在此不做介绍。特殊器械有Babcock钳、肠钳、肠腔阻断夹等,因医院的条件和术者的习惯不同而异。本节着重从气腹建立、手术体位、吻合技术、无瘤技术、中转开腹、优势与不足及禁忌证方面介绍结直肠腹腔镜手术的特点。

一、气腹建立

人工气腹和置入套管是腹腔镜手术的基本技术之一,目的是在腹腔内建立足够的空间及可视手术视野,并通过套管置入腹腔镜及各种微创手术器械进行手术操作。建立气腹包括闭合法和开放法。闭合法一般在脐上下缘作弧形切口,长约1 cm,在皮下切口两侧用巾钳或手提起腹壁,气腹针经切口垂直穿过筋膜和腹膜时有两次突破感,进腹后可采用抽吸试验、气压试验和容量试验证实气腹针已进入腹腔。开放法是在脐上下缘作弧形切口,长约1 cm,达深筋膜,在直视下打开腹膜,用手指进入腹腔了解有关粘连后置入套管,连接充气管建立气腹。为使手术顺利进行,必须有充足的气腹,使腹壁和脏器之间、脏器和脏器之间有较长的距离。合适的体位、斜面镜和牵引器的合理使用、空腔脏器的排空等,均为良好的手术术野显露与手术操作创造了条件。

二、手术体位

腹腔镜结直肠手术时的体位应根据不同部位结肠的解剖游离进行调整。一般的规律是抬高手术操作区域,以获得显露。直肠癌根治术等盆腔手术应该抬高双腿,垫高臀部,以使小肠和大网膜等游离内脏器官受重力影响移向头侧,显露盆腔;左半结肠癌等手术要游离脾曲,应采取左高右低的体位,以显露降结肠,以利于脾曲和降结肠的游离;右半结肠癌等手术要游离肝曲,应采取右高左低的体位,以利于结肠肝曲的游离;结肠次全切除术或结肠全切除术等手术术中需要根据手术进度和情况多次变换体位。具体体位下文会有详细介绍。

三、吻合技术

腹腔镜下缝合技术主要包括手工缝合和吻合器吻合。按照吻合的部位不同,还可分为体外吻合和体内吻合。体外吻合适用于结肠各段肿瘤切除术后的吻合,即将吻合肠袢经肿瘤取出小切口脱出在体外进行。该技术吻合确切、操作方便,对经济困难患者还可手工吻合。体内吻合创伤更小,腹部甚至没有肿瘤取出切口,而从自然腔道取出,也就是NOTES手术,它适合于腹腔镜技术熟练的结直肠外科医生,当然这取决于外科医生的习惯。

四、无瘤技术

同开腹结直肠癌手术一样,腹腔镜结直肠手术同样需要强调注意无瘤原则。这一原则贯穿于我们手术的始终。这些原则主要体现在以下几方面:① 术中操作轻柔,多用锐性分离,少用钝性分离,提倡先处理血管,后分离系膜,并尽量在根部结扎血管,尽量避免直接接触肿瘤。② 结肠切缘距离肿瘤须≥10 cm,直肠远切端距离肿瘤须≥2 cm,连同原发灶、肠系膜、大网膜和区域淋巴结一并切除,避免术中肿瘤撕裂或穿孔,关腹前常规充分冲洗腹腔。③ 广泛清除所属淋巴引流区域中的所有淋巴结和脂肪组织。④ 在标本移出腹腔前,以套状消毒塑料袋保护切口,再于套内牵引出病变肠管并将其包裹,防止癌肿强行通过无保护的腹壁切口。以往外科医生常担心穿刺孔种植转移的问题,大宗的临床报道显示,相对于开腹手术,腹腔镜手术并不增加穿刺孔种植转移,这为我们开展腹腔镜结直肠手术提供了理论基础。

五、及时中转开腹

中转开腹并不意味手术失败,而是腹腔镜结直肠外科医生针对手术中的情况做出的正确判断。术中发现肿瘤在腹腔镜下不能完整切除,或出现腹腔镜下无法控制的出血,或脏器损伤等,或出于安全考虑,应及时果断中转开腹。对于重度肥胖、肿瘤较大、手术野暴露差和手术操作有困难的病例可改用手助腹腔镜手术。笔者建议,当观察镜进入腹腔后,应全面仔细探查,如有广泛不可分离的粘连,或肿瘤在腹腔镜下无法切除等情况,应尽早开腹,可减少使用腹腔镜耗材,避免不必要的费用。

六、技术优势与不足

1. 腹腔镜结直肠外科技术的主要优势　① 避免了患者伤口较大所致的术后疼痛,以及活动受限所致的肺不张和静脉血栓。② 创伤小、出血少、胃肠功能恢复快,使住院时间缩短、康复快。③ 腹腔镜手术的微小创口具有良好的美容效果,深受年轻患者的青睐。④ 开腹手术显露困难的区域在腹腔镜手术下不受限制,如骶前组织的游离和脾曲结肠的分离。⑤ 近年来发展较为成熟的微创技术还包括单孔腹腔镜技术、双镜联合技术和TaTME(经肛门TME)手术等。

2. 腹腔镜结直肠外科技术的局限性与不足　① 同其他腹腔镜手术一样,手术操作缺乏开腹对组织器官的直接感知触觉。② 由于腹腔镜手术操作是经腹壁固定操作孔来实施,与腹腔内手术区域形成固定的相对受限角度,缺乏开腹手术时操作者可全方位灵活运用双手的优势。③ 人工气腹建立后,腹内压增高对下腔静脉回流的影响、膈肌上抬、心肺活动受限所致血液动力学改变等问题,使手术对麻醉的要求更高。④ 临床气腹建立时,气腹针及穿刺套管的进入多为非直视下的闭合法,主要依靠经验,存在一定的盲目性,可导致内脏和血管损伤。

七、禁忌证

1. 不能耐受长时间气腹的疾病　如严重的心肺疾患及感染。腹腔镜下的手术操作视野空间要依靠建立气腹实现,手术视野的显露依靠调整体位,以重力作用使内脏垂于病变或操作部对侧,从而显露手术区域,常需在手术过程中多次变换体位方能完成手术。而体位的过度调整,持续的气腹压力,可使腔静脉回流阻力增加、膈肌上抬、心肺活动受限,导致血流动力学改变。因此,严重的心肺疾病为相对禁忌。

2. 凝血功能障碍　腹腔镜手术对出血尤为敏感,极少的出血都可使视野亮度降低,解剖层次不清,术野模糊。所以,对于有凝血功能障碍者要及时治疗,尽可能术前予以纠正,降低手术风险。

3. 存在腹腔镜技术受限的情况　常见于合并肠梗阻、腹腔内广泛粘连、妊娠和病理性肥胖等。在此类情况下,腹腔内无空间或空间显露较差,解剖关系及解剖层次不清,一些重要结构标志辨认困难,常发生手术并发症。然而,腹腔镜技术的禁忌证是相对概念,随着腹腔镜手术操作技术的提高和经验的积累,原有绝对禁忌证会成为相对禁忌证,而相对禁忌证不再受限。如腹腔内广泛粘连可不用常规方法一次性建立气腹,而选择远离原手术切口的区域以开放方式建立气腹,分离腹内粘连,获得腹腔镜手术操作空间而完成腹腔镜手术。

4. 其他　晚期恶性肿瘤侵及邻近器官、腹膜广泛种植转移、淋巴结广泛转移或肿瘤包绕重要血管,估计腹腔镜下清扫困难,肿瘤致肠梗阻,并伴有近端肠管明显扩张等情况。然而,为力争实施姑息性手术,以减少癌肿对机体的消耗,防止出血和梗阻的简单术式,如造口转流仍可在腹腔镜下实施。

(魏　东　刘启志)

参 考 文 献

［ 1 ］ Forsmo HM, Pfeffer F, Rasdal A, et al. Compliance with enhanced recovery after surgery criteria and preoperative and postoperative counseling reduces length of hospital stay in colorectal surgery: results of a randomized controlled trial [J]. Colorectal Dis, 2016, 18(6): 603－611.

［ 2 ］ 徐小雯，李旭，傅传刚，等.腹腔镜与开腹直肠癌根治术肿瘤切除完整性及长期疗效的比较［J］.中华胃肠外科杂志，2014,08：772－775.

［ 3 ］ 池畔，李国新，杜晓辉.腹腔镜结直肠肿瘤手术学［M］.北京：人民卫生出版社,2013：3.

［ 4 ］ Marks JH, Lopez－Acevedo N, Krishnan B, et al. True NOTES TME resection with splenic flexure release, high ligation of IMA, and side-to-end hand-sewn coloanal anastomosis [J]. Surg Endosc, 2016, 30(10): 4626－4631.

［ 5 ］ Bărbulescu M, Alecu L, Boeti P, et al. Port-site metastasis after laparoscopic surgery for colorectal cancer-still a real concern? Case report and review of the literature [J]. Chirurgia(Bucur), 2012, 107(1): 103－107.

［ 6 ］ Yan J, Trencheva K, Lee SW, et al.Treatment for right colon polyps not removable using standard colonoscopy: combined laparoscopic-colonoscopic approach [J]. Dis Colon Rectum, 2011, 54(6): 753－758.

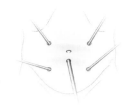

第三章

设备与器械以及能量平台的原理和应用

现代腹腔镜系统主要由医用摄像机、冷光源、摄像系统、显示器、气腹机、电刀、超声刀以及相应的腹腔镜器械组成（图3-1），现就常用的腹腔镜设备及器械介绍如下。

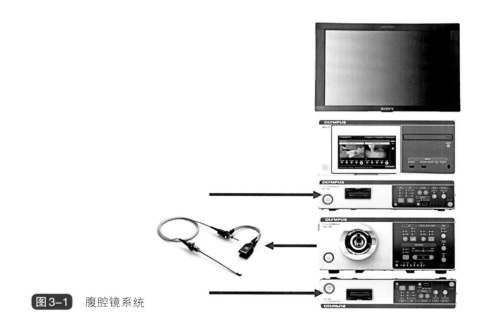

图3-1 腹腔镜系统

第一节 设 备

（一）摄像主机

摄像主机OTV-S190主要使用特点（如图3-2所示）：① 全高清效果1 080 p；② 数字化输出DVI、SDI端口；③ 通用平台（兼容190外科内镜以及旧型外科内镜）；④ USB存储；⑤ 特殊光诊断NBI（窄带成像）；⑥ 提高亮度20%。

（二）冷光源

特点如下：① 冷光源CLV-S190主要使用参数：装配有用于NBI（窄带成像）的特殊涂层的滤光片；② 300 W氙灯，6 000 K色温；③ 灯泡使用寿命大于500小时，具有灯泡寿命显示；④ 双灯设计，有35 W备用卤素灯泡，可自动切换至应急灯照明；

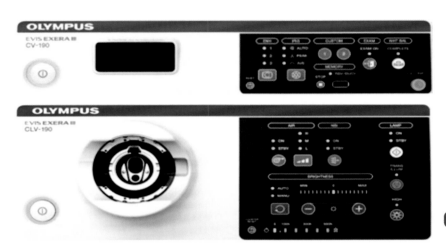

图3-2　摄像主机OTV-S190及冷光源 CLV-S190（OLYMPUS）

⑤可自动调节和手动调节光线强度，实现观察所需的理想照明；⑥能够进行开机自检；⑦具有低噪制冷系统。

（三）摄像系统

摄像系统由摄像机、光学接口和腹腔镜体组成，它又分单晶片和三晶片以及高清摄像系统。如今的一体化的摄像系统如ENDOEYE FLEX电子腹腔镜（如图3-3所示）主要的使用特点概括如下：

（1）可向四个方向弯曲100°，它可以做到：①观察术野的正面、对象部位的背面，从而实现更安全的手术，扩大观察范围，提高手术安全性；②减少助手和术者在工作空间上的相互干扰，从而改变操作习惯，提高手术效率。

（2）CCD（光学转换接口）前置，减少光损，画质高。

（3）一体化构造，装配简单。

（四）显示器

显示器如图3-4所示。显示器分CRT（显像管型）和液晶监视器；按尺寸又分为14寸、17寸、20寸、21寸等；随着3D技术的发展，出现了3D显示器。

LMD-2451TC显示器有以下使用特点：①偏振成像：图像明亮、眼镜轻巧；②支持HDTV；③视野角：上下15°；④可显示2D和3D画面；⑤最佳观察距离：0.65～2 m。

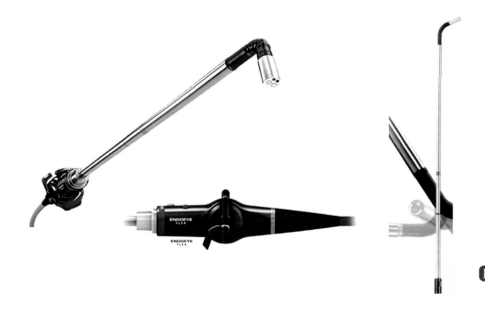

图3-3　一体化3D ENDOEYE FLEX 电子腹腔镜（OLYMPUS）

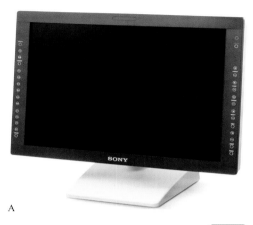

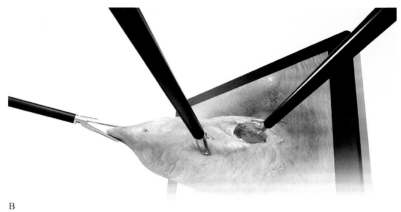

图3-4　A. 显示器；B. LMD-2451TC显示器

（五）气腹机

1. 关于气腹

（1）利用向腹腔内注气的方法形成腹腔镜手术操作的空间。

（2）常用气体为CO_2。

（3）成人腹腔镜手术一般气腹压力设置为12～15 mmHg。

2. 气腹机的基本功能

（1）建立气腹。

（2）手术过程维持气腹。

（3）建立气腹过程中控制气体压力。

如图3-5所示，UHI-4气腹机使用项目包括：气源压力显示、注气压力设置、进气流速设置、用气总量计数、气腹管、小腔体气压设定、压力报警。

（六）电刀

电刀如图3-6所示，主要的使用项目包括：左面双极模式示数显示、右边单极模式示数显示、盐水等离子模式示数显示。

工作模式介绍：单、双极时自左至右各模式凝血效果增强。

（七）超声刀

超声刀如图3-7所示。使用时注意：连接换能器及刀头时注意防水，以免造成输出故障甚至换能

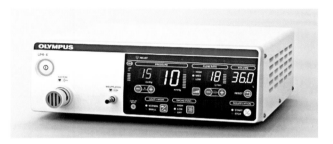

图3-5　UHI-4气腹机（OLYMPUS）

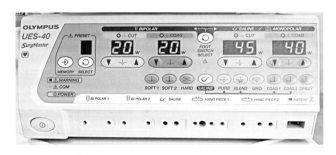

图3-6　UES-40电刀（OLYMPUS）

器损坏。

（八）视频采集器

视频采集器如图3-8所示，它是可与PACS系统对接的视频工作站。

腹腔镜设备系统除了OLYMPUS，还有STORZ、蛇牌等品牌。

近年来，3D腹腔镜系统的应用逐渐广泛，其中OLYMPUS与STORZ均为一体式电子镜，蛇牌则是光学系统。光学3D与电子镜3D在图像采集、成像原理、模式及效果上有一定的区别。

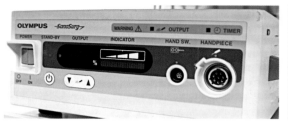

图3-7　超声刀（OLYMPUS）

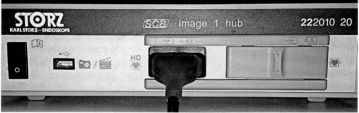

图3-8　视频采集器（STORZ Germany）

第二节　手术器械

（一）腹腔镜

常用的两种2D腹腔镜头端分：30°、0°，如图3-9A，根据手术部位不同选用不同角度的内镜。3D一体化镜头如图3-9B、C所示。

（二）气腹针

预先建立气腹用，如图3-10所示，尖端设计有保护装置可防止腹内脏器损伤，有利于安全放置套管针。

（三）Trocar

Trocar如图3-11所示，Trocar根据直径分为5 mm、8 mm、10 mm、12 mm。根据长度可分为75 mm、100 mm、150 mm。

（四）分离钳

如图3-12所示，分离钳可分为直型分离钳、Maryland分离钳、直角分离钳、Maryland短式分离钳、Maryland十字纹式分离钳、精细Maryland十字

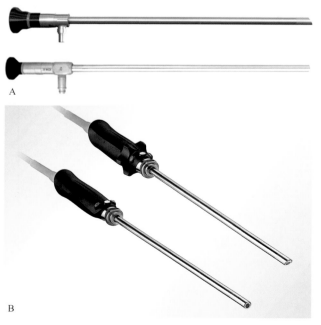

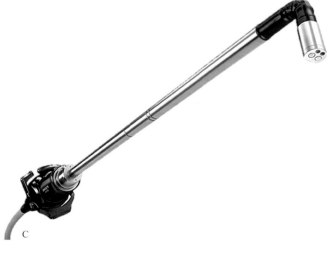

图3-9　A. 2D分体式腹腔镜镜头（30°和0°）；B. 2D一体化镜头（OLYMPUS）；C. 3D一体化ENDOEYE FLEX（OLYMPUS）

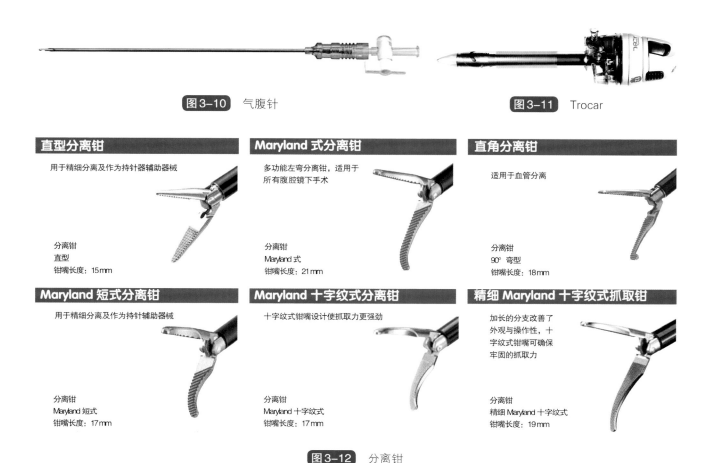

图3-10　气腹针

图3-11　Trocar

图3-12　分离钳

纹式抓取钳。以上图皆为5 mm型号，Maryland分离钳、Maryland短式分离钳还有10 mm型号。

（五）抓取钳

如图3-13所示，抓取钳可分为空腔式抓取钳、波纹式抓取钳、Babcock式抓取钳、长型Johann式抓取钳、Johann式单动抓取钳、CroceOlmi式抓取钳、DeBakey式抓取钳、Johann式抓取钳。另外Babcock式抓取钳、波纹式抓取钳还有10 mm型号。

（六）剪刀

如图3-14所示，剪刀可分为Metzenbaum剪刀、直型剪刀、小型Metzenbaum剪刀、钩型剪刀。

（七）器械通用手柄

如图3-15所示，器械通用手柄分为：无锁型和

有锁型。

（八）拉钩

三叶拉钩（如图3-16所示）：头端角度、各叶张开角度均可通过手柄上的两个旋钮调节，方便不同角度操作需求，但其尖端相对较窄，使用时注意沿轴向推力不能太大，以免造成损伤。除了三叶拉钩还有五叶拉钩。

（九）持针器

持针器有些分左右手，有些不分左右手。

（1）如图3-17A所示为有正向但不分左右手的持针器。

（2）如图3-17B、C所示，该持针器有正向，分左右手。

（3）如图3-17D所示，该持针器为自动复位持针器。

空腔式抓取钳

无创式抓取钳，适用
于抓取易伤组织
（如肠、管状组织）

抓取钳
空腔式
钳嘴长度：21 mm

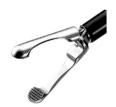

波纹式抓取钳

用于抓取肠及易伤组织

抓取钳
波纹式，无创
钳嘴长度：30 mm

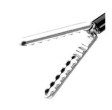

Babcock式抓取钳

5mm HiQ+ 手术器
械中内腔最宽的抓
取钳，"桨式"钳
嘴设计，具有超强
抓取性能，且不会
损伤组织（如结肠）

抓取钳
Babcock 式
钳嘴长度：31mm

长型Johann式抓取钳

5mm HiQ+ 手术器械系列中，
钳嘴最长的抓取钳，用于无
创抓取大型器官（如结肠）

抓取钳
Johann 式，长型
钳嘴长度：40 mm

Johann式单动抓取钳

在有限的操作空间内，单
动设计式抓取钳，操作灵
活。适用于无创、牢固抓
取柔软组织（如结肠）

抓取钳
单动式 Johann
钳嘴长度：24 mm

CroceOlmi式抓取钳

独特钳嘴设计便于疝
囊及肠组织的定位及
抓取（如结肠）

抓取钳
CroceOlmi 式
钳嘴长度：29 mm

DeBakey式抓取钳

细齿长钳嘴设计，可实
现对肠及其他易伤组织
的无创抓取

抓取钳
DeBakey 式
钳嘴长度：35mm

Johann式抓取钳

强劲抓取、无创分离的
多功能抓取钳，适用于
所有腹腔镜下手术

抓取钳
有窗
钳嘴长度：16.5 mm
双极

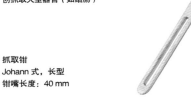

图3-13 抓取钳

Metzenbaum 式剪刀

多功能剪刀，适用于所有腹腔镜下手术

剪刀
Metzenbaum 式
钳嘴长度：19 mm

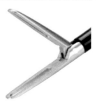

直型剪刀

剪刀
直型
钳嘴长度：19 mm

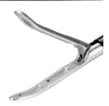

小型 Metzenbaum 式剪刀

用于精细切割及分离

剪刀
Metzenbaum 式，小型
钳嘴长度：16 mm

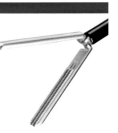

钩形剪刀

用于缝合切割

钩形剪
钳嘴长度：12 mm

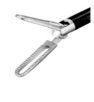

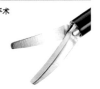

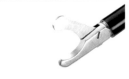
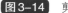

图3-14 剪刀

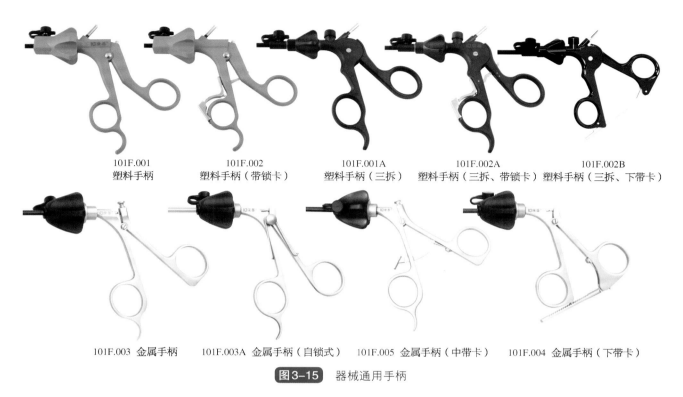

101F.001
塑料手柄

101F.002
塑料手柄（带锁卡）

101F.001A
塑料手柄（三拆）

101F.002A
塑料手柄（三拆、带锁卡）

101F.002B
塑料手柄（三拆、下带卡）

101F.003 金属手柄　　101F.003A 金属手柄（自锁式）　　101F.005 金属手柄（中带卡）　　101F.004 金属手柄（下带卡）

图3-15 器械通用手柄

图3-16 叶状拉钩（OLYMPUS）

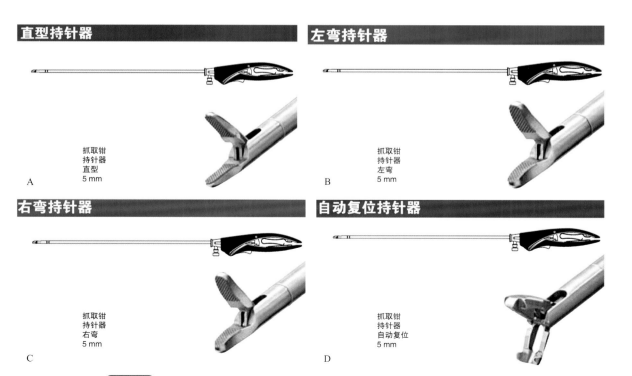

直型持针器

抓取钳
持针器
直型
5 mm

A

左弯持针器

抓取钳
持针器
左弯
5 mm

B

右弯持针器

抓取钳
持针器
右弯
5 mm

C

自动复位持针器

抓取钳
持针器
自动复位
5 mm

D

图3-17 A. 直型持针器；B. 左弯持针器；C. 右弯持针器；D. 自动复位持针器

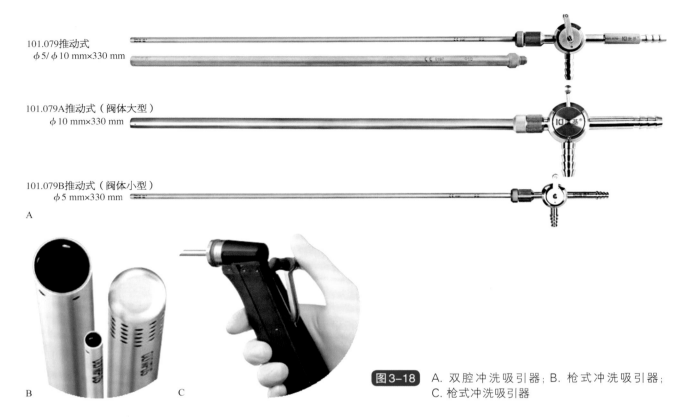

101.079 推动式
φ5/φ10 mm×330 mm

101.079A 推动式（阀体大型）
φ10 mm×330 mm

101.079B 推动式（阀体小型）
φ5 mm×330 mm

A

B

C

图3-18　A. 双腔冲洗吸引器；B. 枪式冲洗吸引器；
C. 枪式冲洗吸引器

（十）冲洗吸引器

如图3-18A展示的是普通的双腔冲洗吸引器，图3-18B、C为新款枪式冲洗吸引器。

（十一）电钩、双极电凝钳

（1）电钩分两种：带冲洗吸引通道的电钩（图3-19A）、不带冲洗吸引的普通电钩（图3-19B）。

（2）双极电凝钳：如图3-20所示为常用双极器械。

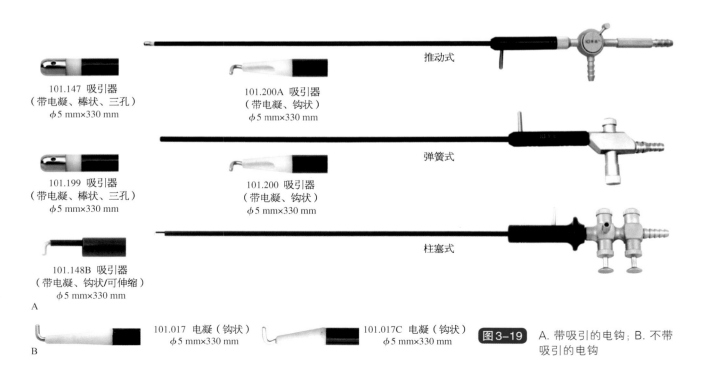

101.147 吸引器
（带电凝、棒状、三孔）
φ5 mm×330 mm

101.200A 吸引器
（带电凝、钩状）
φ5 mm×330 mm

推动式

101.199 吸引器
（带电凝、棒状、三孔）
φ5 mm×330 mm

101.200 吸引器
（带电凝、钩状）
φ5 mm×330 mm

弹簧式

101.148B 吸引器
（带电凝、钩状/可伸缩）
φ5 mm×330 mm

柱塞式

A

B

101.017 电凝（钩状）
φ5 mm×330 mm

101.017C 电凝（钩状）
φ5 mm×330 mm

图3-19　A. 带吸引的电钩；B. 不带吸引的电钩

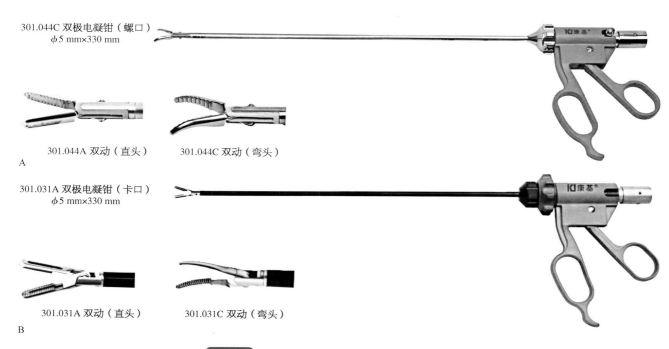

301.044C 双极电凝钳（螺口）
φ5 mm×330 mm

301.044A 双动（直头）　301.044C 双动（弯头）

A

301.031A 双极电凝钳（卡口）
φ5 mm×330 mm

301.031A 双动（直头）　301.031C 双动（弯头）

B

图3-20　A. 螺口双极电凝钳；B. 卡口双极电凝钳

（十二）超声刀头

超声刀头如图3-21所示。

它的使用注意点：① 使用时含住组织，减少金属内芯与白色特氟隆保护层的直接接触，减少特氟隆层损耗，延长使用寿命。② 使用时注意防止金属内芯触碰金属物质，如其他器械或结扎钉等，以免造成内芯表面损伤断裂。

（十三）吻合器

一次性使用腔镜切割吻合器及组件（图3-22）包括：直管、调节旋钮、安全开关、拉块、固定手柄、击发手柄、定位锁、钉仓、抵钉座、摆头钉匣。

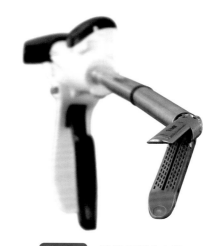

图3-22　腔镜切割吻合器

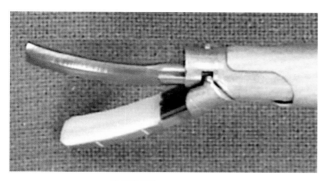

图3-21　超声刀头

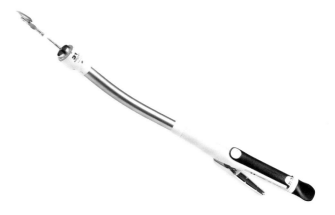

图3-23　腔镜圆形吻合器

一次性使用腔镜圆形吻合器及组件（图3-23）包括：可卸头部组件、系结槽、锁止弹簧、缝隙设定标尺、调节钮、支撑杆、安全销、击发把手、隔离片、钉仓穿刺器等部件。

（十四）钛夹钳和Hemo-lock钳

见图3-24、3-25。

（十五）手助器

如图3-26所示为手助腹腔镜（hand assisted laparoscopic surgery，HALS）中常用的手助器（蓝碟），它允许手轻易地进入腹腔，保护切口边缘，在手进出腹腔过程中能保持气腹，确保整个标本能被容易地取出。

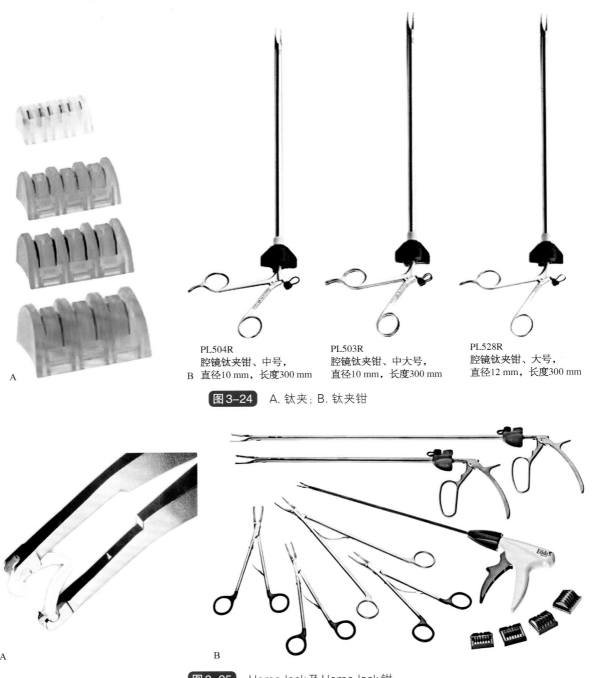

PL504R
腔镜钛夹钳、中号，
直径10 mm，长度300 mm

PL503R
腔镜钛夹钳、中大号，
直径10 mm，长度300 mm

PL528R
腔镜钛夹钳、大号，
直径12 mm，长度300 mm

A
B

图3-24　A. 钛夹；B. 钛夹钳

A
B

图3-25　Hemo-lock及Hemo-lock钳

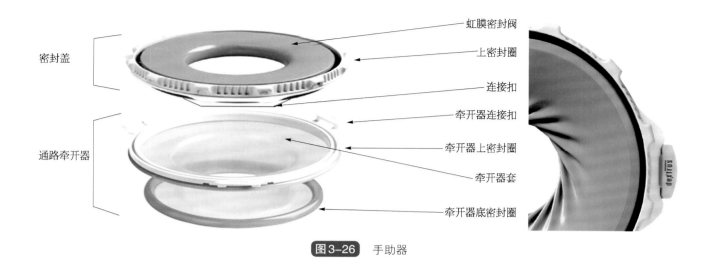

密封盖

通路牵开器

虹膜密封阀
上密封圈
连接扣
牵开器连接扣
牵开器上密封圈
牵开器套
牵开器底密封圈

图3-26　手助器

第三节　电外科相关知识

一、超声刀工作原理及用途

随着微创外科手术技术的迅猛发展,超声刀(图3-27)作为一种新型的手术器械被引入外科手术中。超声刀的引入带动了手术器械的不断更新,由于其手术更精确、无焦痂生成、术中视野更清晰等诸多优点,在外科手术中得到了广泛应用。

(一)原理和组成

它由主机、手柄、刀头、脚踏板等主要部件组成。手柄中有一个换能器,把主机发生器提供的高频电能转换成超声机械振动能,并将它传递至刀头的同时传递超声能量,对组织进行止血切割或凝固。刀头的振动频率约为55.5 kHz。大功率的超声波能够使与刀头接触的组织细胞在瞬间水分气化,蛋白质氢键断裂,细胞崩解从而切开组织,由机械振动引起的摩擦热能在切开组织的同时进行凝固止血,正确选择刀头可完成不同的手术。

超声刀头有两叶,一叶是施加超声波的工作叶,另一叶带有一个有齿纹的白色护垫。此白色护垫的作用是为了更好地夹持组织加强凝血效果,利用其工作叶可像电刀一样直接切割。

(二)临床应用

1. 超声刀刀头分类　超声刀的刀头有多种类型,可根据使用情况选择。根据大小分为5 mm、10 mm刀头,其中10 mm的刀头有锐面、钝面、平面三种刀面;根据形状分为弯型刀头、直线型刀头。

2. 超声刀的优势　相比于单极电刀是利用高频电流发生器产生高频电流使机体组织局部产生高温,从而达到凝固止血目的,其本质上属于热损伤。

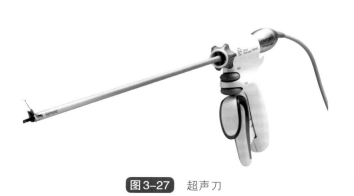

图3-27　超声刀

而超声刀是属于机械损伤部分热损伤,与电刀相比,超声刀具有明显优势:

（1）能一次性完成分离切割止血的功能,减少器械更换。

（2）超声刀的工作温度远小于电刀和激光（高频电刀150℃,激光350℃）,产热少,不会因为热损伤而损伤周围组织,通常使用的电刀电凝时工作温度为150～400℃,热效应达2.5～4 mm,易损伤周围组织。超声刀使用时局部温度低于85℃,与传统电刀比热损伤小。

（3）切割时超声刀产生的烟雾相对较少,在腹腔镜手术时视野不受影响。

（4）本器械可用作电刀、激光和手术刀的辅助或替代品,适用于普通外科、整形外科、儿科、妇产科、泌尿外科、胸外科、暴露骨性结构（如脊柱和关节腔）的手术以及其他开放式和内镜手术。

（5）超声刀由于采用超声切割凝固原理,没有电流通过机体,不会发生传导性组织损伤,工作时只是刀头接触病患部位。

（6）由于超声刀只引起组织漂泊而不是碳化,术后无焦痂脱落导致二次出血的机会。

二、电刀的工作原理和用途

电手术外科应用研究的不断进展,高频手术电刀在性能和功能上的提高,使电手术外科得到了迅速的发展。手术电刀的应用不但大大加快了手术的速度,还使脑外科、胸外科及其他外科的复杂手术成为可能。镜下手术即是在内镜下进行手术和治疗,是手术电刀的另一个用途。近些年来,通过腹腔镜、胸腔镜等现代设备进行创伤较小有利于患者康复的非开放性手术,使手术电刀在术中大显其能。

（一）基本原理

电刀仪实际上是一种高频率的射频源,频率一般选100 kHz时,电流对心脏的影响较明显,因此频率应大于300 kHz。但当频率高于4 000 kHz时,又带来其他技术上的困难,因此选择一个500 kHz左右的折中频率是合适的。

简单地说,高频手术电刀的工作原理就是利用高频振荡电路,产生500 kHz左右、电压峰峰值在1 kV以上的射频电流,用两只电极将电流输出,以高频电弧放电的形式将电能转化为热能,利用在人体局部组织所产生的高温高热,对组织进行切割和凝结。

电刀仪的手术电极（主电极）做得比负极板（副电极）小许多倍,以使手术部位组织通过的电流密度远大于从负极板部位通过的电流密度,保证手术时负极板部位的组织不会烧伤。

常用电凝手术器械如图3-28所示。

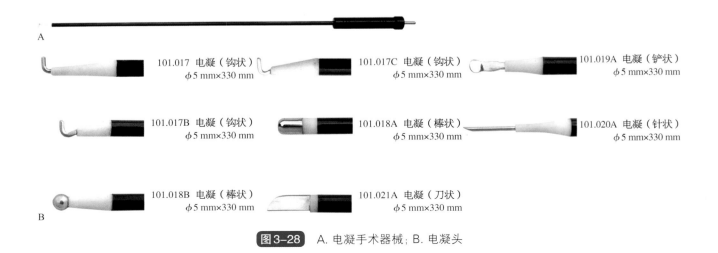

101.017 电凝（钩状） φ5 mm×330 mm
101.017C 电凝（钩状） φ5 mm×330 mm
101.019A 电凝（铲状） φ5 mm×330 mm
101.017B 电凝（钩状） φ5 mm×330 mm
101.018A 电凝（棒状） φ5 mm×330 mm
101.020A 电凝（针状） φ5 mm×330 mm
101.018B 电凝（棒状） φ5 mm×330 mm
101.021A 电凝（刀状） φ5 mm×330 mm

图3-28 A. 电凝手术器械; B. 电凝头

（二）临床应用

1. 手术电刀种类　手术电刀的种类按照电刀仪产生射频电流的方式,常见的有火花间隙放电、电子管振荡器、晶体管振荡器三种类型。

火花间隙放电可作为高频振荡电源,再用电感线圈和电容器组配成振荡电路,产生高频振荡而形成减幅波,利用高频电压切割,高频电流止血。利用4对火花可获得近2 000 W的输出功率,但只适用作单极输出。这种电刀仪的特点是功率大,易维护和不易损坏、造价较低等。

目前由于晶体管技术的不断进步,电子管型机已逐步趋于淘汰,新产品都是晶体管电刀。已有专用的双极电刀和单双极都可用的综合型电刀。在输出波形上也得到了不断的改进,使电刀的性能更趋于完善。

2. 电刀使用注意事项

（1）电刀在使用中发出电弧,因此在乙醇(酒精)擦拭皮肤后容易导致乙醇的燃烧。

（2）避免皮肤被高频电流烧伤,患者不能与金属物接触,如手术床、输液架。副极板应放在肌肉面大的皮肤上,确保它和皮肤接触良好。副极板不能碰到接地物品。

（3）电刀仪是设计成间歇使用的装置,脚开关合上的时间一次不超过1分钟。

（4）为了减少射频辐射干扰,应使用仪器规定的特殊绝缘的导线和电极,使电刀仪的导线与其他电子仪器的导线尽量远一些,而且保持直角。

（5）电刀仪主机只能用湿布擦拭,不能用家用清洁剂和有机溶剂。电极一般可用高压蒸汽消毒,但有的只能用乙醇(酒精)浸渍消毒,用高压蒸汽和水煮会导致电极变形变质。电刀仪主机一般不需要消毒,电极的消毒方法应遵照使用说明书的指引。

三、Ligasure工作原理和临床应用

（一）原理和组成

Ligasure(图3-29)也称电脑反馈控制双极电刀系统(feedback-controlled bipolar),Ligasure是对双极电刀系统改进的成果。

Ligasure切割闭合系统是应用实时反馈和智能主机技术,输出高频电能,结合电刀片之间的压力,使要切割的血管胶原蛋白和纤维蛋白熔解变性,血管壁熔合形成一透明带,产生永久性管腔闭合。

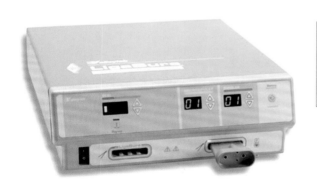

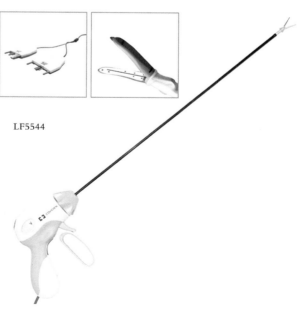

LF5544

图3-29　Ligasure

虽然通过 Ligasure 刀片之间的电压大大低于传统双极电刀的电压，但 Ligasure 刀片与组织接触的面积明显大于传统的双极电刀，因此，可以容许更大的电流通过。主机可以通过反馈控制系统感受到刀片之间靶组织的电阻抗，当组织凝固到最佳程度时，系统自动断电。

（二）临床应用

1. Ligasure 的优点

（1）可闭合直径 7 mm 以内的血管。

（2）闭合组织中的血管时无需过多分离。

（3）形成的闭合带可以抵御超过 3 倍正常人体收缩压的压力。

（4）闭合速度较快，烟雾少，不影响手术视野。

（5）闭合时无异味、不产生碳化，故闭合后无缝线、钛夹等异物残留。

（6）闭合时局部温度不高，热扩散少，热传导距离仅 1.5～2 mm，对周围组织无损伤。Ligasure 比传统双极电刀的效能更高，特别适用于腹腔镜和开腹肿瘤外科手术，大大提高了手术的安全性。

2. Ligasure 的缺点

（1）价格较贵。

（2）不宜用于分离较精细的组织。

（3）产生烟雾，但较电刀产生的少。

四、THUNDERBEAT 工作原理和临床应用

（一）组成和原理

THUNDERBEAT 系统（图 3-30）由高频电刀和超声发生器加上刀头 THUNDERBEAT 组成。

其取超声波与高频电的特征与利益，同时输出，据此获得了强力凝闭能力和迅速切割的能力。具体的步骤包括：① 通过高频电所获得的焦耳热能瞬间达到 100 ℃（至此 0.4 秒），凝闭；② 组织干燥、组织电阻值上升，所以超过此值的电流无法流过；③ 能通过超声波摩擦，进一步使温度上升；④ 组织温度达到 200 ℃，蛋白质崩解，组织切割。

（二）临床应用

相对于普通的超声波能量装置、双极凝闭装置，THUNDERBEAT 有以下特点：① 更快的切割能力；② 更细腻的剥离能力；③ 更准确的组织握持能力；④ 更稳定的血管凝闭能力；⑤ 更准确的止血操作；⑥ 产生较少的烟雾并且减少空化效应；⑦ 有防止粘连和绝缘涂层，可以较好地防粘连能力；⑧ 精巧的尖端设计，容易插入组织内部。

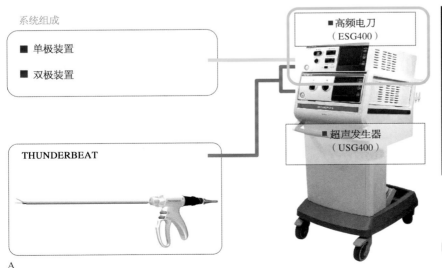

系统组成

■ 单极装置

■ 双极装置

■ 高频电刀（ESG400）

■ 超声发生器（USG400）

THUNDERBEAT

A

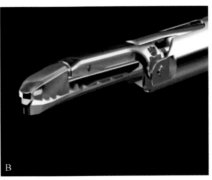

B

图 3-30　A. THUNDERBEAT 系统；
B. THUNDERBEAT 刀头

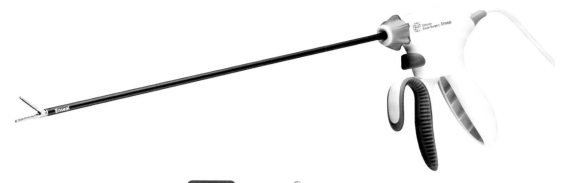

图3-31　ENSEAL® G2 组织缝合器

五、ENSEAL 工作原理和临床应用

(一) 组成与原理

ENSEAL® G2组织缝合器(图3-31)是一种供单个患者使用的无菌手术器械,用于凝固和离断直径最大7 mm(含7 mm)的血管以及组织或血管束。此器械仅适用于软组织。

此器械由夹持套组件、旋转杆、可移动的钳口和位于钳口中的I-BLADE®刀组成。器械杆可以旋转,提供清晰的手术视野,方便准确定位到目标组织。

钳口一般处于张开位置,可通过扣动闭合柄将它部分或完全闭合。钳口带有无创齿,可在夹紧时抓持和固定目标组织。

按下能量激活按钮后,双极能量将被传递到夹紧的组织。完全扣动闭合柄后,I-BLADE®刀前行的距离将与钳口长度相同,目标组织将被压缩、凝固和断离。

未完全按下能量激活按钮并释放I-BLADE®刀时,I-BLADE®刀将无法前行以离断组织。

(二) 临床应用

ENSEAL® G2组织缝合器是与电刀主机配合使用的双极电刀器械,它们适用于开放或腔镜手术中任何需要进行血管结扎、组织抓持和分离的操作。

电源线连接在器械上,用于将器械连接到主机。ENSEAL® G2组织缝合器仅限于与分开包装的 ENSEAL® G2 兼容型主机配合使用。

规格:钳口长度为20 mm;杆长度为14 cm、25 cm、35 cm或45 cm(从钳口尖到旋钮);杆直径为5 mm。

（徐晓东　孙　戈）

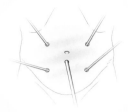

第四章
基本技术训练

第一节 概　述

分离、止血、结扎、缝合作为外科的四大基本技术，早已为外科医生们所熟知。没有熟练掌握这些技术，外科医生在今后的临床实践中将举步维艰、束手束脚。同样，施行腹腔镜外科手术也需要类似的基本技术。实践表明，在操作基本技术方面，它与传统开腹手术有着截然不同的要点。有人形象地描述腹腔镜外科手术，好像"闭上一只眼睛拿起筷子往别人嘴里喂饭，一不小心可能会把饭喂进别人鼻孔里"。可见，腹腔镜外科基本技术有其独特之处，这也是许多传统开腹手术名家在腹腔镜微创技术面前望而却步的原因。因此这门技术需要大家去钻研和琢磨，需要有志于腹腔镜外科的外科医生们去适应和习惯，在达到目标之前，必然要经历一个训练、反馈、调整、不断重复的学习过程。当然，技术毕竟是技术，无论其如何独特，只要加以刻苦练习，必然能熟能生巧、水到渠成。

如何缩短这个学习过程，在有限的时间内掌握这门技术，除了外科医生有一颗火热虔诚的心，苦练加巧练的干劲，还得有一门科学高效循序的学习课程。在临床患者身上练习这门技术的想法显然有悖于医学伦理，且会产生许多医疗安全隐患。国内外众多腹腔镜外科专家的学习经验已达成共识，即进行腹腔镜外科模拟训练能显著缩短腹腔镜手术的学习曲线，通过模拟训练课程的外科医生能较快地适应临床实践并服务患者。因此，腹腔镜技术作为青年外科医生必须掌握的重要诊疗手段，一定要经过系统的技术训练，经历一个由量变转为质变的过程。

1990年，美国胃肠内镜外科医师协会（SAGES）和消化道外科学会（SSAT）就提出必须完成包括理论授课、器械的原理和使用、训练箱及动物实验练习的培训课程，才能取得腹腔镜手术医师的资格认证。同时组织了"最佳枪手"（top gun）腹腔镜技术竞赛，在每年的年会中进行比赛，至今这一比赛仍然举行。比赛需要完成的任务用于测试参赛者的反应时间、手眼协调、精细运动及非利手控制能力。这些技术是与临床腹腔镜技能相适应和必需的。这一比赛掀起了美国年轻的腹腔镜外科医生训练提高技艺的热情，促进了美国腹腔镜外科的发展。同样，欧洲内镜外科协会（EAES）也规定了腹腔镜手术的最低技能要求。

国内开展腹腔镜手术至今已有10多年。医学生在学校基本未得到腹腔镜操作的训练，有相当一部分可独立进行腹腔镜手术的医师尚未参加过培训，缺乏术前的基本训练。另一方面，由于缺乏规范化的培训标准，阻碍了部分手术的推广和应用。但到目前为止并无严格的腹腔镜手术医生培训制度和规范,这必然会影响腹腔镜技术在我国的进一步普及和开展。有鉴于此,在原卫生部支持下,中国医师协会内镜医师分会于2005年6月在北京成立,负责全国各专业内镜医生教育培训、考试、国际交流合作和内镜医疗资格技术准入管理。在开展腹腔镜较早、技术成熟的北京、上海、广州、长沙、成都、西安6个城市成立中国首批统一标准的、多专科内镜医师培训考核基地。建立认证的正规的培训中心,制定统一的培训标准及资格考核认定标准,开展规范化的培训和考核,合格者授予资格证书。毫无疑问,这必将极大地促进我国内镜的诊疗水平,使我国内镜培训走向正规,对腹腔镜技术在我国向基层的进一步推广普及起到至关重要的作用。

传统开腹手术的教学方法是基于Halstedian的"看、做、教"原则,学生可以直接观察到老师的手、器械、操作过程以及手术区域。而在腹腔镜手术中,更强调在镜下进行精细的外科手术操作,需要操作者具备良好的空间定位技能、眼手协调技能和手术操作技能;手术操作的结果通过显示器显示,学生不能同时看到老师手的操作过程和结果,因此,Halstedian原则不再适用于腹腔镜手术的教学。此外,在腹腔镜手术中,以Trocar为支点,器械在腹腔镜内外的运动方向相反,器械的活动受到穿刺孔的限制,器械的长度也比常规器械长,操作时不易控制其稳定性。

目前进行腹腔镜手术训练主要有三种形式。一是在临床外科手术中,直接通过上级医师的传、帮、带而学习腹腔镜知识与技能。该方法虽然有效,但存在安全隐患,特别是目前患者自我防护意识普遍增高的医疗环境下更不现实。第二种是通过计算机仿真模拟系统学习,但该方法因价格昂贵,目前仅能在国内少数医学院校开展。第三种是简易模拟手术训练器(训练箱)操作,模拟人体腹腔,通过监视器图像进行腹腔镜手术基本技术训练。该方法操作简单,价格适当,是初次学习微创外科技术的外科医生的首选方法。目前国内大多数腹腔镜培训中心都具备这样的设备。

腹腔镜外科手术基本技术训练整个过程应包括模拟训练、动物试验及临床实践三个阶段,每个阶段既具有相对的独立性,又为下一个阶段做铺垫,循序渐进将贯彻全部过程。培训以长海医院微创技能培训中心的腹腔镜训练系统为载体,以十余种设计成型的训练模型为依托,学员通过视频学习与上机操作相结合的方式进行练习,从而学习并掌握腹腔镜手术的基本操作技术。课程结束时,中心将组织具有量化考评细则的考试对学员进行考核,从而对学员学习效果做一评价。

本章将介绍模拟训练器的构成、模块的设置、培训目标、评价标准。

第二节 模拟训练系统

模拟手术训练器(训练箱)主要由箱体、彩色自动变焦摄像机、液晶彩色显示器、手术器械和光源等组成,箱内置有训练任务。受训者面对液晶显示器屏幕放大的彩色图像,将手术器械插入训练箱内进行基本训练,如:钉子转移或海绵缝合,通过这些训练帮助受训者建立二维视野下的空间层次感,掌握二维图像位移、方向、变化,提高眼手配合能力、双手

熟练度以及手术动作的敏感性。有经验的医师可以直观地看到受训者的操作表现并进行评价。也有些手术训练箱与计算机相连,通过计算机监测受训者的操作并与预先设定的标准相比较,完成操作评价。

虚拟现实(virtual reality,VR)是近几年来国内外科技界关注的一个热点,其发展也是日新月异。简单地说VR技术就是借助于计算机技术及硬件设备

产生三维空间。其主要特征是以人为核心,使人身临其境并能进行相互交流、实时操作,有如在真实世界中的感觉。VR最初来自航空公司用于训练飞行员,腹腔镜虚拟现实模拟出的环境和操作较普通的机械视频训练箱更为接近真实情况。与普通的训练箱模式相比,虚拟现实不能提供操作的感觉和力度,仅仅能观察如组织器官的弹性变形、回缩、出血等情况。另外,VR技术设备多较昂贵也是其缺点之一。

增强现实(augmented reality,AR)方式是近年来国外众多知名大学和研究机构的研究热点之一,AR借助计算机图形技术和可视化技术产生现实环境中不存在的虚拟对象,并通过传感技术将虚拟对象准确"放置"在真实环境中,借助显示设备将虚拟对象与真实环境融为一体,并呈现给使用者一个感官效果真实的新环境。因此增强现实系统具有

虚实结合、实时交互、三维注册的新特点。AR技术不仅在与VR技术相类似的应用领域,而且由于其具有能够对真实环境进行增强显示输出的特性,在医疗研究与解剖训练等领域,具有比VR技术更加明显的优势。较理想的AR训练可完全实时模拟现实中的实际操作过程,包括光学设备、操作器械以及操作器械与组织器官的相互作用过程,比如组织器官的弹性变形、回缩、出血以及操作者可以感受到使用器械的触觉感及力反馈。较理想的AR设备除可以用来训练腹腔镜下的基本操作外,还可以完全模拟整个手术操作者的手术过程,就如在真实人体上手术的感受一致。这取决于计算机硬件特别是软件的设计。

目前已有商品化的VR训练系统能部分实现上述功能。

第三节　初 级 训 练

任何复杂的手术都是由最基本的操作组成的。因此,基本操作技能的培训是腹腔镜技术系列训练的基石。这一阶段的训练虽然简单,却是学习腹腔镜手术的基础。

腹腔镜外科手术基本技术初级训练包括以下内容:① 手眼协调训练:在训练箱内放入2个塑料盘子,其中1个盘子里装有许多黄豆大小的豆类,在监视器屏障显像下,用抓钳将盘子中的物品逐个钳夹到另一个盘子里。② 定向适应训练:在训练箱内放入钉有转角朝向差异的塑料板,将毛绒铁丝依次传递穿过一整排铁环,反复练习,不断提高腹腔镜操作的定向能力。具体通过以下6个模块进行练习。

培训内容及要求:

- 习惯二维空间
- 习惯腹腔镜器械
- 准确抓持物体

- 简单的手眼协调能力
- 简单的协调能力

基本技能训练模型一:移豆模块(图4-1)

【道具】　连体碗碟1个、红豆黄豆若干。

【器械】　无损伤抓钳1把、分离钳1把。

【目的】　① 了解腔镜器械的构成部件、正确操作手法;② 体会腔镜下空间感觉、目标定位、视觉

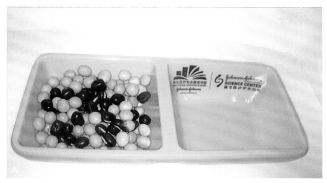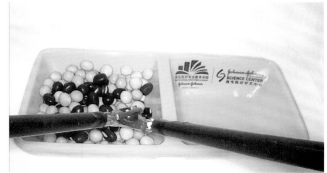
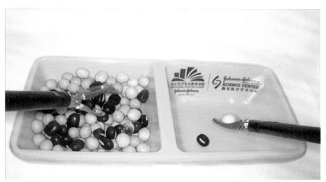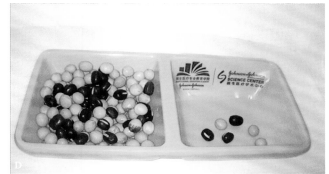

图4-1　移豆

转换；③练习手眼协调、双手配合操作。

【教程】　2个托盘之间相距一枚硬币，摆放妥当，并将40粒红豆和黑豆混合均匀置于其中一个托盘之上。受训者双手各持一把分离钳，先用左手钳将红豆依次移动到另一个托盘上，然后换用右手钳将红豆移回原来的托盘上，如此操作为一个循环。

【步骤】

（1）器械进入模拟器内，左手使用无损抓钳，右手使用分离钳。

（2）确定目标抓持豆粒，准确定位并抓起目标豆粒。

（3）空中完成双手器械钳口方向调整，进行交接传递，将目标豆粒转移至右手分离钳，避免中途掉落。

（4）右手分离钳将目标豆粒从左至右移至连体碗碟右侧上部，准确置入右侧连体碗碟内。

（5）连续完成3颗红豆粒、3颗黄豆粒交替的定位、抓持、交接、传递、置入。

（6）器械取出模拟器，操作结束。

【要求】　搬运红豆的过程中红豆不能落下，也不能从托盘表面滑落。一个循环中，红豆的来回搬运必须分别用两只手所持分离钳完成。

【评分】　1分钟内完成一个循环为达标。

基本技能训练模型二：移绳模块（图4-2）

【道具】　1根长30 cm、直径0.3 cm的绳子，每隔3 cm做1处标记，共计10处，红蓝相间。

【器械】　2把分离钳。

【目的】　①练习和掌握腔镜下的准确定位、器械移动；②练习手眼协调、双手配合操作。

【教程】　受训者双手各持一把分离钳，左右手交替夹持标记处，使绳子朝一个方向移动，然后返回。

【步骤】

（1）器械进入模拟器内，双手各持一把分离钳。

（2）左右手交替夹持标记处，从左端第一个标记线开始，左右手先后连续准确夹持标记线位置，依

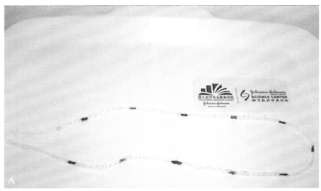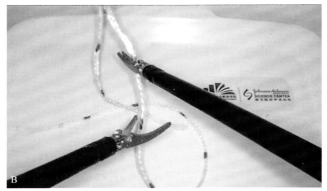
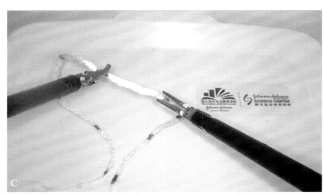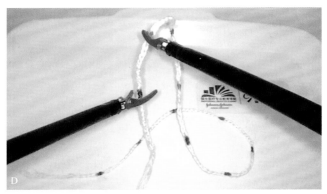

图4-2　移绳

次交替10次,移动至右端。

(3)至最右端后,再依次准确夹持标记线位置,由右向左,移至最左端。

(4)分离钳需准确夹持在标记线处,运行方向不可中途改变。

器械取出模拟器,操作结束。

【要求】　分离钳必须夹持在标记处。运行方向不可中途更改,出现失误即扣分,无需重做。

【评分】　1分钟内完成一个循环为达标,重复操作不计分。

基本技能训练模型三:插针模块(图4-3)

【道具】　插针板1块(上面平均分布12个针孔),6只圆钉。

【器械】　分离钳2把。

【目的】　① 练习和掌握腔镜下的准确定位;② 掌握器械的灵活使用和双手配合操作;③ 掌握角度的判断调整;④ 体会腔镜下触觉反馈。

【教程】　受训者以左右手分别持分离钳,以分离钳夹取大头钉并以分离钳调整大头针的方向,使大头钉与桌面垂直后以分离钳夹持,然后以钉头瞄准孔洞将其插入。依次将钉插入指定孔中。

【步骤】

(1)首先6只圆钉位于钉板左侧放置好。

(2)器械进入模拟器内,双手各持一把分离钳。

(3)右手分离钳准确夹起左侧第一只圆钉,平稳转移至右侧远端针孔位置,并准确置入。

(4)按照由近及远、由远及近的顺序将6只圆钉转移并准确放至右侧6个针孔;左手分离钳可用于协助调整圆钉角度和位置,使圆钉保持与桌面垂直方向插入针孔。

(5)左边6只圆钉完全移至右边后,使用左手分离钳准确夹起右侧一只圆钉,按照由近及远、由远及近的顺序将6只圆钉转移至左侧6个针孔,完成复位过程。

(6)器械取出模拟器,操作结束。

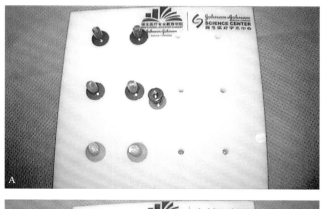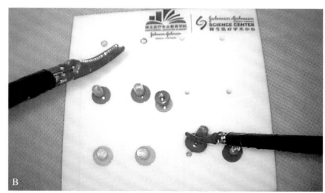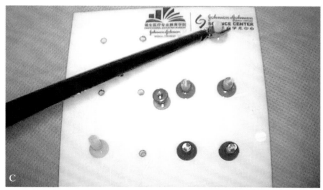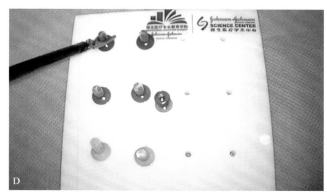

图4-3　插针

【要求】　大头钉必须插入预先标记的孔洞中。开始练习时可不按顺序插入,练习一段时间后需提高要求,受训者必须按一定方向依次插钉。

【评分】　1分钟内插入6个孔内,完成者记达标。

基本技能训练模型四:穿洞模块(图4-4)

【道具】　隧洞模块1件(6根带圈金属螺钉固定其中,高度和方向错开隧洞模)、毛绒铁丝4根。

【器械】　分离钳2把。

【教程】　受训者以左右手分别持分离钳和持针器,以分离钳夹取细绳一端,调整绳头方向,使其从金属圈的一侧穿入,此时再以持针器配合将细绳送过金属圈。而后依次动作,穿过全部6个金属圈,最终保证细绳的全部都落于金属圈中。操作过程中注意以分离钳和持针器调整细绳的行进方向和高度,以便顺利通过各个金属圈。

【目的】　①练习和掌握腔镜下的准确定位;②掌握器械的灵活使用和双手配合操作;③掌握

角度的判断调整。

【步骤】

(1)器械进入模拟器内,双手各持一把分离钳。

(2)右手分离钳提起绒丝的头端并将其穿到隧道的第一个铁环内。

(3)左手分离钳从铁环内侧接过绒丝,双手配合调整好角度。

(4)将调整好角度的绒丝穿入到紧邻的下一个铁环。

(5)通过两把器械的配合操作,调整绒丝合适的角度,依次穿过一排铁环,将绒丝留置在铁环内。

(6)依次完成4排铁环的穿隧洞操作。

(7)整个过程需充分进行双手配合,逐个铁环进行交接传递。

(8)器械取出模拟器,操作结束。

【要求】　细绳必须依次通过各个金属圈。细绳只能通过金属圈,不能在其上缠绕。受训者只能利用器械对细绳进行调整和操作,不能以器械移动

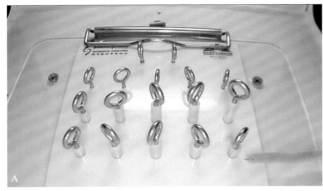
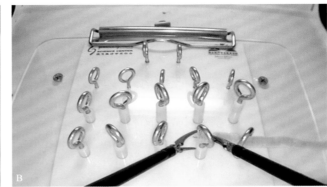
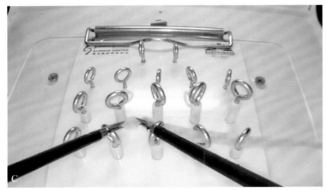
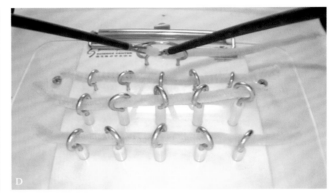

图4-4 穿洞

橡皮泥及其上的金属圈。

【评分】 1分30秒内完成者记达标。

基本技能训练模型五：移圈模块（图4-5）

【道具】 移圈模块1个（螺旋形金属杆固定其上）、橡胶环3只。

【器械】 分离钳2把。

【教程】 训练开始前，3只橡胶环落于金属杆的一端。受训者以左右手分别持分离钳，先以分离钳夹起最上面的一只橡胶环，在分离钳的辅助下通过第一个螺旋，而后再以相同方法使之依次通过后面两个螺旋。随后再以相同方法依次将其他2只橡胶环全部通过3个螺旋。

【目的】 ①掌握器械的灵活使用和双手配合操作；②掌握角度的判断调整。

【步骤】

（1）器械进入模拟器内，双手各持一把分离钳。

（2）从模块左侧开始，使用一把分离钳抓起一

只橡胶圈，沿铁丝轨道转移至右侧。

（3）在转移过程中，遇到转弯及节点处需双手配合调整橡胶圈方向，再进行移动。

（4）依次完成3只橡胶圈的从左至右的转移。

（5）器械取出模拟器，操作结束。

【要求】 转移橡胶环的过程中，可以先将第一只连续通过3个螺旋后再对后面几只进行操作，也可以先依次让5只橡胶环通过第一个螺旋后，再依次让它们通过第二及第三个螺旋。但每次操作只能移动1只橡胶环，即不可以同时夹持2只及以上的橡胶环通过螺旋，否则只按移动1只橡胶环计算，以此减少的操作次数按照没有完成计算并扣除分数。

【评分】 按要求在1分钟内完成者达标。

基本技能训练模型六：翻书模块（图4-6）

【道具】 翻书模块1个（标记有1～10页码的小便笺纸）。

【器械】 分离钳2把。

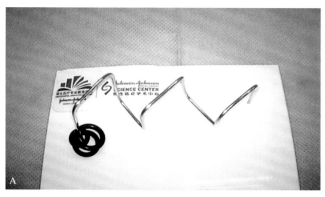
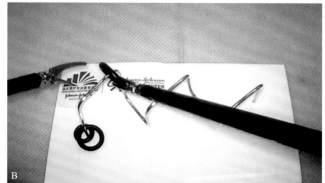
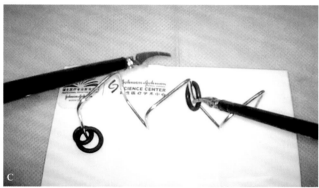
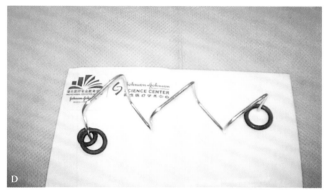

图4-5 移圈

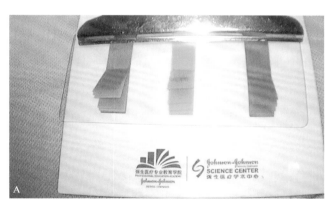
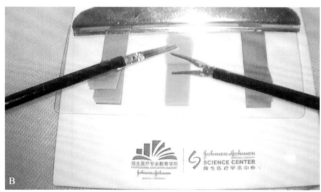
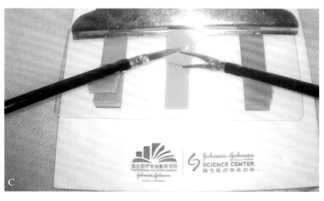
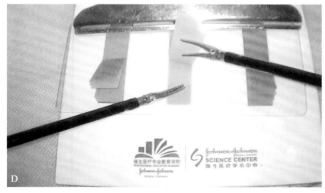

图4-6 翻书练习

【教程】 将小便笺纸摆好。受训者以右手拿持针器,左手持分离钳,用持针器将第一页翻开,然后用分离钳挡住,再用持针器翻第二页。以此法按页码顺序依次翻开10页。

【目的】 ① 熟练掌握双手配合操作及力度的控制;② 掌握腔镜下的准确定位。

【步骤】

(1) 将便笺纸固定于模块板上,依次标记1～10的页码。

(2) 器械进入模拟器内,双手各持一把分离钳和持针器。

(3) 从第一页开始,右手持针器将便笺纸翻起,左手分离钳配合固定挡住。

(4) 依次第二页、第三页直至第十页。

(5) 每次只翻1页,需双手配合完成交接和控制,中途无滑落和间断。

(6) 器械取出模拟器,操作结束。

【要求】 ① 每次只允许翻1页。② 用持针器翻页,分离钳辅助,二者功能不可调换。③ 操作连贯,翻过的页用分离钳档好,不得滑落,依次翻至第十页。

【评分】 1分30秒内完成者记达标。

第四节 中 级 训 练

腹腔镜外科手术基本技术中级训练包括以下内容:① 持针调针训练:用分离钳、腔镜用持针器夹持缝针,在二维的视野里将缝针调整到准确的位置并夹持固定训练。② 缝合打结训练:选用组织橡胶模拟伤口,利用分离钳和缝针协调配合对模拟组织进行缝合打结,使组织缝合松紧适度,达到创面止血、组织愈合的目的之训练。

培训内容及要求:

- 娴熟的持针方法
- 娴熟的调针方法
- 规范的腔镜下方结成结方法
- 规范的腔镜下外科结成结方法
- 规范的腔镜下三叠结成结方法
- 介绍其他结扎方法

基本技能训练模型七:调整缝针(图4-7)

【道具】 伤口橡胶模型1块、带针缝线15～20 cm 1段。

【器械】 分离钳1把、持针器1把。

【教程】 持针并调节进针方向:左手拿分离钳持住针前处,右手拿持针器距针尾1 cm处夹住缝线,然后右手拽线调节针的方向,使针尾分别指向3点、6点、9点、12点方向。针尾指向3点方向为正常持针方向,然后用左手固定针尖,右手拽线向后调整针的角度为上挑进针方向;用左手固定针尖,右手拽线向前调整针的角度为推针进针方向;用左手固定针尖,右手拽线将针调到对侧,形成反挑进针的角度。

【步骤】

(1) 器械进入模拟器内,左手持分离钳,右手用持针器夹住缝针尾部的缝线段,将缝针和缝线通过穿刺器进入模拟器。

(2) 分离钳前1/3夹针尖前1/3处(确保缝针与分离钳的杆身平行,且缝针与分离钳钳口呈"W"形)。

(3) 通过旋转手腕和分离钳的360°旋转钮,使得针尖垂直朝上。

(4) 持针器拉线尾,调整针的位置,使其与要缝

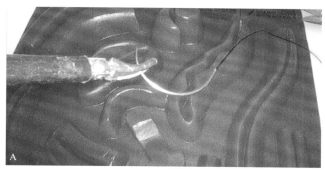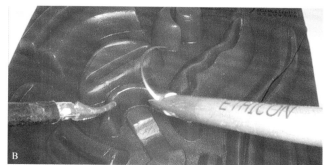

图4-7 调整缝针

合部位的切缘垂直。

（5）建议缝针与持针器之间呈钝角（持针器进入模拟器本身存在一定的锐角）。

（6）持针器抓持针尾约1/3处，确认好角度以后，需要完全关闭持针器（在完全关闭持针器之前，可以用分离钳做一个微调）。

（7）针尖垂直于伤口进针，通过旋转持针器，顺着针的弧度出针，保证出针点与进针点对称。

（8）器械取出模拟器，操作结束。

【要求】 ① 调节进针方向时动作规范，夹持位置正确，用分离钳持针，持针器拽线，不得混用。② 缝合时用持针器持针，进针与出针位置准确。③ 操作熟练，减少多余动作，避免失误。

【评分】 30秒调针正确记达标。

基本技能训练模型八：缝合打结（图4-8）

【道具】 伤口橡胶模型1块、带针缝线15～20 cm 1段。

【器械】 分离钳1把、持针器1把、剪刀1把。

【目的】 ① 熟练掌握双手器械的配合；② 熟练掌握绕线打结的技巧。

【教程】

（1）方结：左手拿分离钳于适当位置夹住线，置于视野前部，右手拿持针器贴着左手器械，在后绕线1周，然后右手拿持针器夹住另一个线头，左手跟进，配合右手，夹住后左手向前右手向后拉紧，使左手夹线点、右手夹线点、线结在一条直线上，第一个结完成；第二个结方法同第一个结。

（2）外科结：左手拿分离钳于适当位置夹住线，置于视野前部，右手拿持针器贴着左手器械，在后绕线2周，然后右手拿持针器夹另一线头，左手跟进，配合右手，夹住后左手向前、右手向后拉紧，使左手夹线点、右手夹线点、线结在一条直线上，第一个结完成；第二个结方法同方结。

【步骤】

（1）调针结束后，使针尖垂直于伤口进针，通过旋转持针器，顺着针的弧度出针，保证出针点与进针点对称。

（2）用持针器或分离钳保护伤口边缘并进行出针后的拉线（建议分段拉线），缝线要放在视野可及处。保留适宜的线尾长度，大概3～4 cm（用分离钳张开的钳口进行衡量）。

（3）第一个结，为正结，顺时针绕2圈。

（4）保持所绕线段的宽松，并合理利用有限空间。

（5）分离钳凹面朝向出线点，钳口尖端夹线，移至伤口旁。

（6）持针器钳口张开，顺时针紧贴分离钳钳口旋转一圈，在分离钳凹面处穿出后，将线圈收紧后重复再绕一圈，完成整个绕线过程。

（7）分离钳跟随持针器将线结收紧（注意拉线的方向，确保结的收紧）。

（8）第二个结，为反结，逆时针绕1圈。

（9）保持所绕线段的宽松，并合理利用有限空间。

（10）分离钳凹面朝向出线点，钳口尖端夹线，移至伤口旁。

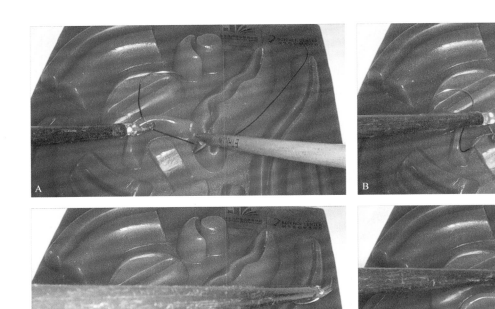

图4-8　缝合打结

（11）持针器钳口张开，逆时针紧贴分离钳钳口旋转一圈，完成整个绕线过程。

（12）分离钳跟随持针器将线结收紧。

（13）第三个结，为正结，顺时针绕1圈，进行单结加固。

（14）保持所绕线段的宽松，并合理利用有限空间。

（15）分离钳凹面朝向出线点，钳口尖端夹线，移至伤口旁。

（16）持针器钳口张开，顺时针紧贴分离钳钳口旋转一圈，完成整个绕线过程。

（17）分离钳跟随持针器将线结收紧。

● 操作中注意，当可用于绕线的线段过短时，可充分利用缝针的弧度来进行绕线，同时使用不同材质的缝线，需要打结的数量会有不同。

（18）将多余的线头线尾剪除，留0.5～1 cm线头线尾即可，剪线时剪刀凹面朝上（剪刀尖端远离需要保护的组织侧）。

（19）器械取出模拟器，操作结束。

【要求】　夹线位置适当，预留合适长度，方便打结。两手用力均匀，打结应拉紧。动作熟练，操作迅速。

【评分】　1分钟内完成1个方结和1个外科结者达标。

基本技能训练模型九：血管结扎（图4-9）

【道具】　血管结扎模型1个、段装线若干。

【器械】　持针器1把、分离钳1把、剪刀1把。

【目的】　① 熟练掌握双手器械的配合及绕线打结的技巧；② 准确结扎目标血管。

【教程】　左手持分离钳，右手用持针器持针在塑胶模型上完成一针缝合，留足适当线尾后用分离钳前端弯曲部分在适当位置夹住线，同时弯曲面朝向右手持针器，右手用持针器紧贴分离钳弯曲面从下往上绕线一周，然后夹住线尾，此时左手协同跟进配合。夹住线尾后双手交叉，左手向前，右手向反方向将线拉紧，注意使线、结、线尾在一条直线上，完成第一个结，同样方法再做一次即完成一个

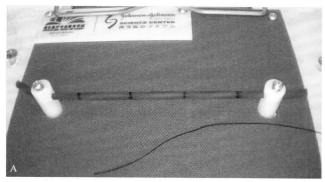
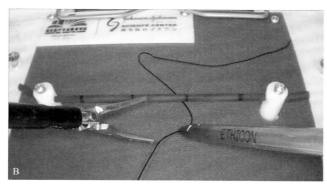
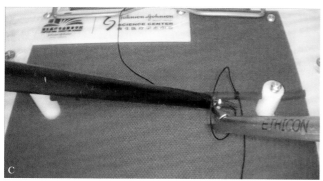
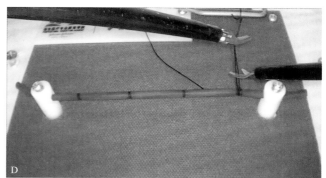

图4-9　血管结扎

方结。外科结方法基本同上，不同之处在于打第一个结时右手持针器从下往上绕线2周再拉紧，第二个结则用持针器从上往下绕线1周后再拉紧，注意始终保持分离钳的弯曲面朝向持针器，为绕线提供空间。

【步骤】

（1）器械进入模拟器内，左手持分离钳，右手持持针器。

（2）将结扎线环绕于模拟血管两侧。

（3）左手分离钳固定一侧线段，右手持针钳以另一侧线头为线尾进行绕线打结。

（4）线结位置位于结扎标记线处。

● 用慕丝线需要连续打三个结。

● 使用不同材质的缝线，需要打结的数量会有不同。

（5）第一个结，为正结，顺时针绕2圈。

（6）保持所绕线段的宽松，并合理利用有限空间。

（7）分离钳凹面朝向出线点，钳口尖端夹线，移

至伤口旁。

（8）持针器钳口张开，顺时针紧贴分离钳钳口旋转1圈，在分离钳凹面处穿出后，将线圈收紧后重复再绕1圈，完成整个绕线过程。

（9）分离钳跟随持针器将线结收紧，注意拉线的方向，确保结的收紧。

（10）第二个结，为反结，逆时针绕1圈。

（11）保持所绕线段的宽松，并合理利用有限空间。

（12）分离钳凹面朝向出线点，钳口尖端夹线，移至伤口旁。

（13）持针器钳口张开，逆时针紧贴分离钳钳口旋转一圈，完成整个绕线过程。

（14）分离钳跟随持针器将线结收紧。

（15）第三个结，为正结，顺时针绕1圈，进行单结加固。

（16）保持所绕线段的宽松，并合理利用有限空间。

（17）分离钳凹面朝向出线点，钳口尖端夹线，

移至伤口旁。

（18）持针器钳口张开，顺时针紧贴分离钳钳口旋转1圈，完成整个绕线过程。

（19）分离钳跟随持针器将线结收紧。

（20）结扎结束，保留0.5～1 cm线尾，剪去多余的线头并取出。

（21）依次完成4个标记位置的结扎操作。

（22）器械取出模拟器，操作结束。

【要求】　夹线位置适当，预留合适长度，方便打结。两手用力均匀，打结应拉紧。动作熟练，操作迅速。

【评分】　5分钟内完成2个方结和2个外科结为达标。

基本技能训练模型十：活结放置（图4-10）

【道具】　橡胶手套1只、圈套器1只。

【器械】　抓钳1把、剪刀1把。

【方法】　右手用持针器在距针1～2 cm处夹住缝线后伸入模拟箱中，将线尾留在模拟箱外。左手持分离钳辅助右手在模拟箱内的塑胶模型上完成一针缝合，右手用持针器将针夹住后提出模拟箱。在模拟箱外徒手完成一个勾手结后用推结器将结推回模拟箱，用力固定在缝合处，再在模拟箱外徒手完成一个翻手结，推结器推回模拟箱并固定在第一个结上，即完成一个体外方结。外科结则在方结基础上再用推结器推回一个勾手结。操作过程中注意不能使塑胶模型因牵拉而离开箱底。

【步骤】

（1）将圈套器从无菌包装中取出，通过穿刺器进入模拟器。

（2）用抓钳将需打结的组织提起并套入圈套中。

（3）掰断圈套器顶端的小孔处。

（4）此时就可以收紧线圈。

（5）结扎完毕，使用腔镜下的剪刀将多余的线头剪掉。

（6）器械取出模拟器，操作结束。

【要求】　活结放置到位、牢固。

【评分】　2分钟内完成2个活结为达标。

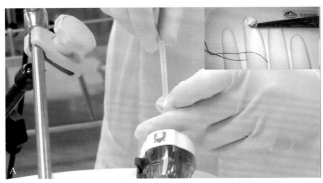
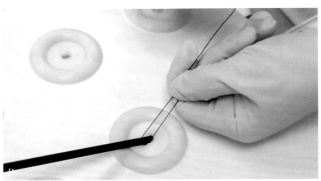
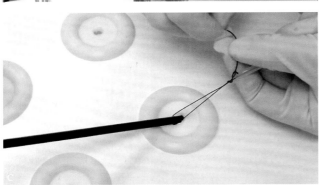
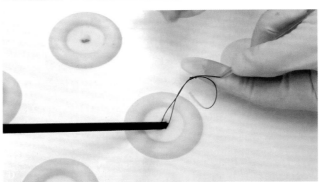

图4-10　活结放置

第五节　高　级　训　练

腹腔镜外科手术基本技术高级训练包括以下内容：①组织分离训练：在训练箱内放入橘子、带皮鸡肉，用抓钳、剪刀、超声刀等器械进行钝性分离、锐性分离训练。②施夹训练：对离体猪肝的胆囊管或血管用Hem-lock、钛夹夹闭训练。③缝合打结训练：选用离体猪小肠组织来吻合肠管，重建消化道训练。

培训内容及要求：

- 熟练的组织钝性、锐性分离
- 熟练的施夹训练
- 熟练的缝合打结训练

基本技能训练模型十一：橘瓣开花（图4-11）

【道具】　去除果皮橘子1枚。

【器械】　分离钳2把。

【目的】　①熟练掌握双手配合操作及力度的控制；②学会保护组织。

【教程】　模拟操作箱中放入去除果皮的橘子，用分离钳双手交替操作将每个橘瓣分开。在过程中注意保持果肉的完整性，注意对抗牵引及视野暴露，重点训练双手协同操作能力。

【步骤】

（1）器械进入模拟器内，双手各持一把分离钳。

（2）使用钝性分离将橘瓣逐个剥开，切勿弄伤瓣膜损伤橘肉。

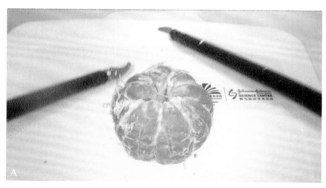
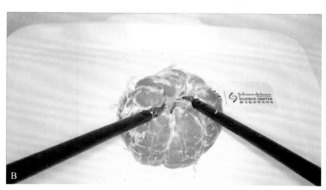
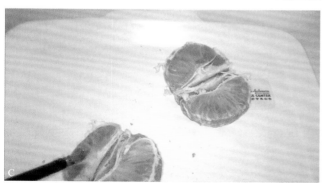
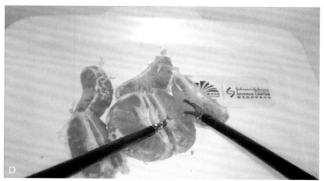

图4-11　橘瓣开花训练

（3）检查橘肉的完整性。

（4）器械取出模拟器，操作结束。

【评分】　10分钟内完成一个橘子的橘瓣分离过程为合格。

基本技能训练模型十二：鸡腿脱壳（图4-12）

【道具】　带皮鸡腿1份。

【器械】　分离钳2把、超声刀1把。

【目的】　① 掌握超声刀正确使用方法；② 掌握超声刀进行组织锐性分离；③ 掌握超声刀进行组织钝性分离操作；④ 协调助手配合。

【教程】　在模拟操作箱中放置带皮鸡腿，使用分离钳，同时配合超声刀能量器械，将鸡皮完整剔除，在此过程中要保持鸡皮的完整性。对于能量器

械，在训练过程中学习使用刮、捅、推、削等钝性及锐性分离方法。可从皮较厚的组织开始训练，逐渐过渡到薄皮组织。在此训练阶段，重点掌握能量器械的使用方法及技巧。

【步骤】

（1）器械进入模拟器内，操作开始。

（2）使用分离钳牵拉鸡腿近端，超声刀在鸡腿皮肤表面开一个小口。

（3）助手使用分离钳对抗牵拉配合。

（4）使用超声刀锐性分离与钝性分离相结合，完整剥除整只鸡腿表皮。

（5）检查鸡腿及腿皮的完整性。

（6）器械取出模拟器外，操作结束。

【评分】　30分钟内将鸡皮完整剔除者为合格。

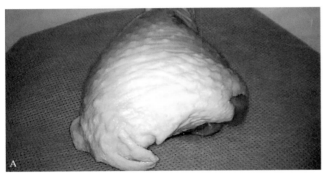
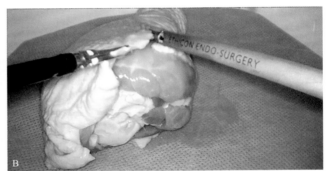
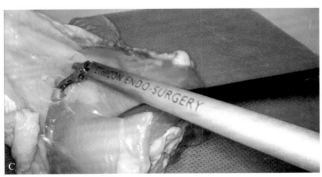
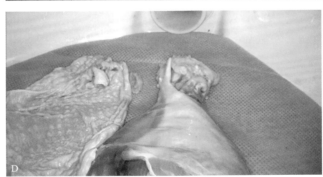

图4-12　鸡腿脱壳训练

基本技能训练模型十三：胆囊切除（图4-13）

【道具】　带胆囊猪肝脏1份。

【器械】　分离钳1把、抓钳1把、施夹钳1把、剪刀1把、超声刀1把。

【目的】　① 掌握超声刀正确使用方法；② 掌

握超声刀进行组织锐性分离；③ 正确使用施夹钳。

【教程】　在模拟操作箱中放置带胆囊的猪肝，使用分离钳、抓钳，同时配合超声刀或电铲、电钩等能量器械，从胆囊尾部开始，逐步向胆囊颈部分离。助手持抓钳挑起肝脏，暴露肝脏脏面，术者左手分离钳提起胆囊尾部，右手用超声刀切开胆囊与肝脏

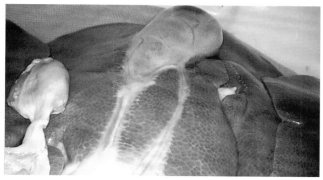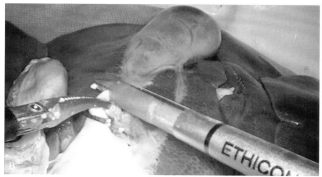
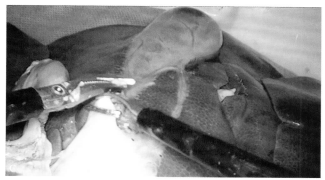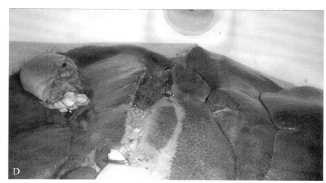

图4-13　胆囊切除

的附着处,逐渐向胆囊颈方向移行。操作过程中注意与助手的配合暴露术野,同时在分离过程中注意对抗牵引,保持张力,保持胆囊壁的完整。

【步骤】

(1)器械进入模拟器内,操作开始。

(2)使用超声刀游离胆囊管和胆囊动脉(正常情况下,猪的胆囊管及胆囊动脉并行,难以单独游离裸化,可一起进行处理,特殊出现变异的分开的胆囊管及胆囊动脉,可以逐个游离裸化、夹闭、离断)。

(3)使用连发施夹钳夹闭胆囊管和胆囊动脉(近心端2颗,远心端1颗)。

(4)离断胆囊管和胆囊动脉(使用剪刀或超声刀离断均可)。

(5)使用超声刀剥除胆囊,锐性分离与钝性分离相结合。

(6)调整分离钳夹持位置,保持适当张力。

(7)完整剥离胆囊,检查肝脏表面和胆囊。

(8)器械取出模拟器外,操作结束。

【评分】　1小时内将胆囊完整切除者为合格。

基本技能训练模型十四：小肠吻合(图4-14)

【道具】　长约30 cm的带部分系膜的小肠肠管一段(中间固定于模拟器内)、缝线若干。

【器械】　钢尺1把、持针钳1把、分离钳2把、剪刀1把。

【目的】　① 熟练掌握腔镜下肠管切开技巧;② 熟练掌握腔镜下缝合打结技术;③ 熟练掌握肠管吻合技术;④ 训练术者与助手的腔镜操作配合意识。

【教程】　在初级技术学习中掌握了腹腔镜下持针器的使用方法及镜下打结的要领后,在操作模拟器中放置两段离体猪小肠,右手用持针器持针,左手持分离钳辅助右手,将两段肠管全层间断缝合,熟练后提高操作难度,先将两段肠管连续缝合后打结,再将肠管浆肌层间断缝合。熟练掌握后,可再训练"8"字缝合、连续锁边缝合等缝合方法。

【步骤】

(1)使用剪刀沿长轴剪开肠管约2.5 cm。

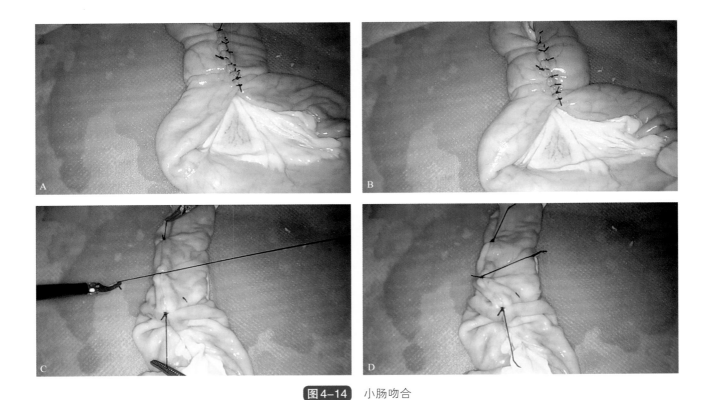

图4-14 小肠吻合

（2）切缘两端全层缝合肠壁并牵引（采用间断缝合）。

（3）均分法缝合肠管后壁。

（4）靠近切口两端各缝合前壁1针并牵引。

（5）同前,均分法缝合肠管前壁。

（6）注水,检查无渗漏。

（7）器械取出模拟器,操作结束。

【要求】　注意间断缝合针距密疏适当。

【评分】　60分钟内完成全层间断缝合或浆肌层缝合为合格。

（龚海峰　杨　波　洪永刚　朱晓明　马　俊）

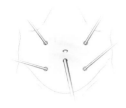

第五章
腹腔镜外科动物实验培训

第一节　腹腔镜动物实验的意义

随着腹腔镜技术的不断发展与设备的不断完善和更新，包括腹腔镜手术在内的微创手术已经成为外科的主流术式，腹腔镜技术将是每个外科医师必须掌握的一项基本技能。因此，腹腔镜技术的培训将成为每个外科医师的必修课。目前，针对专科医师的腹腔镜培训已开始实施。由于专科培训的需要，完成一次培训周期长，培训的绝大多数时间安排在体外模拟箱中进行，培训内容枯燥，且不能完全真实地模拟腹腔镜下操作。如何能较真实地模拟腹腔镜下操作，又能在短期内达到较高的培训效果？

在完成前述模拟训练后，可选用解剖结构接近人体的活体动物进行腹腔镜动物实验。利用活体动物实验这一模式进行腹腔镜手术基本技能训练，特别是腹腔镜下动物组织模拟操作训练，不仅能使学员熟悉腹腔镜系统的结构和性能，初步掌握基本操作技能，激发学习的热情，而且能很大程度上缩短培训所需时间，达到理想的培训效果，值得推广。

第二节　常用实验动物：猪及其生理解剖特点

(一) 胃

胃（stomach）呈丁形，在中等充盈状态下其长轴呈左右方向，横卧于腹前部，大部分位于左季肋区，小部分位于剑突软骨部，仅幽门部位于右季肋部，跨第9～13肋之间。

胃壁由4层结构（黏膜、黏膜下层、肌层和浆膜）构成，其中肌层由3层平滑肌组成，纵肌分布于胃大、小弯和幽门部的浅层。深面是环肌，分布于胃底和幽门部。

幽门部的环肌特别厚，称幽门括约肌（pyloric sphincter）。

胃在小弯处以小网膜与肝相连，在大弯处以大网膜与横结肠和脾相连（图5-1）。

(二) 小肠

小肠（small intestine）全长约15.0 m，为体长的12倍，分为十二指肠、空肠、回肠。

1. 十二指肠（duodenum）　十二指肠的系膜短，

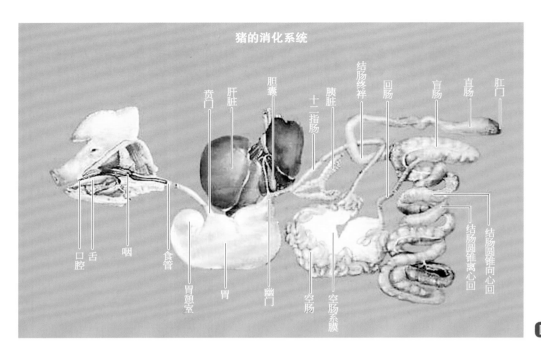

图5-1 猪的消化系统

位置较固定,位于右季肋部和腰部,长约31.0 cm,可分三部:从幽门起向上至肝门为第1部(前部),该部为腹膜内位,有胆总管和胰管的开口,在右肾和升结肠之间,向后下行至右肾后端腹侧为第2部(降部),再过中线转向左向前移行为第3部(升部)。

2. 空肠(jejunum)和回肠(ileum) 有较长的小肠系膜,起始部直径1.7 cm,大部分位于腹腔的右半部,在结肠圆锥(结肠旋襻)右侧,前甩(图5-2)。

(三) 大肠 (large intestine)

大肠长4.0~5.0 m,分盲肠、结肠、直肠3部。

1. 盲肠(caecum) 为大肠起始部,短而粗,直径约4.1 cm,盲端钝圆。位于左髂部,自左肾后端向后下内伸至结肠圆锥之后。

2. 升结肠(ascending colon) 升结肠是最长的一段,在结肠系膜中盘曲,升结肠分为结肠圆锥或旋襻及升结肠末端两部分。

3. 横结肠(transverse colon) 于肠系膜根的前方向左,在胰左叶的左端前缘处向后转弯成为降结肠。

4. 降结肠(descending colon) 在胰左叶、脾和十二指肠第3部末端之间后行。然后在胰左叶后缘处越过正中线到右肾后端腹侧,继而在腹主动脉和

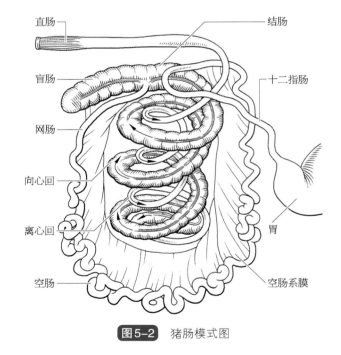

图5-2 猪肠模式图

后腔静脉腹侧向后,于荐骨岬处与直肠相续。

5. 直肠(rectum) 在盆腔内沿荐骨和尾椎腹侧与生殖器之间向后行至肛门。长17.0 cm,由于荐骨呈弧形弯曲,因而贴在其前方的直肠亦相应地弯向腹侧。

(四) 腹腔动脉

外径4.5 mm,干长1.1 cm,在膈的主动脉裂孔

后方起于腹主动脉,左邻左肾上腺,右邻右膈脚,行向后下,在腹腔神经节前方分为肝动脉和脾动脉。

1. 肝动脉 外径3.7 mm,与门静脉伴行入小网膜进肝门,依次发出下列分支:

(1)胰腺支:行向后下,分布于胰体和左、右叶前部。

(2)胃十二指肠动脉:发自肝动脉右侧,外径2.6 mm,向右行,经门静脉腹侧,在幽门和十二指肠第一部之间分为胰十二指肠动脉和胃网膜右动脉。

(3)肝固有动脉:肝动脉发出上述分支后,即延续为肝固有动脉,外径1.9 mm,分为2支入肝门,一支进入肝的右部,分布于尾状叶、右外叶和右内叶;另一支入肝的右部立即分为3支:右侧支发出胆囊动脉,外径1.3 mm,干长5.2 cm,沿胆囊管下行至胆囊,另2支分布于肝的左内叶和左外叶。

(4)胃右动脉:外径1.2 mm,起于肝固有动脉右侧,发支分布于胃小弯的肠面、肝面,还发出一食管支沿食管腹侧穿膈肌食管裂孔,分布到食管胸段后部。

2. 脾动脉 外径3.8 mm,发出后行向左后,入脾,分为上、下支,上支分布于胰头,下支先发支分布于脾,然后离开脾门,沿胃大弯右行,改名为胃网膜左动脉。脾动脉有以下分支:

(1)胃左动脉:外径1.3 mm,行向前下沿胃小弯右行,沿途发支分布于胃壁,其起始处发一食管支分布于食管后段。

(2)胃憩室动脉:分布于胃憩室的食管侧。

(3)胰腺支:分布于胰左叶。

(4)胃网膜左动脉:沿胃大弯右行,发支分布到胃大弯侧的胃壁及大网膜,末端与胃网膜右动脉吻合。

3. 肠系膜前动脉 外径6.7 mm,在腹腔动脉起始处后方约1.3 cm,约平第1腰椎,由腹主动脉发出,左邻左肾上腺,右邻后腔静脉,后邻左肾静脉末端。入肠系膜后,在结肠远侧袢和十二指肠袢之中下降,发出下列分支:胰十二指肠后动脉、回结肠动脉(回盲结肠动脉)、结肠中动脉和空肠动脉。

4. 肠系膜后动脉 较肠系膜前动脉细且短得多,外径2.2 mm,约在第5腰椎平面自腹主动脉发出,入降结肠系膜,分为前后两支,前支为结肠左动脉,前行,与结肠中动脉吻合,发支到降结肠;后支为直肠前动脉,在直肠系膜内后行,发支到直肠前段和肛门。

(五)腹腔静脉

门静脉:外径15.0 mm,干长4.5 cm,收集腹腔中胃、脾、胰、胆囊、小肠、大肠(直肠后部除外)等脏器的静脉血入肝,位于后腔静脉腹侧,由肠系膜总静脉、胃脾静脉在胰左、右叶形成的沟内汇合而成,穿过胰与肝动脉一起经肝门入肝。入肝后反复分支至肝血窦,最后汇合为数支肝静脉汇入后腔静脉。门静脉的主要属支有肠系膜总静脉,其又分为:

(1)肠系膜前静脉:由胰十二指肠静脉、空肠静脉、回肠静脉、回结肠静脉汇合而成,收纳同名动脉分布区的静脉血。

(2)肠系膜后静脉:较细,在降结肠系膜内前行,收纳结肠左静脉、直肠前静脉的静脉血,在胰左叶后缘处汇入肠系膜总静脉。

第三节 动物实验术前准备

外科临床试验设备见图5-3。

(一)术前麻醉

1. 麻醉药物 一般使用阿托品0.05 mg/kg(一般使用0.5 mg)、盐酸赛拉嗪2.0 mg/kg、舒泰2.0～3.0 mg/kg混合液肌内注射。

2. 实验动物 上海白猪1只,由培训中心提供,体重25～30 kg,出生2～3个月,色纯白。术前

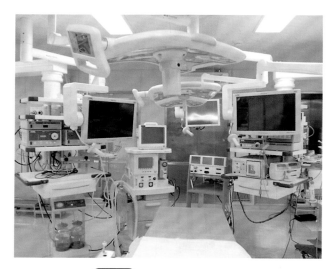

图5-3　外科临床试验设备

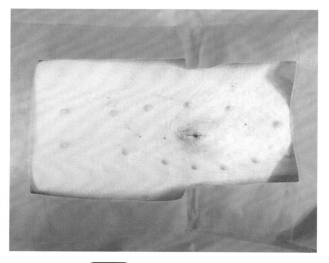

图5-4　实验动物——白猪

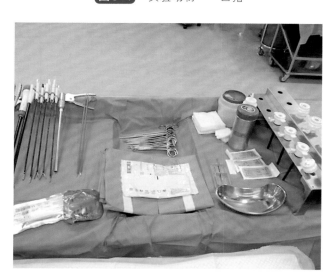

图5-5　实验动物器械

2～3天予以喂养细饲料,术前禁食12小时,禁水4小时。麻醉采用气管插管全麻,术中全程监测生命体征的变化(图5-4)。

3. 备皮及清洗　术前白猪在动物房内淋浴,用沐浴露清洗白猪,并予以全身剃毛,然后在清洗池内清洗及备皮。

4. 建立静脉通路及气管插管　耳缘静脉建立静脉通路,气管插管。麻醉后术中补液量控制在400 ml/h以下,一般维持100 ml/h。术中平均动脉压控制在80～100 mmHg,同时监测SpO_2。

(二) 手术器械

手术器械使用超声刀和腹腔镜全套,以及胃肠无创抓钳、持针器、分离钳、电钩和剪刀等(图5-5～5-7)。

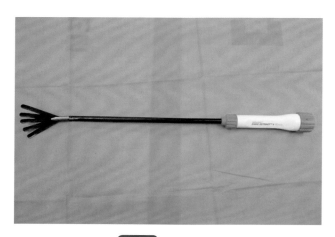

图5-6　五叶拉钩

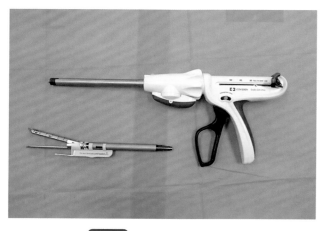

图5-7　腔镜下切割吻合器

第四节　经典动物实验培训术式

一、腹腔镜胆囊切除术

（一）胆囊及其周围脏器的解剖形态特征

猪胆囊与人类似，胆囊壁更薄，分离胆囊肝脏面时需更加小心；解剖出胆囊三角关系仍是手术的关键，胆囊管更长，与胆总管更为贴近。

（二）胆囊的血供

胆囊动脉起自肝固有动脉右侧分支，外径1.3 mm，干长5.2 cm，沿胆囊管下行至胆囊。

（三）手术站位及Trocar孔定位

1. 手术站位

（1）术者及扶镜手均位于左侧。

（2）第一助手位于右侧（必要时）。

2. 白猪体位　白猪取仰卧位，四肢外展并固定。气腹压力控制在10～12 mmHg，采取头高脚低位，头高出水平面10°～20°。

3. Trocar孔定位　取脐上缘作一长约10 mm的弧形切口为腹腔镜Trocar孔，建立气腹，腹腔压力控制在10～12 mmHg，采取头高脚低位，头高出水平面10°～20°。腹腔镜监视下，于剑突下2 cm、

右侧肋弓与右腋前线之间肋缘下2 cm，分别置入10 mm、5 mm作为操作孔。必要时可在右腋前线与脐水平线之间置入5 mm操作孔，方便术者暴露胆囊三角（图5-8）。

（四）分离胆囊三角，离断胆囊管及胆囊动脉

（1）抓钳抓持胆囊壶腹，向右外上方牵引，充分显露肝门部及胆囊管（图5-9）。

（2）电凝钩打开胆囊管和胆囊动脉周围浆膜，先逐步钝性分离、完全游离胆囊动脉，近端夹闭胆囊动脉，远端侧电凝切断胆囊动脉；然后再逐步钝性分离、完全游离胆囊管，确认胆总管与胆囊管关系后，在距胆总管1～2 cm处夹闭胆囊管，用剪刀剪断胆囊管（图5-10、5-11）。

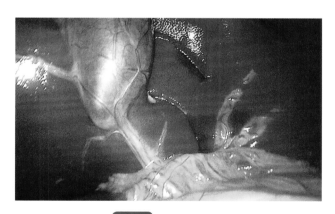

图5-9　显露胆囊管

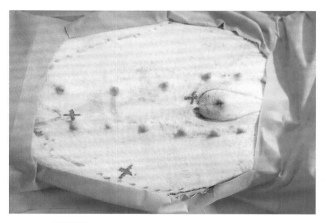

图5-8　腹腔镜胆囊切除术Trocar孔定位

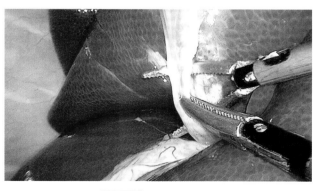

图5-10　游离胆囊管

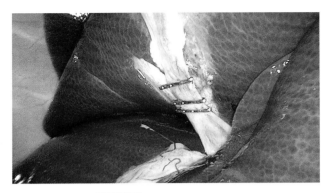

图5-11 钛夹夹闭胆囊管

（五）肝脏面剥离胆囊

用电凝钩将胆囊自胆囊窝肝脏面逐步剥离,分离中遇出血则行电凝止血。切除标本自脐穿刺孔取出。清点器械纱布无误后,缓慢放出CO_2气体,缝合Trocar孔。记录手术时间及术中出血量(图5-12、5-13)。

二、腹腔镜下胃大部切除术

（一）胃及其周围脏器的解剖形态特征

（1）首先与人相比较而言,猪的胃壁较厚,小弯

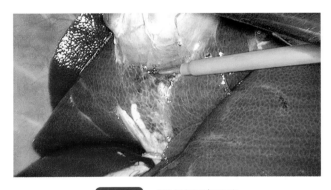

图5-12 肝脏面剥离胆囊

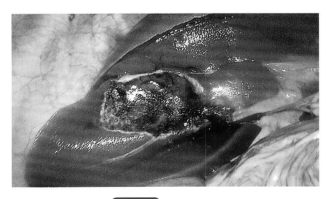

图5-13 电凝止血

侧短,大弯侧长,背侧有大的憩室,小网膜肥厚,大网膜呈薄的网状分布。

（2）胃周脏器特点:肝脏有分叶,脾脏较大且细长,胆总管开口靠近幽门,与胰管开口不共干;门静脉表浅,易损伤,术中需注意;膈角薄,容易撕裂。

（二）胃的血供

（1）胃网膜右动脉起自胃十二指肠动脉,在大网膜内沿胃大弯左行,发支分布于胃壁和大网膜,末支与胃网膜左动脉吻合。

（2）胃右动脉起自肝动脉,发支分布于胃小弯的肠面、肝面。

（3）胃网膜左动脉为脾动脉的末支,沿胃大弯右行,发支分布到胃大弯侧的胃壁和大网膜,末端与胃网膜右动脉吻合。

（4）胃左动脉起自脾动脉,沿胃小弯右行,沿途发支分布于胃壁。

（5）胃憩室动脉起自脾动脉,分布于胃憩室的食管侧。

（三）手术站位及Trocar孔定位

（1）将猪仰卧位固定,术者位于左侧,第一助手位于右侧,扶镜手位于尾侧。

（2）腹腔镜镜头用的Trocar在脐孔右下侧置入,避开下腹正中线以免损伤尿道,注意避开腹壁浅静脉,建立气腹。

（3）两侧腋前线与肋弓交点处为Trocar孔位,右侧置入10 mm Trocar,左侧置入5 mm Trocar。

（4）进一步在与镜头Trocar孔和左右Trocar孔连线中点处,左右两侧分别置入,右侧置入10 mm Trocar,左侧置入5 mm Trocar(图5-14)。

（四）胃网膜右动静脉离断

（1）切开胃结肠韧带后,助手的左手将胃网膜右动静脉周围脂肪组织抓住并推向上方,右手将小肠推向尾侧。

（2）胰腺被膜切开后,显露出淋巴结和胃十二

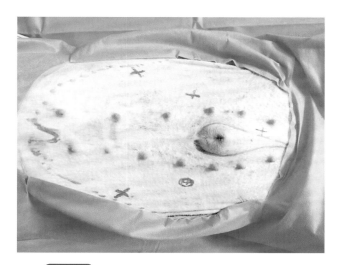

图 5-14　腹腔镜下胃大部切除术 Trocar 孔定位

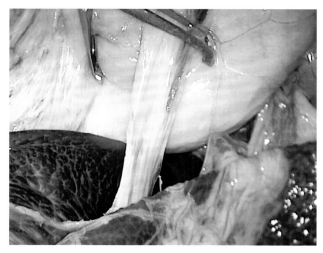

图 5-16　胃网膜左血管离断

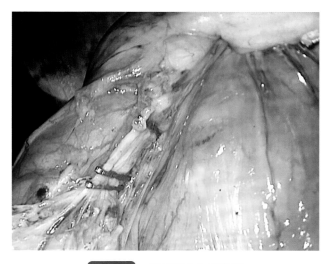

图 5-15　胃网膜右血管离断

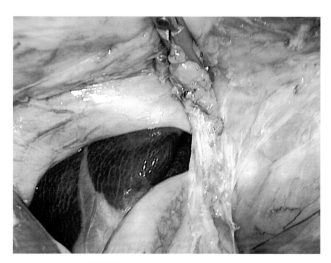

图 5-17　肝动脉周围淋巴结清扫

指肠动脉,一边剥离一边向右推进,并确认胰十二指肠静脉和胃网膜右静脉,剥离至胃网膜右动静脉的根部,双重血管夹闭切断(图 5-15)。

(五) 胃网膜左动静脉离断

(1) 调换位置,术者站在猪的右侧,助手移到左侧。

(2) 术者左手无损伤抓钳把持胃网膜左动静脉;助手右手抓钳把持脾动静脉,助手左手抓钳稍用力下压脾脏以暴露视野。

(3) 在胃网膜左动静脉预定切断处上血管夹夹闭血管并离断(图 5-16)。

(六) 肝动脉周围淋巴结清扫

(1) 助手右手无损伤抓钳抓住胃下部背侧向腹侧牵引,助手左手将胰腺尾侧牵引展开。

(2) 术者切开胰腺上缘被膜,左手清扫肝动脉周围淋巴结直至肝动脉末端。此时应特别注意勿损伤右后方的门静脉(图 5-17)。

(七) 胃右动脉离断

(1) 助手左手抓钳把持胃下部背侧向腹侧牵引,右手钳将胃压向左侧以暴露从左肝动脉和胃右动脉。

(2) 依靠术者的技术从左肝动脉起始部开始

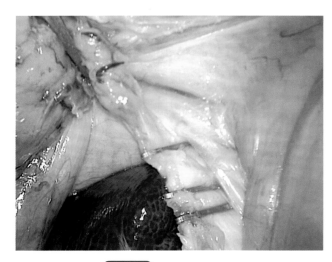

图5-18　胃右动脉离断

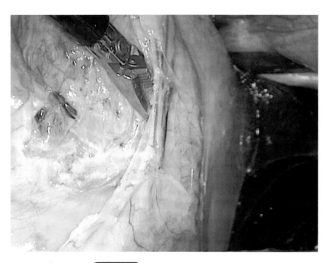

图5-19　胃左动静脉离断

分离，直到分离出胃右动脉，在肝固有动脉右侧发出胃右动脉，在其根部用血管夹夹闭离断（图5-18）。

（八）胃左动静脉离断

（1）助手右手抓钳把持胃背侧，向腹侧牵引，助手左手用五爪拉钩将胰腺向尾侧牵引。

（2）术者首先用超声刀将胰腺被膜切开，可显露脾动静脉，从这里开始分离显露并确认胃左静脉根部，血管夹夹闭切断胃左静脉，后方即是胃左动脉，同样方法分离切断（图5-19）。

（九）十二指肠和胆总管的离断

（1）经穿刺孔置入自动缝合器闭合离断十二指肠。

（2）因为猪的胆总管开口距离幽门很近，应先行胆总管切断才能入胃侧，所以剥离后用血管夹夹闭胆总管后切断。

（3）在胃小弯近食管处离断胃，分别用肠钳抓住胃及十二指肠断端（图5-20）。

（十）行毕Ⅱ式胃空肠吻合

（1）行上腹正中切口，长约5 cm，移除标本。

（2）拟行毕Ⅱ式吻合，将十二指肠远端约40 cm处空肠与胃壁缝合固定，超声刀分别在空肠及胃壁开口，置入自动缝合闭合器，行胃空肠侧侧吻合。

（3）缝合关闭胃壁及空肠开口（图5-21）。

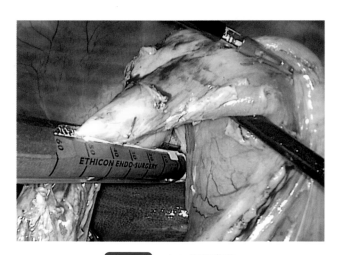

图5-20　十二指肠离断

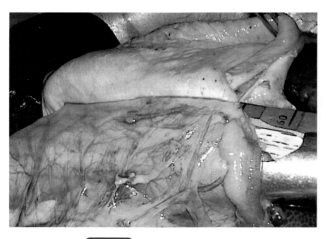

图5-21　毕Ⅱ式胃空肠吻合

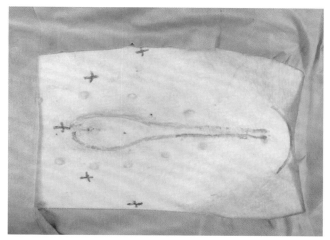
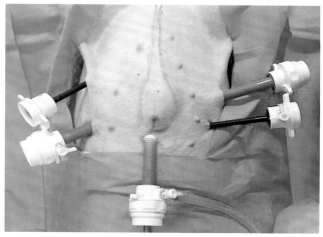

图 5-22 腹腔镜辅助直肠前切除术 Trocar 定位

三、腹腔镜辅助直肠前切除术

（一）直肠及其周围脏器的解剖形态特征

公猪的直肠腹侧为尿生殖管骨盆部，母猪为子宫、阴道和阴道前庭。直肠在后行过程中管径逐渐变粗，以后又变细，粗的部分称直肠壶腹，占直肠长度的1/2。直肠前2/3段前面有腹膜，称腹膜部，后1/3段在腹膜外，称腹膜后部。

（二）直肠的血供

肠系膜后动脉：较肠系膜前动脉小得多，外径2.2 mm，约在第5腰椎平面自腹主动脉发出，入降结肠系膜。分为前后两支，前支为结肠左动脉，前行，与结肠中动脉吻合，发支到降结肠；后支为直肠前动脉，在直肠系膜内后行，发支到直肠前段和肛门。

（三）手术站位及 Trocar 定位

（1）将猪仰卧位固定，术者位于右侧，第一助手位于左侧，扶镜手位于术者后。

（2）腹腔镜镜头用的 Trocar 在脐孔上 2 cm 置入，建立气腹。

（3）两侧髂嵴与脐孔连线外三分之一处为 Trocar 孔位，右侧置入 10 mm Trocar，左侧置入 5 mm Trocar。

（4）进一步在与镜头 Trocar 和左右 Trocar 连线中点处，左右两侧分别置入 5 mm Trocar（图5-22）。

（四）探查肝脏面

腹腔镜探查肝脏表面有无肿瘤结节，腹腔脏器有无明显转移灶（图5-23）。

（五）膀胱的固定

将膀胱排空后牵拉固定于腹壁（图5-24）。

（六）直肠前动脉的离断

（1）提起直肠，沿右侧结肠旁沟分离切断侧腹

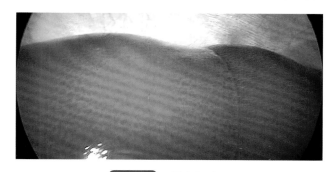

图 5-23 探查肝脏面

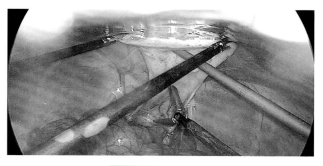

图 5-24 固定膀胱

膜，暴露肠系膜后动脉及其分支：结肠左动脉和直肠前动脉。

（2）分离肠系膜后血管根部淋巴及脂肪组织，超声刀分离直肠前动脉、结肠左动脉。予以可吸收夹夹闭后剪断（图5-25）。

（七）直肠周围游离

（1）继续向下分离直肠系膜、骶前间隙、侧韧带，离断直肠系膜。

（2）注意保护生殖血管（图5-26）。

（八）直肠离断

（1）经穿刺孔置入切割闭合器闭合离断直肠。

（2）注意白猪的骨盆较小，一般闭合离断直肠的位置选择在白猪的骨盆入口处。

（3）在骨盆入口平面离断直肠（图5-27）。

（九）吻合

（1）在离断的直肠近端用超声刀打开一3 cm切口，经穿刺孔将吻合器抵钉座置入近端，闭合器关闭近端切口。

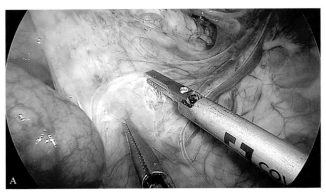

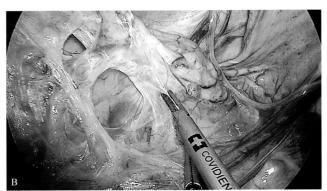

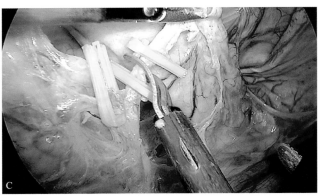

图5-25　直肠前动脉的离断

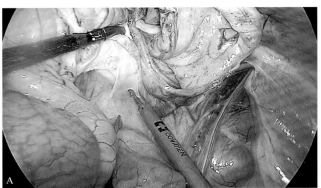

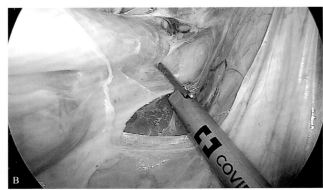

图5-26　直肠周围游离

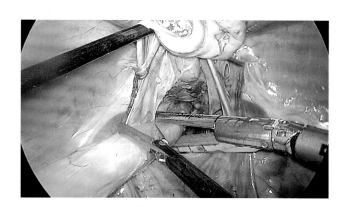

图5-27　直肠离断

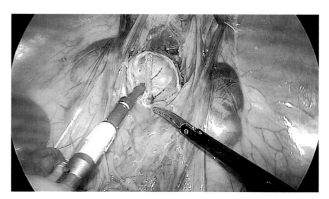

图5-28　全腔镜下直肠吻合

（2）经肛门置入吻合器器身，将引导杆旋出，完成全腔镜下直肠吻合。

（3）吻合口全层加固，缝合关闭腹壁切口（图5-28）。

（郝立强　曹付傲　辛　诚）

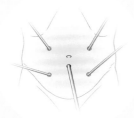

第六章

手助腹腔镜结直肠手术

第一节 概 述

一、HALS现状

腹腔镜手术以创伤小、恢复快等优点在腹部外科得到广泛的应用，但自1990年Fowler和Jacobs率先完成腹腔镜乙状结肠切除术以来，腹腔镜结直肠癌根治术在临床得到普及应用，但仍有以下几个局限性：① 失去手的触觉反馈，在二维图像下手术，对浸润的肿瘤不能准确判断，特别是淋巴结的转移。② 专用器械昂贵，手术时间与费用增加。③ 学习曲线长，约50例。操作更困难，技巧更复杂，对医生的要求高。④ 不能切除晚期的肿瘤，结直肠外科中不能切除T_4的肿瘤，多需中转开腹切除。⑤ 较怕出血，往往因为出血中转手术。但随着手术技巧的提高、腹腔镜新器械的发展，尤其是超声刀的应用，腹腔镜结直肠切除已逐渐成为继胆囊切除术后临床推广的复杂手术之一。

肿瘤的根治取决于肿瘤分化程度、病理分期、手术切除范围、术中无瘤操作技术、术后综合治疗等因素，就腹腔镜手术而言，对于深部组织的良好照射、放大效应及准确操作，甚至优于传统手术，可确保病灶的彻底切除和淋巴结的清扫。已有研究表明腹腔镜手术切除标本长度、切除范围、淋巴结清扫数量与常规手术无显著差异。Hartley等随访研究表明，与

传统手术相比，两者在术后复发率、切口或Trocar种植转移及生存率方面无显著差异。目前欧美国家正在进行多中心前瞻性随机腹腔镜与开腹手术对比的临床研究，对于腹腔镜技术在结直肠切除术中的地位不久将有结论，国内这方面的工作也正在开展。

手助腹腔镜手术（hand assisted laparoscopic surgery，HALS）是近年来兴起的一种新型腹腔镜手术方式，是指术者经特定的手助器将非优势手伸入腹腔从而协助完成手术。因其具有安全微创、减少手术时间、缩短腹腔镜手术学习曲线等优点，因此在腹部外科中得到了迅速发展。HALS的出现，保留微创优势的同时，大大降低了一些标准腹腔镜手术的难度，病种涉及结直肠外科、肝胆外科、泌尿外科、胃肠外科、妇科等，使得先前腹腔镜下难以完成的复杂手术得以完成，迅速推动了腹腔镜技术在腹部外科的发展。美国FDA初步研究结果显示：HALS结直肠切除术与标准腹腔镜结直肠切除一样安全，术后恢复时间相同，中转开腹率无差异，但所需器械更少，时间更短，认为HALS保留微创的优势，利于医生完成更复杂的手术。国内外各大结直肠疾病中心也陆续报道了HALS结直肠手术的病例总结和经验交流，包括结直肠恶性肿瘤及良性病变，使得学者们对于HALS结直肠手术有了进一步的了解。

二、HALS相关手术设备与器械

(一) 常规设备

包括高清晰度摄像与显示系统、全自动高流量气腹机、冲洗吸引装置、录像和图像储存设备。腹腔镜常规手术器械主要包括气腹针、5～12 mm Trocar、分离钳、无损伤肠道抓钳和持钳、剪刀、持针器、血管夹和施夹器、牵开器和腹腔镜拉钩、标本袋等。

(二) 特殊设备

包括蓝蝶手助器、超声刀(ultracision)、结扎束高能电刀(Ligasure™，血管封闭系统)、双极电凝器、各种型号的肠道切割缝合器和圆形吻合器。

第二节　HALS手术

一、术前准备

手助腹腔镜下结直肠手术的术前准备与常规开腹手术一样，包括肠道准备、术前禁食等，其他如：一般准备、全身准备、抗生素的应用以及术前B超、CT、结肠镜检查了解和确定病变部位及性质等大致与开腹手术相同。此外：① 术前检查应了解肝脏等远处转移情况和后腹膜、肠系膜淋巴结情况；② 控制可影响手术的有关疾患，如高血压、冠心病、糖尿病、呼吸功能障碍、肝肾疾病等；③ 纠正贫血、低蛋白血症和水电解质酸碱代谢失衡，改善患者营养状态；④ 行必要的肠道准备和阴道准备。

二、适应证和禁忌证

HALS手术的适应证基本和全腹腔镜手术类似。一般而言，任何实体或空腔器官切除时需一腹壁切口将标本拖出的手术，均可考虑行HALS手术；同时，我们认为，一些对于传统的全腹腔镜下操作相对较为困难，且手术时间较长、中转开腹率较高的手术，为提高手术安全性，可以试行HALS下操作，或者可以作为传统腹腔镜手术中转开腹的代替方法。

(一) HALS结直肠手术的适应证

(1) 结直肠肿瘤直径<6 cm，局部与周围组织无广泛浸润，未累及周围重要器官的病例。

(2) 肿瘤无远处转移；或者是可考虑同期切除转移灶的结直肠肿瘤病例。

(3) 择期手术病例；任何实体或空腔器官切除时需一腹壁切口将标本拖出的手术。

(4) 既往无多次腹部手术史，无腹腔严重粘连。

(5) 对于传统的腹腔镜下操作较为复杂困难的手术，为提高手术安全性，HALS技术可以作为传统腹腔镜手术中转开腹的代替方法，以获得触觉反馈。

(二) HALS结直肠手术的禁忌证

(1) 肿瘤巨大，且与周围组织广泛浸润，累及周围重要脏器或血管。

(2) 晚期肿瘤病例。

(3) 结直肠肿瘤急症手术病例(如急性肿瘤性肠梗阻、结直肠肿瘤伴穿孔等)。

(4) 多次腹部手术史，腹腔严重粘连。

(5) 全身情况不良，虽经术前治疗仍不能纠正或改善者；有重要脏器功能不全，而不能耐受手术者；或者无法耐受气腹者。

三、手术操作

(一) 手助切口

本中心，HALS结直肠手术的手助切口均选取

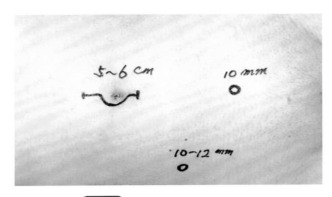

图6-1 手助切口及Trocar定位

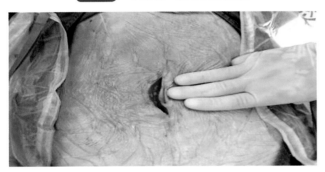

图6-2 手助切口长度

绕脐切口5～6 cm，同时以术者左手进入手助器为例，安排患者体位及Trocar和助手的位置。手助腹腔镜结直肠手术时在腹部除手助切口外，一般需2个孔（图6-1、6-2），必要时3孔。

（二）患者体位、Trocar以及术者、助手位置情况

如图6-3所示，一般取腹部正中绕脐切口，放置手助器；然后围绕此切口成正方形四点可作为放置Trocar的位置；接下来乙状结肠癌及直肠癌可选用A为操作孔，B为进镜孔；左半结肠癌可选用C为操作孔，D为进镜孔。A、B、C、D对应的具体放置位置如图6-4所示。

具体的不同手术方式（右半结肠切除术、横结肠切除术、乙状/直肠切除术、全大肠切除术）的患者体位、Trocar以及术者、助手位置情况如图6-5～6-8所示。

十字菱形通道位置图

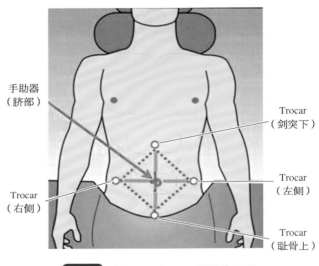

图6-4 Diamond-cross通道位置图

患者体位：改良截石位，左偏

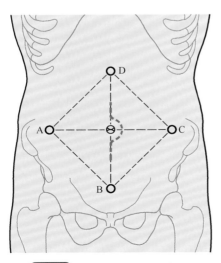

图6-3 HALS的Trocar位置

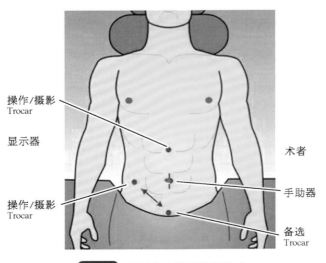

图6-5 HALS右半结肠切除术

乙状结肠/直肠前切除术
病人体位：改良截石位

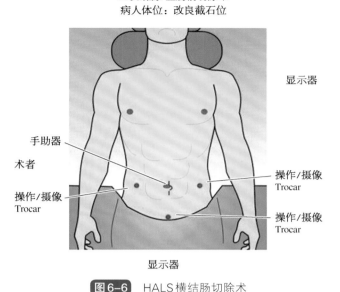

图6-6　HALS横结肠切除术

乙状结肠/直肠低位前切除术
病人体位：改良截石位

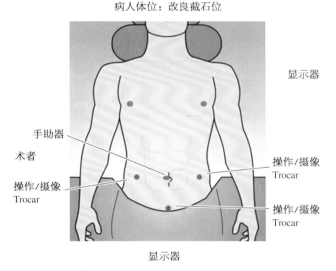

图6-7　HALS乙状结肠/直肠切除术

全大肠切除术
病人体位：改良截石位

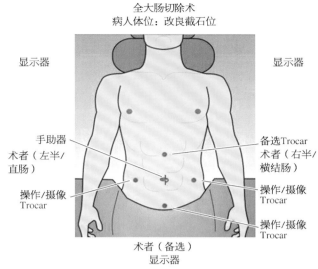

图6-8　HALS全大肠切除术

（三）主要手术步骤

包括：① 气腹建立后，腹腔镜全面盆腹腔探查；② 手助装置的安装；③ 相应肠管的游离、根部血管的离断、淋巴结清扫；④ 相应肠管和系膜的切除；⑤ 肠管吻合。

详细手术步骤：手助器安装于手助切口（以脐部为中心，绕脐切口，长约5 cm）；腔镜光源与超声刀则根据术式的不同，而选择相应的部位；术者左手（非优势手）经手助器伸入腹腔，建立气腹；在扶镜

医师的配合下，按照结直肠肿瘤根治的要求，先全面探查腹腔，了解肿瘤有无远处转移，肿瘤的具体部位等，用超声刀解剖、分离、切断相应的肠系膜、侧腹膜及血管，同时解剖肠系膜血管根部，高位离断并清扫相应淋巴结。当肠管充分游离后，可经蓝碟将肠管拉出体外（适用于右半、左半及乙状结肠癌根治术），常规在体外切除肿瘤、吻合结肠（直线切割闭合器或者生物可降解吻合环）；而在直肠癌根治术中，当肠管充分游离后，可用Endo-GIA（内镜下切割闭合器）离断肿瘤远端，将肠管断端经蓝碟拉出体外，常规切除后，重新建立气腹，用管型吻合器经肛吻合。

（四）手术后观察与处理

包括：① 密切观察患者生命体征、引流物的性质和量；② 维持水电解质酸碱代谢平衡；给予抗生素防治感染；③ 持续胃肠减压至肠道功能恢复，肛门排气后可给予流质饮食，逐渐过渡到低渣常规饮食；④ 手术后抗癌综合治疗。

四、直肠癌保肛手术

（一）概述

HALS直肠癌根治术也应遵循TME原则：① 在骶前间隙进行锐性分离；② 保持盆筋膜脏层的完整

无损；③肿瘤远端直肠系膜切除不得少于5 cm或全系膜，切除长短至少距肿瘤2 cm。与开腹TME相比，HALS直肠癌根治术TME具有以下优势：超声刀锐性解剖能更完整地切除直肠系膜；对盆筋膜脏壁两层间隙的判断和入路的选择更为准确；腹腔镜对盆腔自主神经丛的识别和保护作用更确切。同时，由于HALS操作中，腹盆腔内手的协助，通过触觉反馈，可以清楚判断肿瘤的下切缘，并且，能引导闭合器、吻合器等器械的操作，相比全腹腔镜而言，更为安全、可靠，也增加了低位直肠癌保肛的概率。

（二）手术操作

（1）气管插管静吸复合全身麻醉，患者取头低足高30° 右倾斜30° 的膀胱截石位。

（2）术者位于患者右侧，扶镜手位于患者两腿间。

（3）绕脐做约5 cm直切口，置入"蓝蝶"手助器，手助器内置入10 mm Trocar用于放置30° 斜面镜头，建立气腹后，先行腹盆腔探查后取出Trocar。

（4）再将左手（非优势手）通过手助器置入腹腔并带入1～2块干纱布，在左手的协助下，行Trocar放置；包括：耻骨上2 cm放置10 mm Trocar用于置入30° 斜面镜头，右侧平脐旁开15 cm略偏下腹直肌外缘行12 mm Trocar为主操作孔，用于置入超声刀、闭合器等。

（5）超声刀游离乙状结肠系膜，游离过程中应注意两侧输尿管的位置及走向，解剖暴露肠系膜下动脉和静脉并离断，清扫血管根部淋巴结；但有时应注意保留结肠左动脉，以避免吻合口血供不良而导致吻合口漏。

（6）游离盆底时，按照TME的原则，沿着直肠固有筋膜与盆壁筋膜的间隙行锐性分离，低位直肠肿瘤的骶前分离应至尾骨尖部。

（7）切开直肠前腹膜返折，于Denonvilliers筋膜之间的间隙将直肠前壁与精囊分离（女性在直肠生殖膈平面进行分离），切断两侧的侧韧带并注意保护盆腔的自主神经，最后将直肠游离至肿瘤下方至少2 cm（通过左手的触觉，可以清楚地判断肿瘤的下切缘）；并在该处用腹腔镜切割闭合器离断直肠。

（8）将带肿瘤的近端直肠乙状结肠经手助装置拉出腹腔外，可直视下裁剪系膜，切除肿瘤肠段，并修剪乙状结肠近端。

（9）将圆形吻合器抵钉座放入结肠近端，重新建立气腹，使用管型吻合器在腹腔镜直视下，并在左手的引导下作乙状结肠-直肠端端吻合。

（10）冲洗盆腔后，吻合口附近放置引流管，逐层关腹，术毕。

（三）评价

有关腹腔镜辅助全直肠系膜切除术治疗直肠癌的数项试验探讨了它的可行性和肿瘤根治性。然而，对中下段直肠癌因为受到骨盆宽度的限制，实施腹腔镜辅助手术在技术上比较困难。

HALS作为一种新兴的手术方式，它既具备腹腔镜手术微创的优点，又保留了传统开腹手术直观的特点，已被越来越多的外科医师所接受。在结直肠外科方面，许多中心的研究表明，HALS的手术效果要优于传统的开腹手术甚至全腹腔镜手术。

就腹腔镜手术而言，对于深部组织的良好照射、放大效应及准确操作，可确保病灶的彻底切除和淋巴结的清扫。有学者认为相对全腔镜手术而言，对肿瘤较小不易定位、T4期和淋巴结肿大较多的病例更适合进行HALS手术。我们体会到HALS术中，通过辅助手对肠管的有效牵引，在对肿瘤根治不产生影响的情况下，可以更好地暴露手术视野。在低位直肠癌中，尤其是在较狭窄的男性骨盆中，操作空间小，手能辅助腔镜器械更深入地进行操作并完成手术。通过对淋巴结的触摸还能更彻底地进行淋巴结清扫，保证手术疗效；有文献报道，HALS结直肠手术可较全腹腔镜手术获得更多的淋巴结数目。对于女性子宫阻碍操作空间，可以经阴道使用妇科举宫器抬举子宫，或在手辅助下予以悬吊。

HALS直肠癌根治术在保留微创优势的同时降低了标准腹腔镜手术的难度，提供了切口保护，安全可靠，快速微创；使得先前腹腔镜下难以完成的复杂手术得以完成，缩短了外科医生的学习曲线，因此在腹部外科中得到了迅速发展。

五、手术注意事项及本中心经验

（一）手助切口选择

在手助切口的选择上，许多中心都是根据肿瘤部位来选择手助切口，上述切口固然有其优点：肿瘤易于暴露、便于操作；但同时也存在术中探查不全面、中转开腹时切口难以延长、不美观等缺点；因此在本中心，手助切口均选择以脐部为中心的绕脐切口，长 5～6 cm（三横指），注意切口不宜过大，防止手助器密闭性受影响；同时，将切口做成外窄内宽的梯形，既能保证手术切口的美观，又能使手助器顺利置入，同时保证术中气腹的密闭性。

笔者认为绕脐切口的优点在于：① 属于"万能切口"，基本上可以满足不同部位肿瘤的需求；避免了因术前肿瘤定位失误，导致的切口位置与肿瘤部位不符；② 切口位于中间，腹腔内操作空间大，术中探查全面；③ 切口位于脐周，借助其生理凹陷，切口愈合较为美观。④ 若需中转开腹，便于切口延长。

（二）中转开腹率与术后并发症

各中心报道的中转开腹率不一，国内文献报道为 0～10.9%；而国外文献报道为 0～15%；中转原因包括：结直肠癌远处转移、肿瘤周围浸润、肿瘤周围器官侵犯、肿瘤巨大等；笔者认为这与术前评估的完善程度和腔镜操作技巧的熟练程度有关。对于术后并发症而言，HALS 要低于开腹手术，尤其是切口相关并发症；而国外有研究发现 HALS 和全腹腔镜手术的并发症相仿。国内报道，术后并发症发生率控制在 5% 以内；其中包括尿漏与胆漏的病例，笔者认为可能是术中分离过程中，超声刀热力灼伤所致；因此，术中注意超声刀的规范使用，切实保护周围组织对于术后并发症的发生显得尤为重要。

（三）其他

（1）合理安排手助器的位置和 Trocar 的位置，不仅方便辅助手牵拉暴露术野，还要方便其他器械的操作，防止 Trocar 损伤蓝碟的底圈。

（2）放置手助器的切口长度适合，长度一般为术者手套宽度的 1/2。

（3）可以合理利用手助切口，必要时可以直视下通过手助切口游离结扎系膜血管、游离网膜等。

（4）拟切除脏器应靠近术野前方，手臂保持中立位，便于灵活操作，减轻疲劳；用非优势手进腹协助手术，进腹深度超过腕部即可，优势手操纵器械。

（5）由于手在腹腔内移动肠管时可能接触腹腔镜镜头从而影响视野，对此，要求术者和扶镜手配合默契，避免手对腹腔镜视野的负面影响。

（6）此外，在腹腔内手的操作易导致组织渗血，这时要求术者手进入腹腔内即带入一干纱布及时擦拭血迹，以保持视野清晰。

六、HALS 结直肠手术的优势

HALS 作为一种新兴的手术方式，它既具备腹腔镜手术微创的优点，又保留了传统开腹手术直观的特点，已被越来越多的外科医师所接受。在结直肠外科方面，许多中心的研究表明，HALS 的手术效果要优于传统的开腹手术或者全腹腔镜手术；结合文献报道以及本中心手术经验，笔者认为 HALS 结直肠癌根治术的优势在于：① 触、视结合，心手相应：对于外科医师而言，HALS 的最大优点就是恢复了手的触觉功能和眼手的协调性；通过手的功能，我们可以更好地暴露手术视野、更方便地控制术中出血，更准确地进行手术定位。② 操作安全，根治彻底：在 HALS 中，通过手的辅助，既可以钝性分离，也可引导超声刀定位准确地锐性分离，可根据血管搏动确定血管根部位置，控制出血变得相对容易；同时因为腔镜的放大效果，能看清周围组织、器官、血管，避免副损伤，而且；通过对淋巴结的触摸还能更彻底地进行淋巴清扫，保证手术疗效；在低位直肠癌中，尤其是在男性患者中，骨盆狭窄，操作空间小，腔镜器械能更深入地进行操作并完成手术，相比开腹手术更为方便、彻底。③ 微创手术，恢复良好：HALS 的腹部主切口为手助切口，仅为5 cm左右，而且所需Trocar数目较全腹腔镜手术少，创伤小；手术时间短，减少脏器的暴露、降低腹腔水分的丢失，对患者的打击较轻，肠道功能恢复较快，术后并发症少，有效降低平均住院日。④ 易于掌握，学习曲线短：相对于全腹腔镜操作而言，HALS有了触觉和视觉的良好结合，降低了手术难度，使得外科医师更容易掌握手术技巧，学习曲线更短。⑤ 特有的手助器——"蓝碟Lapdisc"：与早期组合式手助器Hand-port相比，Lapdisc手助器采用具有虹膜阀门的单件设计，底座与壁层腹膜紧贴，密闭性能良好，而且腹腔内操作空间大；同时底座能与肿瘤组织有效隔离，防止切口肿瘤种植。⑥ 术中进行肠切除、吻合时，可将病变肠管经手助器拉出体外，使得操作更安全、便捷，同时也减少了腹腔感染及肿瘤种植的机会。

七、HALS的不足之处

从经济角度看，手术费用相对较高是该技术较难被广大患者接受的原因之一；相比开腹手术而言HALS对术者的手术技巧有更高的要求，同时HALS也存在一定的并发症发生率，尤其是超声刀的热损伤；HALS手术时，当手在腹腔内移动肠管时可能接触腹腔镜镜头从而影响视野，对此，要求术者和扶镜助手配合默契，避免手对腹腔镜视野的负面影响；另外，在腹腔内手的操作易导致组织渗血，而且辅助手在腹腔内操作有增加术后肠粘连之虞；此外，Trocar穿刺孔肿瘤种植转移也是腹腔镜外科技术发展中需要关注的问题之一。

八、总结

HALS结直肠手术在保留微创优势的同时降低了手术难度，提供了切口保护，安全可靠，快速微创；既可以作为一种训练手段，也可是富有经验的医生处理复杂情况时的应变措施；总体而言，HALS在结直肠外科以及其他腹腔脏器手术方面已经显示出优越性，但其应用规范、相关原则以及适应证的选择等仍需进一步明确，我们相信随着腹腔镜器械发展，操作技能的提高和更多经验的积累，HALS将会有着更广阔的应用前景。

（林建江　刘凡隆）

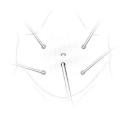

第七章
肛肠外科腹腔镜手术技巧

第一节　术　前　准　备

一、手术室的布局

腹腔镜手术需要特殊的设施准备,参与手术的医务人员应该熟悉各种设备的性能和分类布局。

1. 理想的腹腔镜手术室要符合以下关键点

(1) 合理摆放显示器,要让整个手术团队都能轻松看到显示器的内容,条件允许时尽量配备两个显示器。

(2) 腹腔镜主机和二氧化碳输出口以及手术床与能量平台的距离尽可能靠近。

(3) 装有可活动腿架的电动手术床是理想的手术平台,可以自如地变换患者体位(图7-1)。

(4) 显示器和各种能量平台发生器固定在吊塔悬架上,可以全方位移动满足手术需求。

(5) 二氧化碳通过中心气站管道接入手术室,减少气体温差导致的雾气。

(6) 配备数字采集系统对手术操作进行数字记录。

(7) 配备全高清的腔镜显示器及腔镜镜头。

2. 如果不能全部满足以上关键点则必须达到以下条件

(1) 如果使用独立的二氧化碳罐,气罐必须装满并配有备用气罐。

(2) 没有吊塔悬架必须配备可流畅移动同时可以牢固固定的推车。

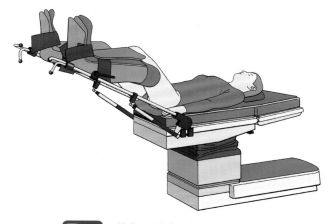

图7-1　装有可活动腿架的电动手术床

(3) 没有马镫型多功能可活动腿架(图7-1),必须配备固定腿架可拆卸电动手术床。

(4) 如果没有双显示器,单个显示器的位置尽量放置在手术部位同侧。

二、患者的体位

1. 体位摆放　患者平卧于手术床,身下垫好连接有空气压缩设备的塑形袋(或者用硅胶或海绵垫代替)。患者上肢动静脉通道建立及血压袖带固定好后,尽量将双上肢固定在身体两侧成人字体位(图7-2)。如果麻醉医生对给药或者生命体征监测有特殊的要求,或者患者因自身身体原因不能同时

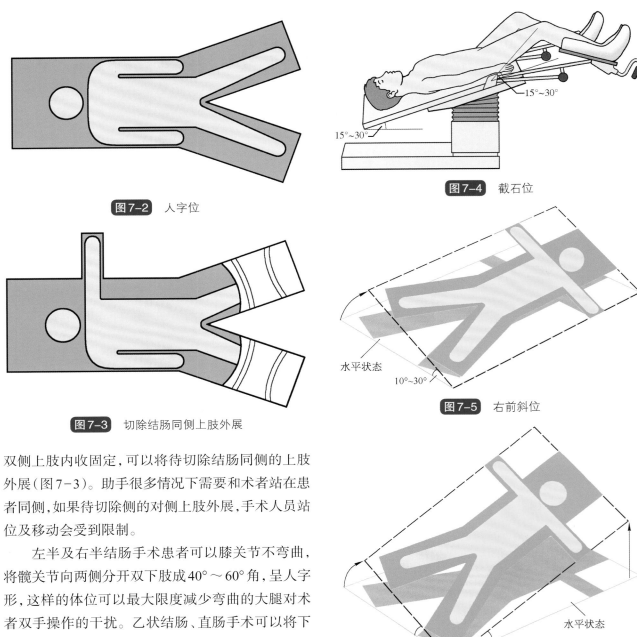

图7-2 人字位

图7-3 切除结肠同侧上肢外展

图7-4 截石位

图7-5 右前斜位

图7-6 右前斜位头高脚低

双侧上肢内收固定,可以将待切除结肠同侧的上肢外展(图7-3)。助手很多情况下需要和术者站在患者同侧,如果待切除侧的对侧上肢外展,手术人员站位及移动会受到限制。

左半及右半结肠手术患者可以膝关节不弯曲,将髋关节向两侧分开双下肢成40°~60°角,呈人字形,这样的体位可以最大限度减少弯曲的大腿对术者双手操作的干扰。乙状结肠、直肠手术可以将下肢膝关节以下放置在可活动腿架中,膝关节弯曲、髋关节伸直或轻度外展成截石位(图7-4)。为避免倾斜体位时患者滑落,躯干两侧可以固定条形支架或者用胸带协助固定。

2. 术中调整体位的原则 适当抬高待操作区域,利用重力减少小肠及大网膜对视野的干扰,并根据手术区域的转换及时调整体位。

3. 不同手术区域的体位摆放

(1)右半结肠:仰卧位或改良截石位或人字位,右前斜位(图7-5),操作右上腹结肠肝曲范围时右前斜位头高脚低(图7-6),操作右下腹回盲部范围时右前斜位头低脚高(图7-7)。

(2)横结肠:仰卧位或改良截石位或人字位,头高脚低位(图7-8),操作结肠肝曲范围时右前斜位头高脚低,操作结肠脾曲时左前斜位头高脚低(图7-9)。

(3)左半结肠:仰卧位或改良截石位或人字位,左前斜位(图7-10),操作近脾曲范围左前斜位头高

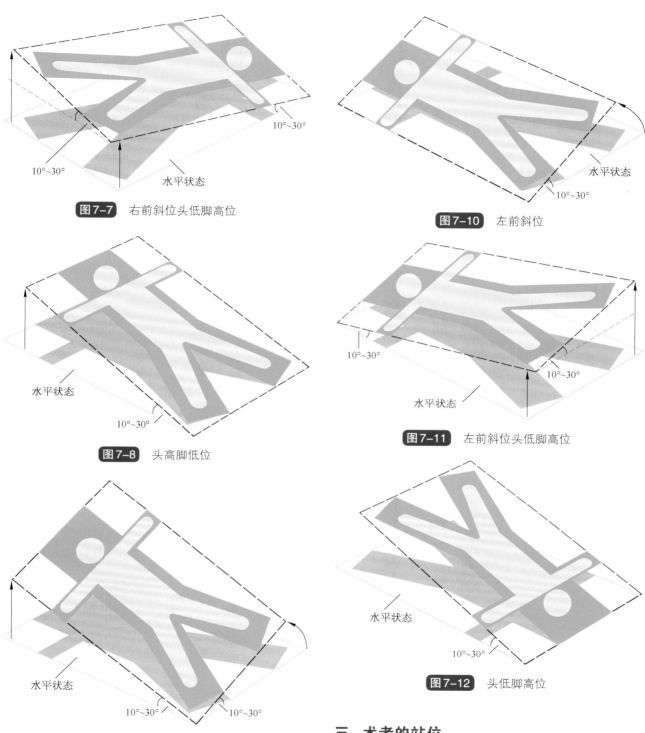

图7-7　右前斜位头低脚高位

图7-10　左前斜位

图7-8　头高脚低位

图7-11　左前斜位头低脚高位

图7-9　左前斜位头高脚低位

图7-12　头低脚高位

脚低,操作近乙状结肠范围左前斜位头低脚高(图7-11)。

（4）直肠、乙状结肠:改良截石位或人字位,头低脚高(图7-12)或左前斜位头低脚高。

三、术者的站位

1. 术者站位的原则

（1）术者站在待切除肠段对侧。

（2）术者视野最大程度符合正常手-眼轴。

（3）待离断组织与术者优势手器械垂直。

（4）不能满足上述三条,需调整站位。

2. 不同手术区域的站位选择

（1）右半结肠：术者站在患者的左侧，扶镜手站在患者两腿之间，第一助手站在患者的右侧（图7-13）；或者术者站在患者的两腿之间，扶镜手站在患者的左侧，第一助手站在患者的右侧（图7-14）；选择尾侧入路时，术者站在患者的两腿之间，扶镜手和第一助手都站在患者的左侧，扶镜手站在左侧下位，第一助手站在左侧扶镜手上位（图7-15）。

（2）横结肠：根据肿瘤位于横结肠偏离中央点的位置不同，分三种站位。① 肿瘤位于横结肠中段，操作主要集中于中结肠血管根部，术者站在患者的两腿之间，扶镜手站在患者的左侧或右侧（图

7-14）；② 需要行扩大左半结肠切除，术者站在患者的右侧，扶镜手站在患者两腿之间，第一助手站在患者左侧（图7-16）；③ 需要行扩大右半结肠切除，术者站在患者的左侧，扶镜手站在患者两腿之间，第一助手站在患者右侧（图7-13）。

（3）左半结肠：术者站在患者的右侧，扶镜手站在患者的右侧上位，第一助手站在患者的左侧（图7-16）；或者术者站在患者的两腿之间，扶镜手站在患者的右侧，第一助手站在患者的左侧（图7-17）。

（4）直肠、乙状结肠：术者站在患者的右侧，扶镜手站在患者的头侧，第一助手站在患者的左侧，需要游离结肠脾曲时扶镜手可换位到患者两腿之间（图7-18）。

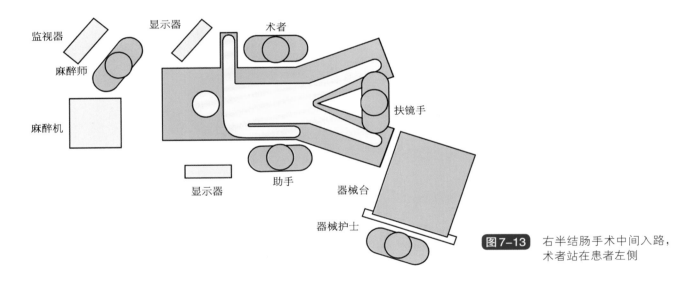

图7-13 右半结肠手术中间入路，术者站在患者左侧

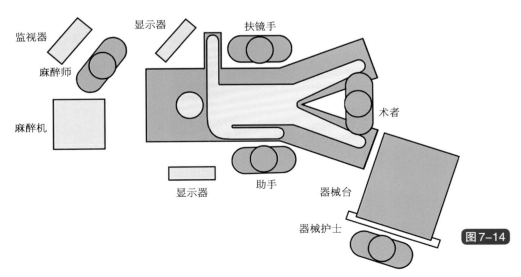

图7-14 右半结肠手术中间入路，术者站在患者两腿之间，扶镜手站在患者左侧

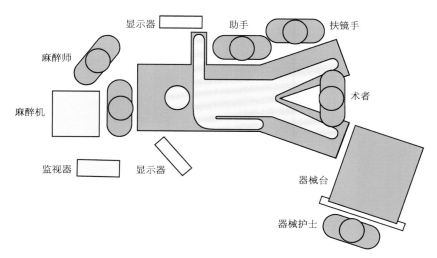

图7-15 右半结肠手术尾侧入路,术者站在患者两腿之间,扶镜手和第一助手都站在患者左侧,第一助手站在扶镜手上位

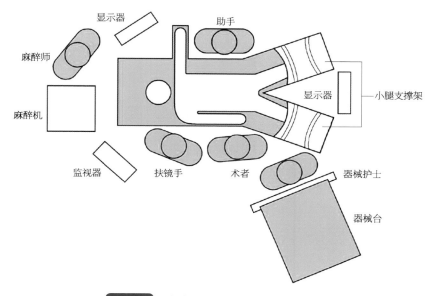

图7-16 左半结肠手术术者站在患者右侧

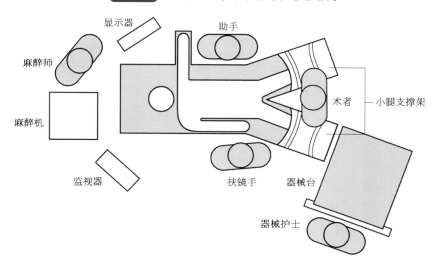

图7-17 左半结肠手术术者站在患者两腿之间

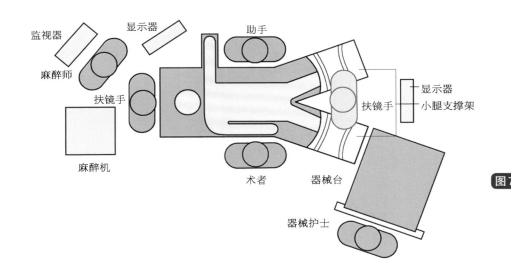

监视器　显示器　助手

麻醉师

扶镜手

显示器
小腿支撑架
扶镜手

麻醉机

术者　器械台

器械护士

图7-18　直肠、乙状结肠手术术者站在患者的右侧,下腹部及盆腔操作时扶镜手站在患者头侧,游离结肠脾曲时扶镜手站在患者两腿之间

第二节　手术技巧

一、气腹的建立及 Trocar 布局

腹腔镜手术有创操作的第一步是建立气腹,同时也是建立第一观察孔,良好的气腹建立是顺利完成腹腔镜手术的前提,安全进入腹腔是首要原则,要尽量减少穿刺并发症的发生,其次要注意观察孔位置的有效性,美观是最后的考虑。

(一) Trocar 布局原则

镜头以30°镜为例,器械以枪式手柄为例,优势手以右手为例。经Trocar操作器械或持镜要符合人体工程学、长时间操作舒适性强;镜头视野和左右手器械符合正常手-眼轴,大部分操作时间镜头位于左右手器械上方,视野可以直视左手及右手器械,左手器械在左,右手器械在右,眼睛从上方可以观察器械的头端和内侧面。

1. 观察孔　经脐或者以脐为中心的直径6 cm圆形区域,是结直肠手术的有效观察孔建立范围。镜头以套管为支点扇形旋转180°可以完整观察待操作区域,观察最近位置镜头杆与组织操作平面夹角不大于75°,不然会造成视野过近,观察范围太小而没有大局观。例如直肠癌手术术前影像学检查发现肠系膜下动脉根部可能要进行淋巴结清扫,观察孔位置尽量在脐上2 cm以上,也就是扇形观察范围的整体后移。

2. 操作孔　距离腹中线位置以器械杆与组织操作平面成角45°左右,组织操作平面要考虑到体位倾斜角度。术者或第一助手左右手器械头端合并左右移动可以到达所有待操作区域并且两器械杆仍可成角大于15°。结直肠手术的操作孔位置主要位于患者两侧锁骨中线或略偏外,根据肿瘤的位置及患者的肥胖程度以及是否有既往手术瘢痕等稍作调整。

3. Trocar之间相互关系　为了避免体外部分器械之间互相干扰,术者或助手的左右手操作孔间距不能小于10 cm,观察孔与邻近操作孔的间距不能小于8 cm。具体操作时测量的简单办法是,两个Trocar之间的距离不能小于示指至小指四根手指掌指关节的总宽度。

4. 特殊情况　注意避开腹壁下动脉走行,脐周围观察孔建立后,部分患者可以通过腹腔内灯光腹壁透光观察到两侧腹壁下动脉,尽量避开动脉穿刺;需要造口患者可以从预定造口位置处穿刺,可以减少一个术后腹壁的Trocar孔缝合,但还是要以手术时操作舒适为主;注意避开腹腔粘连位置或分解粘连后穿刺,既往有腹部手术史,建立气腹时

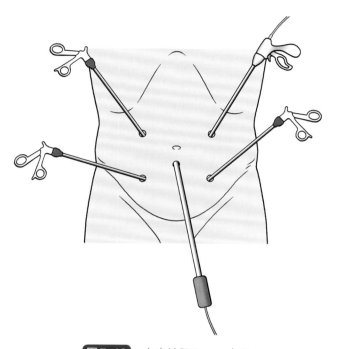

图 7-19 右半结肠 Trocar 布局

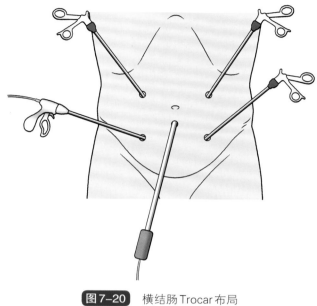

图 7-20 横结肠 Trocar 布局

穿刺位置尽量远离瘢痕 5 cm 以上,或者选择开放式穿刺。

5. 不同手术区域的 Trocar 布局

(1)右半结肠:观察孔位于脐下 2～3 cm,5 孔法的其他 4 个操作孔位于锁骨中线,脐上两个操作孔位于肋弓下缘水平与脐水平中线或略偏下,脐下两个操作孔位于脐水平与左右髂前上棘连线水平中线或略偏下。观察孔与脐下两个操作孔不能位于身体横轴一个水平,观察孔更接近脐水平。术者站在患者的左侧,左上腹操作孔要使用 10 mm 或 12 mm 穿刺器,其他位置操作孔可以使用 5 mm 穿刺器;术者站在患者的两腿之间,左下腹操作孔使用 10 mm 或 12 mm 穿刺器,其他操作孔可以使用 5 mm 穿刺器(图 7-19)。

(2)横结肠:观察孔位于脐上 2 cm 至脐下 2 cm 范围均可,各有利弊。Trocar 位置偏上可以整体上移接近术区,操作便利,但结肠中血管根部处理时视野范围小、大局观差;位置偏下,整体视野开阔但操作孔位置下移器械杆与腹壁夹角太小,术者握持手柄移动时会受到腹壁及大腿根部的阻碍,处理肝曲、脾曲等较远的位置有一定困难,术者可以换脐上

操作孔进行调整。具体病例选择,建议患者体瘦身长者观察孔下移,患者体胖身短者观察孔上移。不同站位时超声刀进出的操作孔尽量使用 10 mm 或 12 mm 穿刺器。以术者站在患者右侧为例,右下腹穿刺孔要使用 10 mm 或 12 mm 穿刺器(图 7-20)。

(3)左半结肠:观察孔位于脐上缘或脐上 2～3cm,5 孔法的其他 4 个操作孔与右半结肠手术布局类似,术者站在患者的右侧,右下腹 Trocar 使用 10 mm 或 12 mm 穿刺器(图 7-21)。

(4)直肠、乙状结肠:观察孔位于脐上 3 cm 至脐

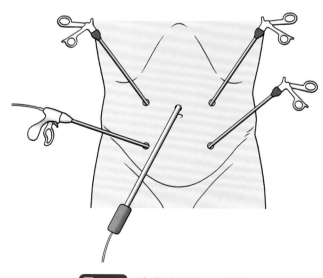

图 7-21 左半结肠 Trocar 布局

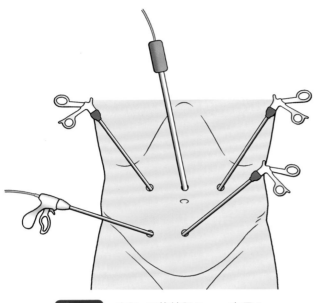

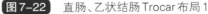

图7-22　直肠、乙状结肠 Trocar 布局1

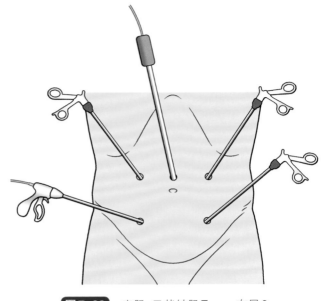

图7-23　直肠、乙状结肠 Trocar 布局2

孔上缘范围，根据肠系膜下动脉根部清扫要求上下调整穿刺位置，肥胖患者观察位置也尽量上移。脐上操作孔位置可以与观察孔水平平齐，略高或略低，根据患者脐至耻骨联合的距离，大于15 cm（两掌宽）可以调至脐水平上下，小于15 cm尽量与观察孔齐平甚至略高。右下腹主操作孔要根据肿瘤的位置进行选择，肿瘤位置高，穿刺位置位于脐水平与左右髂前上棘连线水平中线左右；距离齿状线5 cm以内的低位直肠手术，主操作孔要向下移至脐水平与左右髂前上棘连线水平中下 1/3 线左右。右下腹主操作孔使用10 mm或12 mm穿刺器。5孔法布局第一助手左手穿刺位置有两种选择，位于与右下腹对应位置，或者在耻骨联合上 5 cm 中线位置（或者在腔镜下观察膀胱上缘2 cm以上），可以根据第一助手习惯及术者对牵拉暴露的不同要求自行选择（图7-22、7-23）。

（二）建立观察孔的三种穿刺方法

1. 密闭式穿刺　广义的密闭穿刺包括使用穿刺器直接穿刺进腹的直接穿刺法，以及先用气腹针穿透腹壁进入腹腔注入二氧化碳建立气腹，再用穿刺器穿刺两种。如果使用金属或塑料的三棱穿刺器锥芯，直接穿刺法发生穿刺并发症的概率较高，即使

是经验丰富的术者，也不建议采用，这种情况下先用气腹针建立气腹再进行穿刺器穿刺是安全的。如果使用切割刀片可回弹的或者无刃穿刺器，直接穿刺法也是安全的。

2. 开放式穿刺　在预定穿刺位置切开直径 1～2 cm的切口进入腹腔，通过切口插入 Hasson 套管，并缝合固定，随后注入二氧化碳建立气腹。这种穿刺方法现在很少有人使用，此前有腹部手术史或有明确腹膜炎病史的患者，内脏与前腹壁间可能有粘连存在，为避免穿刺引起的内脏损伤可采用这种方法。但它的缺点很多，如穿刺费时，术中漏气，而且并不能完全避免切开腹膜时的内脏损伤。实际上粘连如此严重的病例，开腹手术才是正确的选择。

3. 可视化穿刺　穿刺时选用内芯中空的穿刺器，将腹腔镜放入中空部分，在腹腔镜直视下穿刺器逐层穿透腹壁各层直至进入腹腔，随后注入二氧化碳建立气腹。直视下穿刺目前认为集合了开放和封闭穿刺技术的优点，但是该技术对器械要求较高，需要穿刺内芯中空的穿刺器、透明穿刺套管以及0°镜头。

有大量比较各种穿刺方法优劣的文章，用于比较的因素是穿刺成功率、血管损伤发生率、空腔脏器或实质脏器损伤率以及腹膜外气肿等。由于目前穿

刺器内芯的技术发展，很大程度上提高了穿刺的安全性，只要操作流程符合规范，选用何种穿刺方式主要看外科医师自己的偏好。密闭式穿刺是大多数医师的选择，建议初学者即使使用的穿刺器非常先进，也尽量使用气腹针先建立气腹。

除了正确的提拉和穿刺操作，最大限度减少或避免严重并发症的方法，是对患者的术前评估以及对穿刺部位的选择。多次腹部手术史和有腹腔炎症病史的病例，或者其他原因不适宜进行腹腔镜手术的病例，可以选择开腹手术；困难病例一定要进行腹腔镜手术，尽量避免使用封闭式穿刺技术，可以使用开放式，穿刺位置尽量远离原来手术切口5 cm以上。

（三）穿刺步骤及注意事项

以使用气腹针的密闭式穿刺、患者没有腹部手术史和腹膜炎病史为例。

1. 准备工作　连接气腹机和输气导管，检查出气是否流畅；嘱咐麻醉师使用肌松药物使患者腹肌松弛；检查气腹针出气孔有否异物堵塞，并连接输气导管再次检查出气是否流畅。

穿刺时的患者体位平卧或者是轻度头低脚高位。准备工作很重要，以上环节有一项有问题，会出现穿刺困难和充气困难，影响对穿刺效果的正确判断。

2. 切开皮肤　在脐部或脐周选择的穿刺位置切开长1.5～2 cm大小的竖切口，切开真皮层即可，没有必要切到筋膜。切口的大小根据患者的肥胖程度和穿刺部位以及穿刺器的型号选择，肥胖患者腹壁较厚，穿刺器螺纹可以很好地与腹壁穿刺孔贴合，切口可以略大；体瘦腹壁很薄的患者，即使穿刺因为切口太小会增加一定的穿刺困难，切口也不能太大，不然密封性不好会漏气；脐上脐下的穿刺切口可以大一点，脐部是腹壁最薄的位置，也容易漏气，切口可以顺脐缘弧形切开，切口也不宜太大；如果使用的是5 mm的镜头，穿刺切口也可以小一点。观察孔切开位置尽量位于肝圆韧带－脐－脐正中韧带连接线上，也就是两侧腹直肌的中线，在这条线上

选择穿刺位置可以尽量避免经过腹直肌，穿刺距离最短，脐筋膜及腹横筋膜厚且韧，体验穿透感较清晰（图7－24）。

3. 腹壁提拉　封闭式穿刺和直视下穿刺都需要对穿刺点周围腹壁进行稳定和提拉，同时和穿刺器械的插入形成力的拮抗。提拉常用的方法有使用巾钳提拉、直接用手提拉以及较少用的Kocher钳提拉方式。腹壁非常松弛的老年患者，可以直接用手提拉；直视下穿刺可以使用Kocher钳夹住筋膜边缘提拉；常规患者最常用的还是巾钳提拉。以巾钳提拉为例，夹持位置为穿刺切口左右两侧，夹持位置距离切口2 cm左右，钳口夹持组织的量不能太少，以夹持后腹壁皮肤紧致为度，太松就失去提拉的意义。巾钳钳口弧形向下，术者和助手提拉时，用左手（非优势手）握住闭合的巾钳钳身，手心向上，示指第一指节顶住巾钳弧形位置垂直向上提拉，巾钳钳身平行腹壁。

4. 气腹针插入　腹壁提拉完全后进行气腹针插入，术者用右手（优势手）拇指与示指、中指对合握针，捻转进针，力度不宜过大，针体保持与腹壁垂直，经脐环上缘穿刺大多出现一次穿透感，距离脐部2 cm左右会出现一次或两次穿透感，当阻力突然降低时进入腹腔。穿刺时旋转向腹腔推进，力量配比左右旋转捻针占70%，向腹腔穿刺占30%，方向尽量垂直腹壁。穿刺时气腹针要连接输气导管，不要单独用针穿刺，因为穿刺成功后再连接输气导管，提拉的位置会出现变化，连接导管时气腹针的位置也会出现变化，会导致气腹针出气孔又缩回腹壁或者进入大网膜及肠间隙，出现充气困难或不能充气。带管穿刺成功后，左手提拉位置不动，直接开气腹机充气是最佳流程。但要注意穿刺过程中不能边充气边穿刺。

5. 评估穿刺成功并注气　气腹针穿刺进腹后，如果没有出现血液或肠内容物反流，常规打开气腹机进行腹腔内注气建立气腹。如何评估穿刺的效果，文献大多指向生理盐水滴水试验（注），实际很少有人使用。初学者穿刺经验还不是很丰富，可以

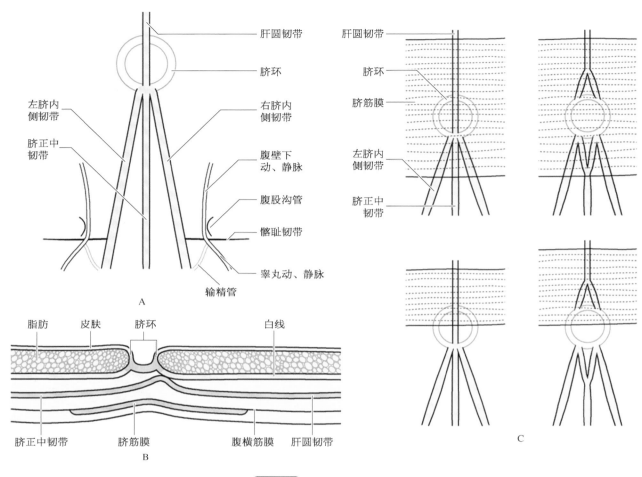

图7-24 脐部解剖示意图

尝试使用避免并发症的发生。最简单的评估办法是观察气腹机屏幕上显示的腹腔压力数值。确保气腹针位置正确后，开机注入二氧化碳，初始流量1～2 L/min，同时观察腹腔压力变化。如果腹腔压力显示从−1 mmHg、0 mmHg或1 mmHg开始并缓慢平稳上升，穿刺是成功的，如果腹腔压力缓慢地升到5 mmHg以上，腹部慢慢膨隆，手掌拍击鼓音，可以逐渐加大流量至10 L/min以上，同时观察腹部膨胀形态变化。如果上升过快，10秒以内压力就上升到10 mmHg以上，可能出现气腹针出气孔插进腹内脏器、大网膜、肠系膜、肝镰状韧带、腹膜前或腹膜后，这时要关气，调整位置或者重新穿刺。如果直接出现10 mmHg以上高压力，穿刺可能并未进入腹腔，需要重新穿刺。腹腔压力缓慢上升到10 mmHg左右时，拔掉气腹针上的输气导管，如果能够听到气

腹针外口向外出气的声音，证明气腹已经建立好，可以进行穿刺器穿刺。

　　注：生理盐水水滴实验是常用的验证气腹针尖位置的验证方法。用10 ml注射器抽取5 ml无菌生理盐水，连接气腹针中心接口，抽吸注射器，如果有大量血液或肠内容物回流，则表明血管或肠管损伤。

　　6. 穿刺器穿刺　拔出气腹针，继续使用巾钳提拉腹壁，术者优势手握穿刺器，手掌按住穿刺器内芯管顶部，推入皮肤切口内，同样旋转向腹腔推进，力量配比左右旋转占70%，向腹腔穿刺占30%，方向尽量垂直，靠钝性穿刺的力量穿透腹壁（图7-25），落空感出现，拔出内芯，开启腹壁外套管侧孔，同样听

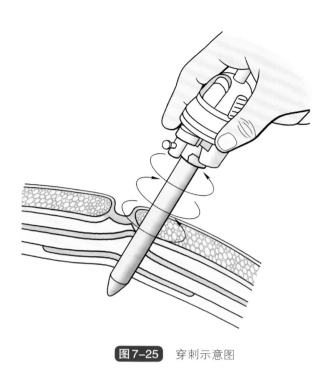

图7-25 穿刺示意图

到出气的声音,穿刺成功,腹壁观察通道建立,再次连接输气导管通气压力升到12～15 mmHg,镜头进入腹腔探查,在镜头的监视下,陆续建立其他的操作通道。

二、内体位的摆放

结直肠腹腔镜手术初学者面对手术野最头疼的是待操作区域如影随形的小肠及大网膜。例如直肠癌手术要进行肠系膜下动脉根部淋巴结清扫等操作时,还有进行右半结肠手术时进行沿肠系膜上血管进行淋巴结清扫及各分支血管离断时,周围的小肠及大网膜甚至其他部位的冗长结肠都会进入视野,即使用纱布或者助手用肠钳等器械进行阻挡也不能明显改善。这时仅仅依靠调整患者的体位并不能使待手术区域有较满意的显露,还需要术者调整腹腔内脏器的位置。

1. 内体位定义 通过调整手术床的倾斜方向和角度调整的是患者的躯干外体位,目的是通过重力的作用调整腹腔内脏器官的位移,达到暴露术区的目的。但是没有良好的内脏器官(主要是小肠)摆放技巧,形成不了较好的内体位,往往即使倾斜较

大角度也不能达到暴露要求。

小肠系膜是将空回肠固定于后腹壁的双层腹膜反褶,从左上腹十二指肠空肠曲向右下斜行至回盲部,长约15 cm左右,主干以肠系膜上动静脉为轴。这条斜线大体可以认为是胚胎学上中肠和后肠的分界线。腔镜手术右半结肠切除要暴露轴线的右上侧,左半结肠切除及乙状结肠直肠部位手术要暴露轴线的左侧或左下侧。我们可以把所有的小肠和小肠系膜想象成一页从左上腹斜向右下腹的书页,可以以后腹膜为书脊,翻向右上或左下。

2. 不同手术区域的内体位摆放

(1) 右半结肠:无论是外侧入路还是内侧入路,都要将肠系膜上动静脉主干系膜区域完整显露,横结肠及大网膜向头侧摆放,空肠自然摆放在腰椎左侧,回肠位于下腹部,整体小肠-盲肠-升结肠形成U形摆放,小肠系膜与右侧结肠系膜形成完整的平面(图7-26)。体瘦的患者可以清楚地观察到肠系膜上血管主干、回结肠血管、升结肠系膜覆盖的十二指肠降部及部分水平部(图7-27)。如果从尾侧入路,外体位头低左倾角度加大,书页变成盲肠及末端

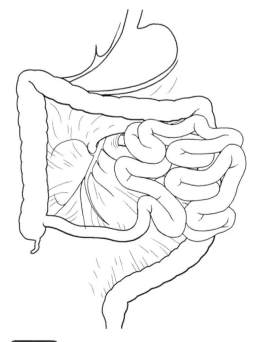

图7-26 右半结肠手术的内体位摆放示意图

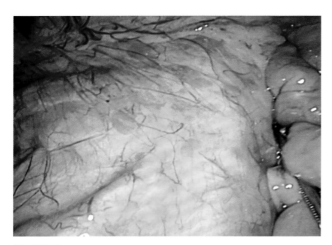

图7-27 右半结肠手术内体位调整良好,可以清楚地显露肠系膜上血管主干、回结肠血管、升结肠系膜覆盖的十二指肠降部及部分水平部

回肠,书脊变成回盲部系膜,回盲部拉向左侧头侧,可以清楚显露回盲部外侧及下方视野。

(2)横结肠:因为结肠中动静脉根部延续于肠系膜动静脉主干,处理根部时维持右半结肠时体位即可,如果还要处理根部左侧横结肠系膜,可以将外体位先调整至平卧位或伴有头高脚低位,小肠恢复左右平均分布,通过对横结肠系膜的提拉可以很顺利地沿胰腺表面处理横结肠系膜。

(3)左半结肠:为了顺利地经中间入路分离降结肠系膜下Toldt间隙,并可以方便地沿横结肠系膜横向入路或者沿外侧结肠旁沟等单角度或多角度配合分离脾曲结肠,小肠要在左前斜位的配合下,以小肠系膜为脊翻向右侧,视野中仅留十二指肠空肠曲,能够完整地显露肠系膜下静脉的根部及降结肠系膜脾曲结肠系膜和左半部分横结肠系膜。

(4)乙状结肠、直肠:在左前斜位头低脚高体位的配合下,将小肠沿系膜左上右下连线整体掀起翻向右上腹,暴露出十二指肠空肠曲,显露出完整的肠系膜下动静脉及展平的近段小肠系膜(图7-28、7-29)。这样在进行血管根部操作时可以避免损伤十二指肠、空肠,并对血管根部进行良好地观察处理,特别是淋巴结的清扫及保留左结肠动脉的精细操作。部分患者回盲部粘连固定影响小肠的移动,可以先行分离粘连再进行内体位的

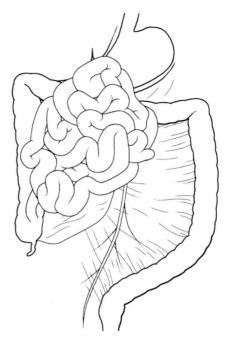

图7-28 乙状结肠、直肠手术内体位摆放示意图

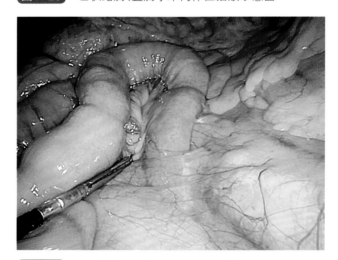

图7-29 乙状结肠、直肠手术内体位调整良好,可以清楚地显露肠系膜下动、静脉根部

调整。

3. 造成内体位摆放困难的因素

(1)客观因素:因为患者肥胖、有腹部手术史、有腹腔炎症史或者有肿瘤梗阻症状等,导致腹腔空间狭小或者小肠粘连固定,会增加内体位调整的难度。

(2)主观因素:没有很好地进行外体位的调整;手术当天进行肠镜检查导致小肠胀气;操作急躁粗暴,没有按照由远及近的原则进行小肠的调整。

三、术中出血的预防和处理

腹腔镜手术初学者最不愿碰到的术中策略是中转开腹。引起中转开腹的原因主要集中在出血、粘连严重或肿瘤晚期外侵引起的分离困难，以及小肠结肠积气积液导致的暴露困难等。其中最常见的原因是出血，被迫中转开腹多发生于重要血管损伤引起的术中严重出血。

（一）术中出现的出血分两种

1. 毛细血管和穿支血管的出血、渗血　主要是因为分离没有进入正确的解剖层面，或者进行疏松间隙钝性分离时动作粗暴，损伤毛细血管导致出血。这种出血速度慢、量少，可以仔细辨认出血点，用超声刀凝闭止血；或用小纱布压迫出血点后先处理其他位置，只要凝血功能正常，往往可以自行止血。这种出血只要有耐心都能处理好，初学者不宜草率中转。

2. 直径 3 mm 以上血管或者特殊位置血管的损伤出血　处理肠系膜下动脉根部或者肠系膜上静脉主干时暴力牵拉或者超声刀运用不熟练，可以损伤血管主干引起快速大量出血，止血困难，经常被迫中转；低位直肠分离没有进入正确层面，超声刀离断血管神经束导致血管凝闭不良出血，因为位置回缩不易观察，止血困难；还有右半结肠手术分离离断胃结肠静脉干各分支，因为变异较多，解剖不熟练及牵拉暴露粗暴，会导致分支损伤出血，也会严重影响手术的进程；还有等同开腹手术的骶前静脉丛损伤出血，往往会导致腔镜下无法平静处理而中转。面对大量快速的出血，初学者应该尽快开腹中转，或者利用计划使用的标本取出切口先处理好出血再继续腔镜手术。

（二）引起术中出血的主要原因

1. 超声刀等能量器械以及腹腔镜常规器械的性能掌握不熟练　超声刀的使用技巧在本章第十二节有详细介绍，但是因为常规器械本身引起的出血大多是因为动作或器械选择的不合理、精细操作时牵拉力量较大、张力牵拉时没有钳夹筋膜部分导致软组织撕裂、对包膜完整的肠系膜进行张力抬高使用了尖锐的器械并力量过大导致刺破包膜等。

2. 团队配合不熟练　镜头视野角度位置的调整不及时，这里有扶镜助手经验技术不足的原因，也有术者心浮气躁等不及视野调整就进行危险位置操作的原因；牵拉暴露力度、角度不合理，这里有第一助手经验不足的因素，也有术者自身能力不足，不能对第一助手的暴露牵拉作出正确的指导，选择的操作动作不合理导致的；还有术者自身的技术因素，左右手的自我配合不协调、不合理。

3. 知识准备不充分　对腹腔镜视野下的血管走行以及正确的解剖层次认识不够，对易出血部位没有提前注意意识。因此在开始开展腹腔镜手术前，参与手术人员要重新学习腹腔镜镜头放大视野下结直肠相关的精细解剖，了解易出血的位置、原因和处理方法，在手术进行的过程中可能发生的意外情况要有充分的预判。

4. 技术准备不充分　即使手术人员有丰富的开腹手术经验，在开始开展腹腔镜手术前，整个团队要在训练平台上进行足够的模拟训练以及动物手术训练，训练到有良好的腹腔镜空间方位感、左右手能够恰当地配合、团队成员之间能够较默契地理解相互的意图，再进行临床实践。学习曲线区间的临床实践建议有经验丰富的腹腔镜结直肠专科人员参与手术，可以直接配合手术进行实践指导，也可以台下进行语言指导，切忌直接在患者身上练习腹腔镜操作。

（三）预防出血的两个解剖要素

结直肠手术从解剖角度可以理解为，首先通过筋膜切开、先天性粘连附着松解及间隙游离将结直肠间位及外位部分转化为内位状态，然后高位结扎离断手术目标区域动静脉血管。前者可以理解为面的扩展，后者可以理解为点的松解，这一点一面就是预防出血的两个要素。

1. 进入正确的解剖层面　Toldt间隙是一个存在于结直肠系膜与肾前筋膜之间的无血管间隙,肠系膜上血管纵轴右侧结肠后间隙顺时针经横结肠后间隙、直肠下动脉纵轴左侧结肠后间隙延伸至直肠后间隙,直至直肠骶骨筋膜结束,是一个延续性互相贯通的解剖层面。在这样一个正确的无血管外科平面中进行锐性与钝性相结合的分离,基本可以保持白色分离平面。两层平面之间实性或致密的连接点,主要是肠系膜上血管各分支尤其是胃结肠静脉干、肠系膜下动脉的根部以及直肠系膜与血管神经束的致密粘连、直肠骶骨筋膜等。对这些部位的操作,因为周围间隙已经分离开,牵拉系膜肠管就会导致连接点张力较高,稍有不慎就会损伤血管出血。

由于超声刀的止血性能较强,白色无血的分离层面并不代表是正确层面。以右半结肠手术为例,拓展Toldt间隙时正确层面位于结肠系膜与肾前筋膜之间,分离结束结肠系膜应该完整光滑。但是分离层面从肾前脂肪之间经过,或者将肾前脂肪完全剥离都可以造成间隙成功分离的假象。还有乙状结肠系膜游离时,经常会出现从左侧输尿管或生殖血管后间隙进入,以及中低位直肠后间隙游离时将骶前静脉丛完全显露,还有中间入路游离脾曲进入胰腺体尾部后间隙等,这些都是经常出现的错误解剖层面。

要想正确地游离完整的解剖层面,钝锐性分离疏松组织时应紧贴或靠近系膜的光滑面,要了解不同部位手术的"爬坡"位置,了解连接两个面的所有"点"的位置及处理方法。

2. 寻找正确的解剖标志

(1)右半结肠手术:右半结肠手术的解剖特点是血管解剖变异多,特别是静脉血管,除了回结肠静脉较少变异外,右结肠静脉、中结肠静脉主干、胃结肠静脉干等主要分支均存在变异。尤其是胃结肠静脉干变异多、走行短、质地脆,分离牵拉都可能造成撕裂出血,处理不恰当可能延展至肠系膜上静脉出血,被迫中转。

预防的方法是以回结肠血管为解剖标志,切开结肠系膜,拓展结肠后间隙,沿回结肠根部分离至肠系膜上静脉,并沿着静脉主干左侧分离,血管鞘切开,将外科干表面完全显露,并一路向上,逐一解剖出各分支血管并根部结扎离断,可以明显减少出血的概率。胃结肠静脉干虽然变异很多,但主要是以右结肠静脉、胃网膜右静脉和胰十二指肠上前静脉三支合干的构成形式为主,术中注意的重点是如果有胰十二指肠上前静脉汇入静脉干主干,避免主干根部结扎,耐心分离出其他分支静脉并分别结扎离断,操作过程中注意提拉张力不能太大。

右半结肠间隙游离拓展时,要注意右肾前筋膜、十二指肠及胰腺三级"爬坡"标志,避免间隙走深。

分离肠系膜上血管及其分支时,常规提前在附近准备一块小纱布,一旦出血,先用小纱布压迫出血点,扶镜手避免腹腔镜镜头靠近出血喷射区域以防污染视野,应用吸引器压在纱布上迅速吸净积血,同时加大气腹流量至40 L/min,避免吸血时压力降低腹壁塌陷影响观察。出血点充分暴露后,根据情况使用钛夹、Hemo-lock夹、Ligature等止血。如果出血量太大,配合不熟练,及时中转开腹。

(2)左半结肠手术:脾曲周围结肠游离时出血多发生于脾包膜撕裂出血,由于腔镜下手术脾曲视野优于开腹手术,牵拉力量小于开腹手术,发生概率并不高,即使发生也不会出现严重后果。如果有小的包膜撕裂出血,小纱布先压迫观察,如果出血不止可以用单极电凝加大功率止血,大多可以成功止血,电凝工作时向创面喷水可以提高止血效果。避免发生脾包膜撕裂主要是操作前的观察,脾曲结肠与脾脏包膜如果有粘连的,就要仔细离断粘连,动作要轻柔。

脾曲结肠及降结肠的间隙游离拓展时,要注意左肾前筋膜及胰体尾二级"爬坡"标志,避免间隙走深。

(3)乙状结肠手术:处理肠系膜下动静脉根部时,可能的出血情况等同于其他主要血管的处理,避免出血要注意超声刀的使用合理、牵拉的张力适当,初学者要耐心地将血管主干周围的脂肪组织分离干净再上血管夹并离断,切忌将血管主干部分夹闭就进行离断。

　　肠系膜下动脉主干出血速度快,镜头反复染血,观察困难,如果在腔镜下处理就不能打持久战。首先要明确,肠系膜下血管主干分支或者肠系膜下血管分支出血不会出现恶性后果,在手术团队的密切配合下可以尝试腔镜下处理。出血的瞬间是止血的关键,出血时术者的非优势手器械大多在出血点附近,应第一时间迅速夹住出血血管近端;扶镜手不能因为血液污染镜头就频繁完全撤回或反复擦拭镜头,可以镜头略退,避开搏动性出血,最大限度利用视野观察出血位置,必须擦拭镜头可用聚维酮碘(碘伏)纱布,速度要快;助手要充分将出血位置周围手术野暴露清楚,恰当地牵拉和有效地吸引,间断吸引保持腹压,让术者能够解放优势手用于止血;术者利用非优势手器械压迫或夹持血管,根据血管的受损情况进行夹闭或电凝止血,或者进行缝扎止血,止血前条件允许可以将出血血管进行充分游离,保证充足的止血空间。

　　乙状结肠系膜间隙游离拓展时,要注意左侧输尿管和左侧生殖血管二级"爬坡"标志,避免间隙走深。分离时出现的小血管出血,可以超声刀止血或小纱布压迫放置先处理其他位置,5分钟左右大多能自行止血。

　　(4)低位直肠手术:分离腹膜反折附近对应的背侧直肠后间隙时,疏松间隙突然消失,到达直肠骶骨筋膜,切开直肠骶骨筋膜由前向后有三种深度,除非肿瘤是T$_4$期,尽量分开直肠骶骨筋膜,骶前静脉丛表面留有筋膜覆盖而没有脂肪残留,可以避免骶前静脉损伤并保证系膜完整(图7-30)。如果是局部进展期直肠癌(T$_4$)行TME时,手术平面进入骶前筋膜下间隙,骶前静脉丛显露,可减慢速度仔细分离,当分离至肿瘤下缘1 cm时可以再次锐性分离进入骶前间隙,避免损伤骶前静脉。如果出现骶前静脉小出血,用小纱布压迫5～10分钟,出血大部分可以停止,尽量避免用超声刀或电钩等止血。如果出

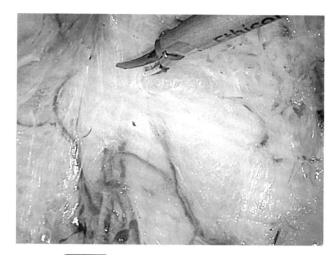

图7-30　保持骶前静脉丛表面筋膜完整

血凶猛,迅速压迫出血点并中转开腹。避免出现大出血的操作要点是对中段直肠要有充分的提拉,直肠后间隙视野显露充分,直肠骶骨筋膜显露后超声刀的切割方向要由前下改为向前,将筋膜锐性离断就可以避开骶前静脉丛。

　　肥胖、小骨盆、肿瘤较大的病例进行低位直肠侧方游离时,容易损伤双侧的血管神经束(图7-31)以及盆底侧方的髂内血管分支。分离两侧近盆侧壁的盆侧筋膜和Denonvilliers筋膜之间时要注意观察血管神经束与直肠系膜之间的关系,二者之间粘连致密,尽量采用超声刀小口慢咬、锐性分离,将血管神经束分离向盆壁两侧;游离低位侧方时,应尽量采用超声刀慢档切割,单次切割组织量

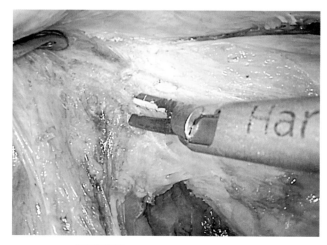

图7-31　分离并保护血管神经束

不要贪多，尽量避免钝性分离。一旦出血需要助手密切配合，用吸引器头压迫出血点并间断吸引，用超声刀准确夹持出血点并慢档凝血，效果不好可以用电钩、电铲等烧灼止血；血管神经束出血经常出现电外科器械越凝越出血的情况，这时可以考虑使用血管夹夹闭止血。

能在腔镜下处理的出血都不是一般意义上的大出血，如果出现大血管或骶前静脉丛的严重损伤，腹腔出血量大，应立即中转开腹，不可盲目追求腹腔镜下止血而造成不良后果。

四、系膜的裁剪

结直肠间隙游离、血管、韧带及肠管离断后，常规要通过腹壁切口将目标肠段取出。很多初学者会发现肠段取出不顺利，或者取出后发现很多要清扫的区域还在腹腔内，体外操作困难，不得不扩大切口或将肠段放回腹腔进行补充游离、裁剪。这些不便部分是由于切口的位置选择不合理，但更多的是因为腹腔内的很多必要操作没有完成。

1. 右半结肠手术　要想顺利地将右半结肠及末端回肠拉出体外操作，必须离断回结肠动静脉、右结肠血管（可能缺如）、胃结肠静脉干结肠及胃网膜右分支以及中结肠血管右支或主干；必须贯通分离右半结肠 Toldt 间隙，完整显露右肾前筋膜及十二指肠球部、降段、部分水平段，显露胰头表面；连续切开离断胃结肠韧带、肝结肠韧带、右侧结肠旁沟腹膜以及回盲部与末端回肠尾侧腹膜；腹腔内移动右半结肠可以完整地翻向肠系膜上静脉左侧。并不需要在腹腔内进行沿着边缘血管的系膜裁剪，需要注意的是结肠远端大网膜与结肠粘连要游离充分。

2. 左半结肠手术　要想将左半结肠顺利地拉出体外操作，对应肿瘤位置滋养血管的根部离断是必需的，例如降结肠肿瘤左结肠动脉必需离断。因为左半结肠没有右半结肠胃结肠静脉干这样的短支血管，只要贯通分离左半结肠 Toldt 间隙，完整显露左肾前筋膜、胰体尾、左侧输尿管及生殖血管，并连续切开离断左侧胃结肠韧带、脾结肠韧带、降结肠侧腹膜、乙状结肠左侧先天融合粘连，左半结肠就可以顺利取出。也不需要在腹腔内进行沿着边缘血管的系膜裁剪，对并不需要根部离断的乙状结肠动脉或者结肠中血管，可以在体外完成操作。

3. 直肠、乙状结肠手术　直肠乙状结肠游离结束后，先在肿瘤下缘预定位置使用直线切割闭合器离断直肠，然后在下腹切口取出肿瘤及相连肠段，所以取出是否顺利远端不需要考虑。近端乙状结肠系膜 Toldt 间隙的拓展都要尽量向上延伸到平十二指肠下缘水平，左侧侧腹膜切开向上也要越过降乙交界侧腹膜连接点延伸到降结肠中段。肠系膜下动脉的分支血管需要在腹腔镜下进行适度的裁剪，当然剪裁也可以在游离的过程中同步进行。

血管的剪裁分两种情况：如果从肠系膜下动脉的根部离断，就需要离断左结肠动脉及乙状结肠动脉的第一、二支；如果保留左结肠动脉从直肠上动脉根部离断血管，沿着结肠血管弓离断乙状结肠第一、二支即可。没有必要对近端预备吻合位置进行肠管的裸化，拖出体外后很容易进行操作。这里要关注两个无系膜无血管区，左半结肠和乙状结肠第一支分支之间和乙状结肠第一第二分支之间，无论是否保留左结肠血管，只要离断乙状结肠第一分支并沿着边缘血管横行切开两个无血管区，就可以将直肠乙状结肠顺利取出（图7-32）。

五、标本的取出

腹腔镜肿瘤手术有大量的切口及穿刺孔肿瘤种植的报道，分析原因主要集中在手术创伤对免疫系统的抑制以及高压气腹导致的肿瘤播散，还有术前术中未发现的微小腹膜转移。而手术操作原则需要注意的是尽量减少对肿瘤的直接接触或挤压，以免造成肿瘤细胞脱落播散。为了减少医源性肿瘤播散，手术标本或者目标肠段的拖出腹腔外时，需要恰当的切口大小、合适的切口位置以及对切口要有良好的隔绝保护。

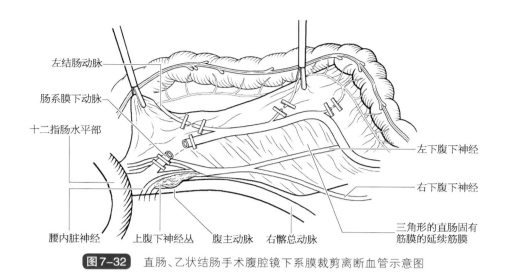

图7-32 直肠、乙状结肠手术腹腔镜下系膜裁剪离断血管示意图

左结肠动脉
肠系膜下动脉
十二指肠水平部
腰内脏神经　上腹下神经丛　腹主动脉　右髂总动脉
左下腹下神经
右下腹下神经
三角形的直肠固有筋膜的延续筋膜

首先，切口的大小是由肠管的粗细和肿瘤的大小形状以及患者的肥胖程度决定的，不能被术者微创程度的意愿左右，切口的大小要以对肿瘤通过切口时没有任何挤压为标准，切口用保护圈撑开后直径要略大于肿瘤直径，即使标本已经被取物袋包裹的情况下，也会出现暴力拉扯情况下袋子破裂等意外情况，所以要避免大标本小切口。另外为了显得切口小，切口切开过程层层加长，形成外短内长的梯形切口，然后暴力取出较大标本，腹壁创伤并未减少，伪造微创的表象，这也是不可取的。

其次，切口的位置选择不同的术者有不同的习惯，但主要与手术的区域相关（图7-33），选择位置的原则就是方便操作。

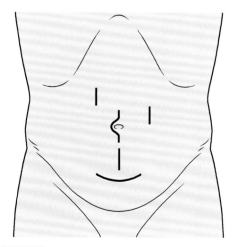

图7-33 不同手术部位的标本取出切口位置

1. 右半结肠手术　因为目标肠段是袢式拖出，即使肿瘤不大，切口保护圈撑开后直径也应不小于5 cm。如果吻合结束后，还有腹腔镜观察腹腔的需求，切口位置尽量选择右上腹平脐向上经腹直肌切口，或者切口下缘略高于脐上缘；如果手术过程顺利，吻合结束后没有腹腔镜观察腹腔的需求，为了减少一个腹壁开孔，可以选择以通过观察孔的右侧绕脐切口，撑开直径同样不能小于5 cm。

2. 左半结肠手术　目标肠段也是袢式拖出，切口大小同右半结肠手术，切口位置可以选择左上腹平脐向上经腹直肌切口，脾曲已经游离充分，切口并不需要过分向上；降结肠或降乙交界肿瘤可能需要处理乙状结肠系膜血管，也可以选择经过观察孔的绕脐切口。

3. 直肠、乙状结肠手术　目标肠段是单腔取出，肿瘤的直径及形状是考虑切口大小的首要因素。切口的位置大多选择下腹正中脐至耻骨联合连线中段1/3的位置，也有选择耻骨上三横指的横弧形切口。初学者系膜的腹腔镜下剪裁大多不充分，尽量选择正中切口，必要时可以通过延长该切口进行补救操作；肥胖、盆腔狭小、肿瘤位置低以及肿瘤太大导致腹腔镜下肿瘤远端切割闭合困难的，可以选择耻骨上横切口，使用开腹手术的切割闭合器离断肠管并可在直视下吻合。

最后，最重要的是切口的保护。结直肠手术切口保护可以防止切口细菌污染和肿瘤种植。出于减

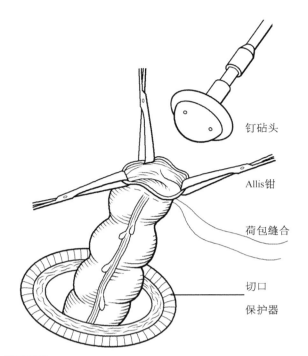

图 7-34 使用切口保护器可以有效保护隔绝切口并进行部分开腹操作

少医疗费用的考虑,目前临床切口保护使用的材料五花八门,有用关节镜套剪取一段,有用橡胶手套的手腕部分等,这些材料活动度很大,实践操作时大部分时间根本不能起切口保护作用。建议使用成品的切口保护圈,切口的保护隔绝作用确实,还有一定的切口撑开作用,通过切口进行一些开腹的操作相对方便很多(图 7-34)。

六、肠管的吻合

(一) 理想吻合 Halstead 原则

(1)适当的吻合内径。

(2)适当的止血。

(3)适当的吻合口血流。

(4)无吻合口张力。

(5)温柔的吻合操作。

(二) 吻合器的使用要点

(1)吻合器外径不是吻合口内径的决定因素,避免选用较肠管内径偏大的吻合器,被牵拉的组织在吻合后恢复到原始尺寸会导致吻合口狭窄(图 7-35)。

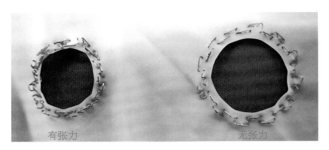

图 7-35 29 mm 吻合器击穿手套对比

(2)减少吻合口张力是避免狭窄的关键(图 7-36~7-38),吻合时肠管若有张力,可能会导致吻合口渗血等情况。

(3)减少吻合口周围组织交叠(图 7-39),将系膜处理到钉砧头的边缘,避开钛夹等异物。为了确保血供,要点在于将系膜处理到钉砧头的边缘(图 7-40)。避免钉合系膜是十分重要的,否则可能会出现吻合钉损伤动脉后出血并止血困难。

(4)选择合适的成钉高度,结直肠建议成钉高度 1.0~1.5 mm,组织水肿考虑 1.5~2.5 mm 成钉高度(图 7-41)。

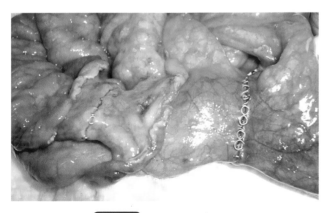

图 7-36 吻合口张力对比

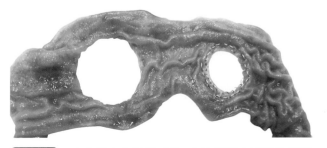

图 7-37 吻合器击穿肠壁对比,左边是张力正常的情况,右边是张力过大的情况

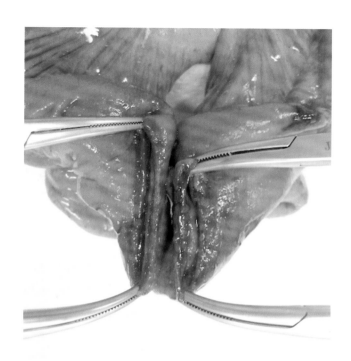

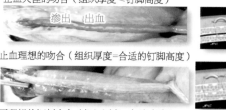

止血欠佳的吻合（组织厚度＜钉脚高度）

渗出　出血

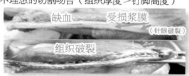 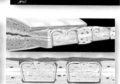

止血理想的吻合（组织厚度＝合适的钉脚高度）

不理想的切割吻合（组织厚度＞钉脚高度）

缺血　受损浆膜（针眼破裂）

组织破裂

图7-41　根据组织厚度，选择成钉高度

图7-38　吻合口周围组织张力不同，将产生不同的吻合效果，左边是张力正常的情况，右边是张力过大的情况

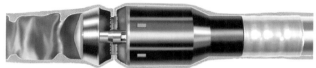

图7-42　回旋1/2 ～ 3/4 圈

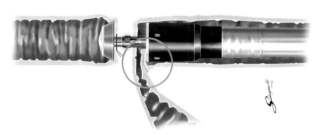

图7-39　吻合口周围肠壁交叠

系膜与钉砧边缘平齐，当心不要进入钉合范围。

不能多于5 mm。

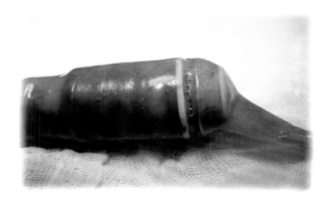

图7-43　过度回旋

图7-40　将系膜处理到钉钻头的边缘

（5）按照规范的方法取出，回旋1/2 ～ 3/4 圈后腔内吻合器可以容易移除（图7-42），过度回旋会造成吻合口损伤（图7-43、7-44）。

（6）规范击发，将击发柄的塑料部分和主体的塑料部分收紧贴合，切断垫圈，发出咔哒声（图7-45）。

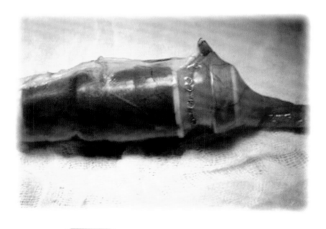

图7-44　过度回旋造成吻合口损伤

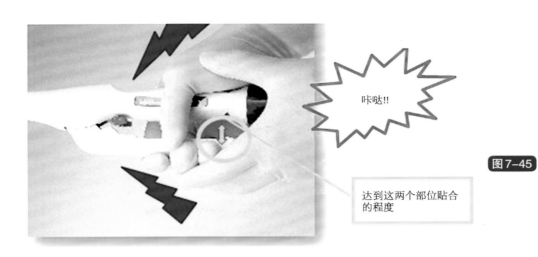

咔哒!!

达到这两个部位贴合的程度

图7-45 击发时收紧贴合击发柄,听到咔哒声,击发完成;需要注意有些品牌吻合器击发时没有咔哒声,注意收紧贴合击发柄即可

（7）吻合圈不完整、有明显的吻合口出血、吻合口张力大、缝钉成型不良需要缝合加固。

七、低位直肠手术切割闭合器的使用要点

低位直肠癌手术游离操作结束后,腹腔镜下切割离断闭合肿瘤远端的操作不仅仅对初学者,对已经度过学习曲线的熟练团队也有一定难度。肿瘤远端切割闭合要完成两个目的,最主要是切割线要位于肿瘤远端安全位置,尽量满足2 cm远切缘;其次切割要完全,闭合要完整,尽量避免操作中肠内容物流出造成肿瘤种植及污染。而要达到这两个目的,需要熟练默契的团队配合以及对切割闭合器械的合理选择和熟练使用。

一次完美的切割闭合是使用一个线性切割闭合器一次切割闭合成功,影响成功的客观因素有两方面:一是手术患者的具体情况,肥胖、肿瘤太大、骨盆空间狭小、既往盆腔手术史以及盆腔放疗照射史等;二是目前的各厂家可弯曲切割闭合器的关节头可弯曲最大角度在38°～60°之间,理论上切割线不可能完全垂直肠管,是斜形切割,低位直肠手术实际的切割线大多数情况是长于肠管的夹闭宽度。患者的情况无法改变,器械的进步也不是短时间可以达到,要想提高切割闭合的质量只能从手术团队的操作着手。

切割闭合器离断低位直肠的步骤及注意事项:

（1）首先,进行切割闭合前要在肿瘤远端1 cm处夹闭肠管,然后将直肠远端进行彻底冲洗。腔镜下夹闭肠管可以使用肠腔阻断夹,夹闭时要求夹子与直肠长轴垂直（图7-46）。

（2）其次是选择闭合器的型号,闭合器的型号不同主要是操作杆长度和钉仓长度不同,其中最重要的是钉仓的长度。目前市场上的钉仓长度大部分集中在45 mm和60 mm,由于盆腔空间狭小,各品牌器械角度调整尚不完美,低位直肠切割闭合操作时60 mm闭合器一次离断成功率并不高于45 mm闭合器。建议初学者不要一开始就尝试一次性切割闭合,可以选择45 mm闭合器分两次切割闭合,第一次仅离断2/3即可,第二次再离断剩余1/3。

（3）其次选择钉腿的高度,目前的钉腿高度在2～4.4 mm之间,结直肠选用的钉腿高度大多为

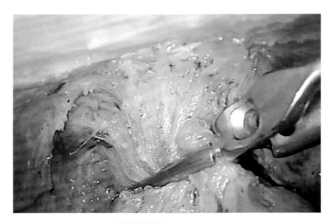

图7-46 夹闭肠腔

3.5～4.1 mm之间，如果组织水肿或者肠管过度肥厚则选择较高的钉腿高度。

（4）调节钉仓的角度，切割闭合器进入腹腔后就要调节钉仓的角度，低位直肠大多需要调节到最大角度，虽然钉仓角度并不能形成垂直角，可以通过团队的操作配合达到理想的角度。首先第一助手要一手牵拉肠管保持张力并将近端肠管拉向己侧，另一只手暴露已夹毕的肠腔阻断夹远处预定切除位置，并向对侧尽量推挤肠管以利于一次性闭合切割；术者要借助穿刺器套管支点、借助体内的组织以及非优势手的腔镜器械，调整钉仓角度并钳夹抓持待切割闭合组织。

（5）调整切割线并判断切割次数，助手用器械将肠管推向钳口并暴露钳口夹闭后组织压榨后变化情况，如果组织肥厚或者角度无法与肠管垂直，不能一次切割闭合，就果断选择分两次切割；如果夹闭后能够完全含住肠管就选择一次切割闭合。

（6）夹闭后击发前停顿15秒，对组织进行充分的压榨，然后再击发。

（7）离断肠管后，将闭合器头端调直然后取出。

八、Trocar孔的关闭

Trocar孔的术后短期并发症有出血、感染，长期并发症有肿瘤种植和疝。

为了减少Trocar孔出血，穿刺时尽量避开腹壁下动脉，第一通道建立后其他位置穿刺要在镜头进入腹腔后通过腹壁透光观察血管走形，避免损伤腹壁血管。拔出穿刺器套管时要用镜头观察拔出过程，观察内口有无渗血。有渗血需要寻找出血点并止血，如果寻找出血点困难，可以腔镜监视下行直针贯穿腹壁缝合穿刺孔止血。

长期并发症主要是Trocar孔疝的发生。目前临床使用的穿刺器有三种，无刀微创、平刀和三棱锥，其中费用最贵的是无刀微创穿刺器，最便宜的是三棱锥穿刺器。疝气的发生率最低的是无刀微创穿刺器，因为它产生的组织损伤最小，最多的是三棱锥穿刺器（图7-47、7-48）。除非患

者腹壁非常薄，即使是12 mm微创穿刺器，Trocar孔不缝合疝气的发生率也是极低的；相反使用三棱锥和平刀穿刺器的患者，即是缝合了Trocar

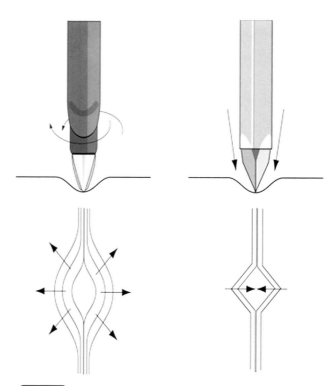

图7-47 微创穿刺器较三棱锥穿刺器产生的组织损伤小

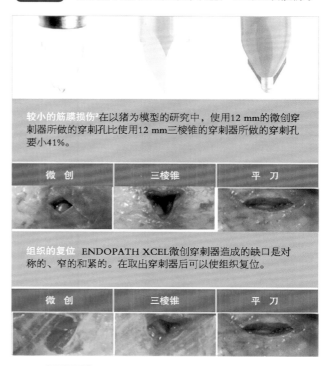

较小的筋膜损伤² 在以猪为模型的研究中，使用12 mm的微创穿刺器所做的穿刺孔比使用12 mm三棱锥的穿刺器所做的穿刺孔要小41%。

| 微创 | 三棱锥 | 平刀 |

组织的复位 ENDOPATH XCEL微创穿刺器造成的缺口是对称的、窄的和紧的。在取出穿刺器后可以使组织复位。

| 微创 | 三棱锥 | 平刀 |

图7-48 不同的穿刺器产生的组织损伤比较

孔,疝气的发生率还是远高于不缝合的微创穿刺器。所以要降低疝气的发生,选择穿刺器是最重要的因素。

如果使用平刀或三棱锥穿刺器,建议直径5 mm的穿刺孔可以不缝合关闭,直径10 mm以上的 Trocar 孔或者腹壁较薄患者的 5 mm Trocar 孔,为了防止疝的发生,都应缝合关闭。如果有标本取出切口,可以经切口从腹腔内侧进行缝合腹膜;如果没有标本取出切口或者切口太小缝合困难,可以使用弧度较大的缝合针,在拔出穿刺套管的同时,迅速钳夹并提拉腹膜,然后缝合关闭。腹壁较厚的体外无法暴露发现腹膜,也可以在腔镜监视下,将血管钳深入穿刺孔钳夹腹膜并提拉缝合。

九、超声刀的使用方法及技巧

(一) 超声刀使用注意要点

超声刀在常规腹腔镜手术电外科器械中综合性能最佳,要发挥它最大的性能并尽量避免副损伤,需要注意以下几点:

(1) 保持直视下操作:超声刀夹持组织激发时刀头的尖端和两侧边缘的热传导对相邻组织会造成副损伤,所以直视下操作是基本的使用原则。腹腔镜镜头观察不到或观察不确切的情况下,切忌盲目使用超声刀在激发状态下与组织接触,造成穿孔、出血等不良后果。

(2) 必须贴近重要器官操作时,尽量选择非工作面:工作刀头的热效应对持续激发时紧贴刀头的血管、肠管等重要器官会造成热损伤,当时可能仅仅表现为组织发白,术后可能会导致迟发的出血或穿孔等严重的医源性损伤。

(3) 小口慢咬:超声刀头钳夹大块组织击发,组织易出血、烟雾弥漫,间隙显露粗糙,无法做到精细解剖,多数情况达不到加快速度的目的。坚持小口慢咬,止血离断确实,每次产生烟雾较少,视野清晰,分离间隙层次分明,没有被迫止血、重新寻找层次的动作,推进速度似慢实快。另外,超声刀钳夹大块组织往往需要扭转刀头或牵拉刀柄,都可能造成超声

刀的损坏,减少超声刀的使用寿命。

(4) 尽量避免超声刀头不钳夹组织闭合击发以及持续10秒以上的长时间持续激发等损伤刀头的不当操作方式。夹持组织要适量,不能大块钳夹,也不能夹持组织太少,正确的击发方式是短促间断击发。

(5) 及时清理刀头焦痂:持续使用超声刀较长时间,刀面会附着组织焦痂,刀头变得粗笨,对组织的切割效率低下,切割速度变慢、止血效果变差。因此,要及时用湿纱布抹净刀头上附着的焦痂,清理不满意时可将刀头放入水中快挡击发震荡清洗。

(二) 超声刀在腹腔镜结直肠手术中分离组织的手法

分离组织的原则是间隙精准,钝锐结合,白色平面,兼顾速度。

(1) 剪切:是超声刀使用中最常见的动作,像剪刀剪切组织一样张开刀头钳夹组织并击发离断,是可以快速推进的锐性游离方法,适用于切开腹膜、筋膜,结缔组织等。操作要点是保持组织张力,用超声刀头前1/3 ~ 2/3位置夹持组织并快挡击发切割,尽量保持工作刀头朝外,刀头用力方向背离组织,"小口慢咬",避免钳夹大块组织(图7-49)。

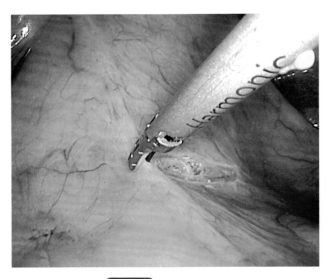

图7-49 超声刀剪切

（2）剪推：为了快速"一"字连续切开光滑的无血管薄层腹膜或系膜，可以采用维持较高膜张力的方法，超声刀头微微张开，仅用刀头前1/5左右轻轻夹住膜切口边缘，快挡击发，边切割边向目标位置"一"字推进（图7-50、7-51）。

（3）电切：当分离直肠后间隙等大片疏松组织时，可以将超声刀刀头张开，快挡位击发，用超声刀工作刀头游离面像单极电刀一样切割游离。操作要点是牵拉张力要尽量高，暴露视野要充分，刀头用力方向背离后腹膜及骶前筋膜等固定组织。

（4）推拨：当游离拓展Toldt间隙等融合筋膜间隙或分离直肠后间隙时，可以将超声刀刀头并拢

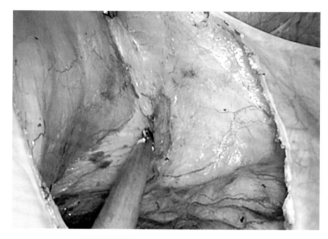

图7-52　超声刀推拨筋膜间隙

做剥离子使用，操作时副操作钳保持张力，超声刀头保持不击发，动作轻柔的分开组织间隙，一旦发现有穿支血管转换凝断或剪切方式。锐性分离间隙出现层面不清时也可以使用钝性游离暴露正常间隙（图7-52）。

（三）超声刀在腹腔镜结直肠手术中处理血管的手法

根治手术对血管根部的骨骼化、脉络化提出了较高的要求，我们总结出分离血管要注意：小口慢咬，轻拨慢挑，钝锐结合，血管自现。

（1）凝断：主要针对直径3 mm以下的，如乙状结肠动脉等分支血管，以及更细的毛细血管、穿支血管等较细动静脉的直接凝断；还有直径3 mm以上的血管如肠系膜下动静脉等近心端止血夹夹闭后，直接凝固切断血管远心端。凝断血管时要避免血管和组织张力过大，血管或组织应该在慢挡击发过程中自行离断，操作者要有耐心，而不是让血管被较大的张力扯断并出现止血效果不良，离断时残端出血或在随后的术中牵拉中出血（图7-53）。

（2）穿分：超声刀前端是弧形设计，在对肠系膜下动脉根部等血管主干进行显露时，可以模仿分离钳的动作，在血管远离术者侧用刀头穿进疏松组织开合分离反复进行，当露出刀头时可沿着血管主

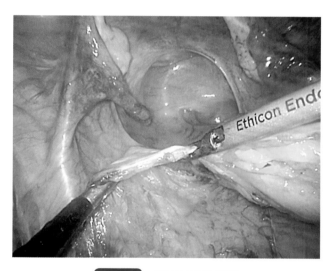

图7-50　超声刀剪推腹膜

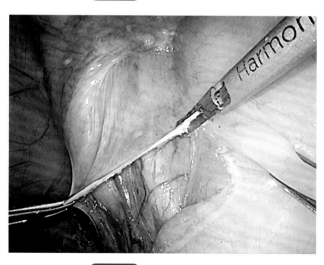

图7-51　超声刀剪推系膜

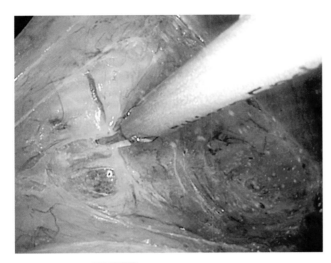

图7-53 超声刀凝析小血管

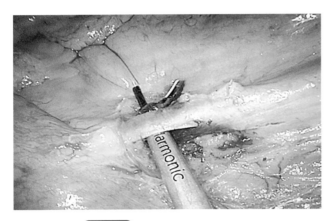

图7-54 超声刀穿分血管根部

干远近端上下钝性游离,扩大开口利于夹闭止血夹。如果反复开合分离刀头仍不能顺利穿出,可以闭合钳口快挡激发穿透组织,初学者大多会使用这种方法(图7-54)。

(3)剪剥:如果要将动脉血管根部进行"骨骼化",首先要用超声刀剪切功能在离血管根部3 cm左右切开血管鞘,然后用工作刀头尖端插入血管鞘与血管壁间隙,背离血管方向挑起并剪切血管鞘,血管鞘大多会自行分离;如果要分离裸化肠系膜上静脉等静脉鞘,还可以先用副操作手弯分离钳沿血管走行插入血管鞘内,分开血管鞘与静脉壁间隙,再将超声刀非工作刀头插入间隙,夹住血管鞘并剪切。

(4)切分:穿分的操作有两种缺点,一是操作

时刀头不在视野内,有副损伤的风险;二是由于角度的原因,血管主干背离术者一面会有较多组织残留。最佳的处理方法是组织在放松的状态下,主副操作手密切配合(下面以右手优势为例)。左手提起血管背离面系膜右手切开并沿血管主干延展3 cm左右,左手再提起系膜下疏松组织将血管面向术者内翻牵拉,右手继续剪切直至血管待离断部位完全裸化。

十、纱布在腹腔镜结直肠手术的应用技巧

(一)如何选择腹腔镜纱布(图7-55)

(1)吸附能力强、韧性好:能较好地吸附渗血渗液,进出穿刺套管不撕裂。

(2)大小合适:一般长度10～20 cm,宽度2～4 cm,能够自如进出10～12 mm Trocar。

(3)标志明显:在术中容易辨认,并带有显影线,能够通过X线定位。

(4)不掉线头:纱布毛边需要折叠并缝合锁边。

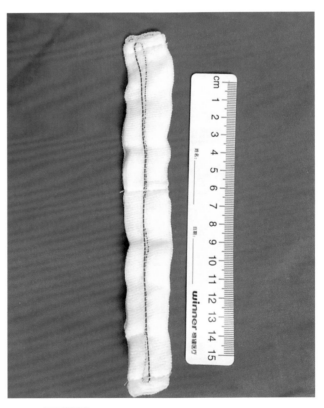

图7-55 腹腔镜手术放入腹腔备用的纱布条

（二）纱布的应用

（1）备用：手术开始时可以将一块纱布放入腹腔内，一般放置在肝区、脾区、盆腔等易取的位置，可以放在视野外，以备不时之需。当遇到出血等意外情况时，可以第一时间使用纱布，避免渗血范围扩大。

（2）压迫：在腹腔镜手术中如果遇到小血管损伤出现速度较慢的渗血，此时使用超声刀和电凝尝试止血没有效果，为了避免对肠管、输尿管等的副损伤，可以使用纱布进行局部压迫止血，要保持耐心，等待或者保持纱布压迫另换区域操作（图7-56）。

（3）隔挡：当通过反复调整内外体位，某部分小肠等器官还是进入操作区域，助手的器械也无能为力时，可以考虑使用纱布进行隔挡。比如在清扫肠系膜下动脉周围淋巴结时，上端空肠积气或肥厚，持续干扰手术，这时可以使用纱布挡开空肠，或者用助手器械夹持纱布挡开空肠（图7-57）。

（4）垫推：当游离直肠后间隙时，为了增加直肠的牵拉张力，有时需要非优势手向前推顶直肠系膜。但腹腔镜手术器械质硬且尖锐，容易损伤系膜，影响完整性。这时利用纱布就可以增加接触面积和操作的力度，既可以减少对组织的损伤，也可以增加暴露的面积使手术空间更大。游离结肠系膜时，为了减少系膜的损伤也可以选择利用纱布（图7-58、7-59）。

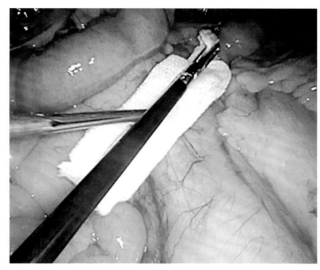

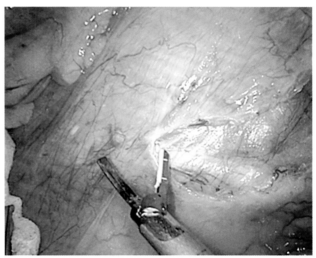

图7-57　使用纱布隔挡小肠

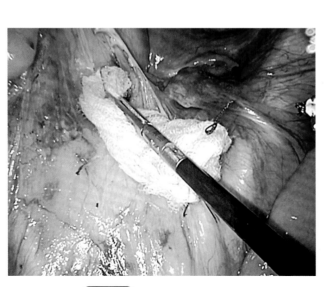

图7-56　使用纱布压迫止血

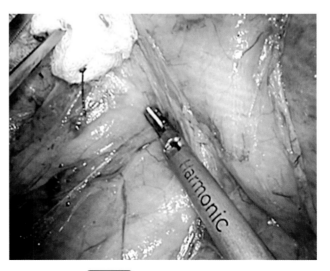

图7-58　使用纱布分离组织

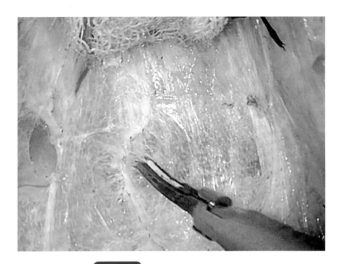

图7-59　使用纱布垫推系膜

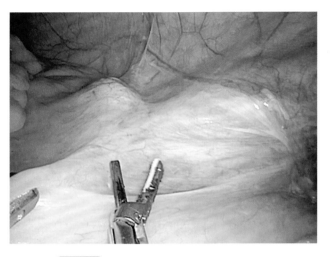

图7-61　透过腹膜可以看到放置的纱布

（5）剥离：在钝性分离Toldt间隙时，可以直接使用超声刀夹持纱布的一角进行钝性分离，由于纱布的摩擦力大，接触面大，分离疏松的Toldt间隙时较器械更有优势。遇到小血管出血时，可以立即压迫止血，判断清楚出血点后再使用超声刀止血。

（6）指示：Toldt间隙拓展结束，为了避免离断肝区、脾区、结肠旁沟等间隙汇合处时损伤下层正常组织，可以在已经游离好的间隙放置纱布，用来指示间隙的层次。例如乙状结肠手术时左侧Toldt间隙放置纱布，可以避免损伤左侧输尿管和生殖血管；右半结肠切除手术时在胰头十二指肠上方放置纱布，离断肝结肠韧带时，可以避免损伤胰腺及十二指肠（图7-60～7-63）。

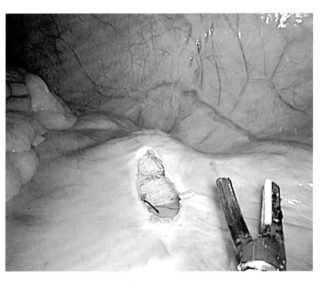

图7-62　切开腹膜

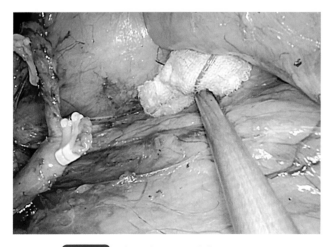

图7-60　将纱布放置于左侧Toldt间隙

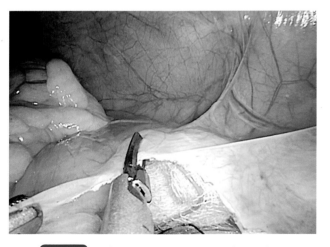

图7-63　利用纱布撑起的间隙，继续切开腹膜

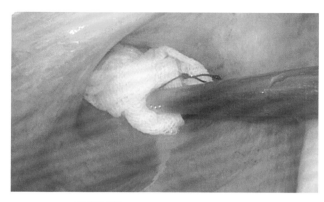

图7-64　用吸引器通过纱布吸水

（7）虹吸：用温生理盐水冲洗术野时，先将纱布放进待吸区域，再把吸引器放在纱布中吸，就可以避免周围的组织堵住吸引器口，并利用纱布的虹吸把周围的液体吸附进来，增加了吸引的面积，使得吸引更加高效（图7-64）。

（8）清洁：需要快速清洁镜头时，可以使用碘伏纱布，快速擦拭镜面，虽然效果不确定，但方便快捷，意外出血污染镜面时使用。

十一、腹腔冲洗和引流管的放置

腹腔镜结直肠手术标本取出后常规要对术区进行冲洗，可以清除手术操作过程中出现的组织颗粒和渗血渗液，灭菌蒸馏水还可以杀灭腹腔脱落肿瘤细胞，降低腹腔种植的概率。冲洗的操作争议较小。

（一）腹腔镜冲洗的注意事项

（1）体位：冲洗、吸引应及时变换体位。先将局部需要冲洗的物质进行吸引，尽可能吸引干净后再进行冲洗、吸引，然后保持吸引器位置不动，将原先的体位调整至相反的方向，待冲洗液回流时，将其吸引干净，使冲洗效果得到保证，缩短了手术时间，提高了冲洗效果。

（2）方法：每次冲洗保证冲洗量在50 ml左右，随冲随吸。吸引时保持低压连续性吸引，注意吸引管侧孔不要被网膜堵塞。遵循多部位冲洗、吸引原则，避免物质残留，吸引时观察冲洗水质，待冲洗水变澄清可停止冲洗，表示已冲洗干净。避免一次性大量液体注入腹腔，导致冲洗液扩散至全腹腔。

（3）充分利用不同位置的腹腔镜Trocar孔，直视待冲洗区域，使用冲洗延长管直接冲洗有渗血渗液的区域，避免盲目冲洗。

（二）术后引流

术后是否放置引流管有较大争议，主张放置的使用的引流管种类数量也各有不同。笔者认为手术分离及吻合均较满意的情况下，吻合口位于腹膜反折以上的不需要常规放置引流管；吻合口位于腹膜反折以下建议放置引流管，双套管、单管或双管均可。

1. 以下情况建议尽量放置引流管

（1）手术分离过程中出现过较大血管的活动性出血，虽经操作止血完全，但术区积血积液较多，冲洗不满意的。

（2）分离过程出现的活动性出血或渗血，未经处理自行停止出血的，为了监测术后继发性出血。

（3）肿瘤有穿孔或术中有肠内容物污染腹腔的。

（4）组织水肿、血运不佳、吻合不满意或者吻合口张力较大的。

2. 放置引流的注意事项

（1）遵循捷径低位原则，即引流管尽可能放在较低的部位和需要引流的部位，如Winslow孔，右结肠旁沟和盆腔，分别是患者平卧和半卧位时的最低部位。

（2）引流管长度适度，腹腔镜手术置入引流管时，在气腹状态下摆好的引流管在气腹消失后，腹腔内段会过长并导致移位，故在解除气腹时要缓慢进行，用腹腔镜直视引流管，同时调整引流管在腹腔内的长度，使气腹消失后，引流管腹腔内段不会过长而引起扭曲，也不会过短，使术后达到通畅引流。

（3）引流管Trocar孔大小应与引流管直径大小相适应，避免受压。引流管在腹腔内段应剪多个侧孔，其大小应与引流管内径接近。

（4）术后引流管拔管一般为术后2～3日，引流液引流量＜10 ml/d，非脓性，无发热，无腹胀，可拔除。

（5）腹腔内有感染引流管则需逐渐退出，待脓肿闭合后拔出。部分患者从预防发生吻合口漏角度考虑，必要时引流管需观察7～14日后方可拔除。

（6）利用原来的Trocar孔放置引流管不是必须的，引流管从引流孔到达引流位置走向短而直引流效果最好，如果Trocar孔过于靠近腹壁中线，经腹膜外的引流管过于弯曲，可以重新选择引流口。

3. 引流管的放置方法

（1）引流管直接从Trocar孔中置入，利用其他Trocar孔进行位置调整，腹腔内夹住固定引流管后，拔出穿刺套管。优点简单直接。缺点：由于选择放置引流管的大多是5 mm Trocar孔，较粗的引流管无法置入，较细的引流管腹腔内和腹腔外部分大多有一个凸起的结，也很难置入。临床操作的解决方案是从结上剪除腹腔内部分，自行剪侧孔然后植入，导致引流管变短，增加术后护理难度。

（2）拔除Trocar，用弯血管钳夹引流管腹腔端从Trocar孔置入，可以解决上述问题，腹壁薄的可以考虑。缺点：如果腹壁太厚不容易从原来的穿刺通道进入，造成不必要的损伤。

（3）从预备引流口对侧10 mm Trocar孔置入引流管腹腔外端，用抓钳从引流口Trocar孔进入钳夹住头端顺势脱出体外，然后调整腹腔内部分位置。也可以体外压迫对侧两个Trocar至腹腔内套管部分出口相对，引流管可以直接从10 mm入5 mm出（图7-65）。

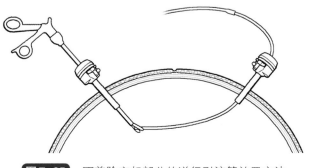

图7-65　不剪除突起部分的逆行引流管放置方法

十二、如何录制高质量的手术视频

笔者单位每年都会举办国际肛肠外科会议，会前多会收集全国各地大量优秀的手术视频进行遴选分享。也有很多视频因为手术方式、治疗策略、术中操作、视频制作等诸多不足未能入选，其中最可惜的是因为视频的制作质量差而被淘汰的作品。

一个优秀的手术视频制作涉及很多因素，患者的BMI指数、组织的韧性好坏、是否有水肿、是否伴有糖尿病、术前是否进行过新辅助治疗尤其是放疗、术者是否有经验、助手是否得力、扶镜手的经验值等，还有腔镜是不是高清、录制设备采集数据的质量等硬件要求。

以上大部分是客观因素，术者无法左右，能通过手术团队的努力改善的是以下因素：

（1）术前对病情进行充分的评估，手术方案从术式选择、路径选择、分离部位和离断血管的先后次序、离断吻合肠管的方式等手术的细节，团队要进行充分的讨论沟通，尽量减少临时起意。

（2）镜头的视野要分手术阶段尽量固定，减少上下左右前后的细微调节，一个视野的操作做完再换视野进行其他操作，减少视频剪辑的困难。

（3）一旦出现哪怕很小的出血渗血，先处理出血点，不能让其进一步扩散，止血完全并吸引或用纱布处理干净术区后再继续手术，除非出血量较大，尽量少用冲洗。冲洗后的组织容易在电器械使用时出现较大的烟雾。腹腔内放置的纱布尽量不要出现在视野内。

（4）分清主次，助手进行的是组织张力的粗牵拉，助手的器械尽量不要出现在视野里，并最大程度减少调整。术者非优势手器械进行的是精细牵拉，可以靠近待分离区域，完善对助手牵拉不足的粗牵拉的补充，牵拉的位移尽量与助手相反。如果助手的牵拉不到位，先调整再操作，不急于一时。术者尽量少出现左右手器械腹腔内交叉的情况。

（5）除非特别稀少的病例或手术操作，分清正常手术和录制手术的区别，操作过程无论是患者的身体情况不易录制较好的视频，还是操作出现重大的失误，例如大量出血严重污染术区已经不可能录制视野清晰干净的视频，应及时终止录制，正常进行手术，不要浪费时间。

十三、如何减少对第一助手的依赖

优秀的手术视频都离不开优秀的扶镜手和第一助手的作用，但是对于刚开展腔镜手术的团队，手术人员腔镜操作都不是很熟练，手术时配合摸索靠的是开腹手术的直接经验和参观其他人的间接经验，配合不同步会让学习曲线上升期前变得异常痛苦，伦理上对这一时期的病例也不尊重。

解决这一问题除了进行大量的训练平台操作训练，还有进行一定数量动物手术训练，最主要的是术者、第一助手要进行一高一低的配对。刚开始开展腹腔镜手术的高年资主治医师或副主任医师以上人员，建议邀请高水平的腹腔镜医师进行术者助手的互换带教，配合大量的手术视频的学习，会尽快地掌握腔镜技能，尽快完成开腹手术到腔镜手术的转变，再经过自己团队的反复实践，成为成熟的腹腔镜操作医师。

如果手术团队人员较少，或者流动性较大，不太容易形成稳定的成熟的团队，就要想办法减少对第一助手及扶镜手的依赖，也就是没有成熟的助手也要能完成高质量的腹腔镜手术。笔者经常在只有一名初学扶镜手没有第一助手的配合下，完成直肠TME、左右结肠CME包括结肠次全切除等的大范围游离，手术时间及手术效果并没有受到很大影响，可能对比再加一个第一助手，手术时间还快了很多。

气腹压力造成的腹壁膨胀加上体位地运用，腔镜下术区的暴露优于开腹手术腹壁切口撑开和助手拉钩作用，第一助手的主要作用是对术者对侧组织的牵拉造成张力利于间隙分离。但是只要术者能够

正确地安排分离次序，合理地进行体位的调节，即使进行的是全结肠的游离，也可以独立快速高质量地完成。

操作时如何不依赖第一助手进行游离操作：

（1）先拓展间隙再离断血管，或者说由周围血管韧带等的牵拉形成的"帐篷"要尽量潜行游离平面到不能游离为止，再进行血管离断。例如进行乙状结肠系膜游离时，肠系膜下动脉头侧尾侧都可以进行间隙游离拓展，肠系膜下静脉也可以先行离断，但是在头尾两侧间隙没有游离到侧腹膜前动脉不离断。

（2）不要拘泥于一种入路，内侧外侧、头侧尾侧要灵活运用。还是以游离乙状结肠举例，内侧或中间入路是主流，助手开始先保持乙状结肠系膜的张力。其实先在外侧对乙状结肠先天融合粘连进行独立的分离后，内侧通过非优势手的提拉间隙很容易显露，并不需要很大的力气。

（3）要及时调整体位及小肠、网膜的摆位。有助手存在会下意识地通过助手的操作钳阻挡小肠流向术野，其实通过内外体位的耐心调整，结直肠手术的每一个待操作位置都可以进行良好的显露。

（4）充分发挥缝线悬吊的作用，不仅女性悬吊子宫（图7-66），男性也可以悬吊膀胱（图7-67）。

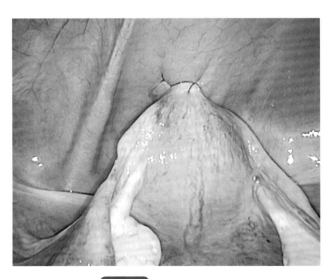

图7-66　女性悬吊子宫

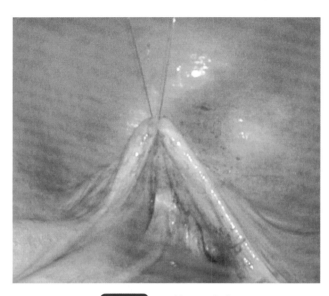

图7-67 男性悬吊膀胱

十四、如何减少对三人团队的依赖

大部分的手术站位,术者和扶镜手是90°,术者和第一助手是180°,扶镜手的镜头视野主要是服务术者的,经常会出现直肠手术游离脾区等第一助手视野出现反向的情况,操作困难。而且很多单位都没有配备第二显示屏,又增加了第一助手的难度。将扶镜手和第一助手合二为一就可以解决这个问题,手术台上减少了操作人员,活动的舒适度也增加了。

唯一的助手非优势手扶镜,优势手用肠钳协助术者操作,不仅仅是减少一名手术人员,还会大大增加手术的流畅度,唯一的缺点是如果手术时间过长,扶镜的一侧上肢疲劳感较强。

(邢俊杰)

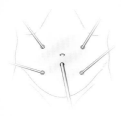

第八章
腹腔镜的扶镜技巧

我国腹腔镜技术发展迅速,绝大部分普通外科手术都已经进行了腹腔镜操作的尝试。腹腔镜使用经验,手术技术快速发展,但是持镜助手的重要性却始终没有得到足够的重视。扶镜手没有经过正规培训就匆忙上台的情况比比皆是,甚至对腹腔镜的原理与构造都不了解,这导致手术配合难度增大,手术时间延长,有时会造成不必要的副损伤。

第一节　扶镜助手的作用以及重要性

因为在腹腔镜手术中术者没有手的触觉,因此对视觉的清晰度和角度视野等有更高要求。腹腔镜扶镜助手是术者的"眼睛",操控腹腔镜,指引着整个手术的进程,通过运用手中的腹腔镜使术者在屏幕上获得近似于开腹手术的观感。做到这点我们需要遵循"Hand-Eye Coordination",即手眼协调原则,也就是说扶镜手通过镜身(底座)的旋转和头端的转动或弯曲来调节腹腔内器官在显示器上的成像方式,使显示的图像与术者与目标组织的相对位置关系相一致,这样术者能够有一个正常操作感。举个例子,图8-1显示的图像与术者开腹的观感是一致的,图8-2没有达到手眼协调的原则,因此当术者需要操作目标左侧区域时,显示的图像使他感到将要到达的区域在靠近自己的方向,结果是将器械从腹腔内向外抽出而非向左侧移动。扶镜手需要在心中构建一个立体的结构,熟悉腹腔内解剖结构,尽量使术者 ⇒ 监视器和腹腔镜 ⇒ 目标的轴重叠。通过不断地磨合,术者的"手"和扶镜手的"眼"达到协调一致之后,能够极大地提高手术速度,减少术中并发症,提高手术效果。

第二节　掌握腹腔镜基础知识

一、了解腹腔镜系统的构成及成像原理

常见的腹腔镜有许多种,如0°镜、30°镜、四方向镜等,操作略有差别,但是腹腔镜扶镜手的基本操作无非是调节白平衡、调焦、调节视野的大小和方向。大多数情况下,白平衡及光源亮度不需要过多

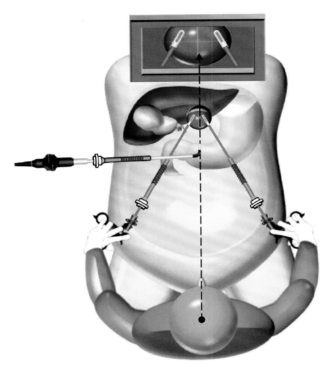

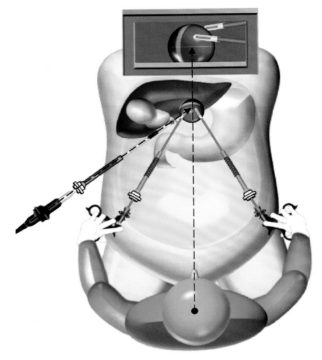

图8-1 手眼协调原则模式图（正确）

图8-2 未达到手眼协调原则模式图（错误）

干预，现在多数腹腔镜已经可以自动对焦，因此在整个手术过程中间，需要扶镜手重点关注的是调整视野与方向。

0°腹腔镜镜头前面是水平的，没有任何角度，沿轴旋转底座对视野无影响，0°镜的操作就是操作镜身；30°腹腔镜镜头前面有一个30°的斜面，随着底座的旋转，视野会发生改变，斜面朝向哪侧，哪侧就显示出来，因此设计上比0°镜多了镜头的旋转功能，30°镜的操作是镜身与镜头的组合操作。30°腹腔镜的观察范围更广，通过镜身与镜头的组合操作可以形成侧视，从而形成一定的纵深感，更有利于

手术的操作。因此，目前绝大多数结直肠癌腹腔镜手术使用30°前斜视镜。近年出现的四方向腹腔镜头端能够向各个方向弯曲100°，更是增加手术观察的灵活性。还能够通过一对摄像头同时录制并合成3D图像，更是缩短了手术学习曲线，获得了广泛的推广（图8-3）。

二、熟悉解剖结构及术者的手术路径

对解剖结构的熟悉是外科医生的基本功，由于腹腔镜是平面视野且没有直接的触感，视野与操作方向存在一定偏差，距离不好判断，因此对解剖认识

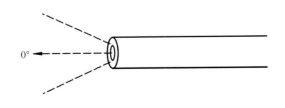

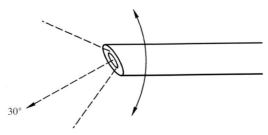

图8-3 0°镜与30°镜的操作区别。0°镜通过镜头的上下左右来调整所观察范围，30°镜在此基础上，增加了通过镜头的旋转来选择观察范围，更有利于观察狭小空间，比如骶前分离时观察直肠后壁，增加了可观察区域

的要求更高。3D腹腔镜的应用,大大缩短了腹腔镜的学习曲线,但不能替代对解剖的识记。

由于术者的习惯不同,一助以及扶镜手必须了解术者的手术习惯,包括器械使用习惯、器械操作习惯及手术步骤习惯,避免与术者器械"打架";减少气、雾喷溅而不得不进行镜头清洗的次数;提前预计术者的切割路径,避免视野不全造成的手术中断;充分观察重点部位,为手术提供安全保障。

三、合理的团队协作及站位

很多人认为,相比传统开腹手术,腹腔镜结直肠癌手术第二助手由传统的拉钩变为扶镜,会轻松舒服许多,其实不然。腹腔镜手术术者是整个手术过程中绝对的主导,大部分时间一助及扶镜手都处于静止状态,仅有微调。如若站位不合理,一台手术下来势必腰酸背痛,笔者深有体会。开展腹腔镜右半结肠根治术先期,扶镜手通常站于术者左侧,一助站于患者两腿中间,这个站位导致扶镜手持续地弯腰,消耗很大,因此目前右半手术我们采取患者大字位,术者站于患者左侧,一助站于患者右侧,扶镜手站在两腿中间;对于下腹部手术,我们的习惯是术者与一助分居患者两侧,扶镜手站于头端;如果术中扩大手术范围,需要灵活调整站位。

第三节　扶镜的基本原则

一、合理利用远、近景

气腹建立以后,置入腹腔镜头,首先要探查全腹,持镜医师应给出腹腔的远景以了解腹腔内有无粘连、出血、积液等情况以及各脏器的一般情况,然后再近景对各个脏器逐一观察。近景观察目标最好将要观察的术野占到显示器的1/4～1/5。

当术者 Trocar 穿刺时,镜头应相应转向该部位,并给出穿刺点周围情况,对于30°镜,此时应当180°旋转镜头(非底座),使斜面朝向腹壁;对于头端可弯曲3D腹腔镜,应调整旋钮使头端向腹壁弯曲。Trocar刺破腹膜后视野应当追随尖端前进,时刻观察前进的方向,以防损伤腹腔脏器。当术者更换器械时镜头亦应相应地退后,给出远景,追踪术者器械顺利地抵达术区,避免误损伤。

当术者探查或者寻找解剖标志时,扶镜手应当给予远景,便于术者了解组织间的关系;一旦术者明确操作部位,此时扶镜手应当快速调整画面为近景,便于术者明确切开部位邻近血管、神经关系,避免副损伤。

游离拓展间隙或离断系膜这种有一定范围的操作时,保持适中距离,目标是组织间隙这个面,不要轻易移动,除非术者的操作位置已经要走出视野的边缘;当分离裸化血管或止血等操作时,保持较近距离,要将待处理的目标点居中。针对血管裸化、间隙游离等操作,需要判断大血管壁的位置,需要观察到穿支血管等小血管的走行,这时就需要随时调整镜头与目标的直线距离,通过镜头靠近目标,将其图像放大,清晰地观察到细节的操作,避免出血和副损伤。

腹腔镜操作过程中,超声能量器械的应用会产生大量气雾,造成视野模糊,而且气雾污染镜头后必须取出清洁才可继续,会打断手术进程,影响手术的连贯性。因此,当术者应用超声刀分离、结扎、止血时,扶镜助手应当及时退回镜头给予远视野,既保证超声刀不产生误损伤,又能避免镜头污染。同样的,当进行冲洗时镜头要离术区稍远些,以避免溅上水珠,而吸引时应靠近术区,以便观察有无术野出血。

当术者向腹腔递送器械比如Hem-lock、缝针、或者取腹腔内物品比如纱布或废弃的血管夹等，镜头要全程追踪直至取出，以避免由于不慎落入腹腔内而费时寻找，尤其是细小尖锐物比如缝针。缝合时给出近景，而打结时给出远景观察线尾；Hem-lock夹闭血管时给出近景。

二、腹腔镜的视野调节

扶镜手通过调整手中腹腔镜，展现出来的视野应该是平稳、舒适的。

扶镜手应当使术者手术观察的目标置于显示器中央或"黄金分割点"，还要具有预见性，使画面适当倾向于术者操作的前进方向。

通过不断地磨炼，扶镜手应当熟悉腹腔镜的性能，做到镜头远近、镜头旋转、底座旋转三个维度同时调整，保证画面的平缓移动，让术者感觉画面没有大动的感觉，尽量避免多个单一维度的反复调整而造成视野的晃动，产生视觉疲劳。我们称之为镜动图静。

三、合理利用视角差形成立体感

现阶段我院使用30°2D腹腔镜手术较多，而2D腔镜的缺点是缺乏立体感、距离感。通过使视线与术者器械形成一定夹角可以部分弥补距离感的缺失，比如分离乙状结肠系膜时，如果调整镜头使视线沿术者器械或者沿乙状结肠系膜走行观察乙状结肠系膜，将无法分清是否接触到手术区域，而调整镜头方向为从右上向左下观察，既满足了手眼协调原则，又为术者提供了纵深感（镜头与所观察平面以及操作器械均形成夹角，可产生纵深感，避免与它们平行或垂直）（图8-4）。当镜头方向与术者器械方向相同时，不能观察到超声刀头的咬合深度，这时需要适当的旋转光纤，从侧面观察刀头；行操作孔穿刺及子宫悬吊等操作时，为了观察腹壁的穿刺情况，确切观察有无穿刺器造成腹壁出血，是否穿刺损伤膀胱，需要将光纤进行旋转。对于头端可弯曲的3D腹腔镜，由于头端可弯曲，不仅形成立体感，更利于观察。

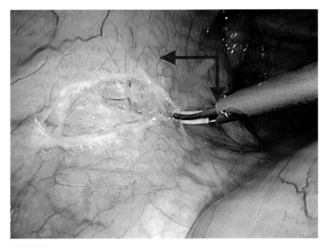

图8-4　分离乙状结肠系膜时避免镜头与乙状结肠系膜或超声刀平行

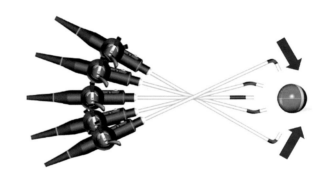

图8-5　3D腹腔镜头端可弯曲镜头

但需要注意，镜尾向同侧偏斜，能够给予头端更大的观察和操作空间（图8-5）。

四、合理利用底座的旋转

镜头进入腹腔后扶镜手操作腹腔镜使腹腔镜底座放平。底座放平是指腹腔镜的观察角度要符合开腹的习惯。不同部位有不同的参照物，游离乙状结肠系膜右侧保持右髂动脉水平，盆腔部位要保持骶膀胱壁水平，游离肠系膜下血管时要保持腹主动脉水平，游离乙状结肠左侧保持左髂动脉水平，游离右半结肠血管时要保持肠系膜上静脉垂直，游离脾区结肠保持胰体尾水平等，注意这些参照物可以使持镜手对角度的调整迅速及准确，保持手术的连贯性。

对于刚刚接触腹腔镜的新手来说，常常不能明确自己是否将底座放在了正确的位置,此时应当多观察术者的反应,如果术者头向右侧偏转,说明显示出来的图像向右倾斜了,此时需要顺时针(向右)旋转底座即可,反之亦然。

五、保持腹腔镜镜头清洁

扶镜手是术者的眼睛,因此需要时刻保持镜头的清洁。注意以下几点:

(一) 结合热水浸泡镜头及碘伏纱布擦洗

镜头出现气雾造成模糊分为两种情况:一种为镜头与腹腔内存在温度差,另一种为腹腔内水、油滴喷溅在镜头上造成污染。对于第一种情况,需要提前在热水中浸泡镜头,一般可以避免。对于第二种情况,必须使用碘伏纱布进行清洁。有时经过碘伏纱布清洁之后,镜头温度降低,还需要热水浸泡。一般来说,头端可弯曲镜头需要热水浸泡的频率较低,30°镜频率稍高,扶镜手在熟悉镜头性能的基础上,可以综合使用两种清洁方式,尽量减少手术的中断和延误。

1. 擦孔　腔镜手术由于腹腔压力高于外界,当镜头或内芯取出后,Trocar孔中常被血液污染,再次插入清洁镜头会造成污染或者镜头模糊。此时应用血管钳或者腔镜器械夹持长纱布条伸入Trocar,拔出后即清洁完毕,动作简单有效。

2. 加热　手术开始前以及经过碘伏擦洗后,都需要对镜头进行热水浸泡,以避免进入腹腔后温差造成镜头起雾。手术用品中配备一个可以反复消毒的全不锈钢保温杯是必要的,杯体高度要求在15 cm以上,热水温度60~70℃,单次浸泡时间1分钟以上,直至镜头温度高于腹腔内温度。手术中因组织液溅污镜头进行的浸泡时间10秒以内即可。为了避免碰到杯底损伤镜头,杯底要铺一块纱布。要保持杯内热水的清洁,污染的镜头要先擦拭干净再浸泡然后再取出擦拭。

3. 擦镜　镜头浸泡结束后就需要擦拭,擦拭物使用柔软的无菌大块干纱布。为先擦干镜身后擦拭

镜面,擦拭镜面时要稍用力,反复擦拭直至镜面无残留的水滴及水雾。整个擦镜动作要尽可能迅速,让镜头尽快进入腹腔,避免镜头温度冷却,这样就可以使镜头不易起雾,较长时间维持一个清晰的术野。如果为了处理出血等紧急情况,也可以迅速用碘伏纱布擦拭镜头,但效果不确实。还有的术者直接将镜头在肝脏、子宫等器官表面蹭拭镜头,这里不予提倡,有副损伤可能,效果也不确实。擦试镜头等动作尽量与术者更换器械同步,以缩短术程。

4. 退镜　扶镜手对正在进行或即将进行的操作会对镜头产生的影响要有一定的预判并作出反应。当术者要进行操作视野的转换,镜头要退,避免移动的肠管、网膜及器械污染镜头;当超声刀要对含水量较大的组织,例如对大网膜、肠系膜、渗血组织、放疗后水肿组织等进行游离时,可能会产生较大的水雾甚至飞溅的液滴,这时腹腔镜应该保持距离目标10 cm以上,避免反复擦镜;当需要术中冲洗或者蘸血纱布取出时,镜头可以缩回套管内观察,避免镜头被溅染。

(二) 镜头污染而又不能马上清洁镜头的情况

如术中突然损伤血管,血液可在短时间充填腹腔空间,由于血液的"吸光"作用,视野变暗,难以找到出血点,只要没有血液喷溅镜头,则切不可贸然拔出腹腔镜,必须盯牢出血点,术者与一助边吸引血液边寻找出血点进行止血。如镜头被血液溅染,则以最短的时间先准备好擦拭物品后再撤出镜头,擦拭后立即送回腹腔,以方便术者完成紧急情况的处理。

六、腹腔镜结直肠癌手术中关键解剖部位的暴露

在整个结直肠癌手术过程中,有几个关键的解剖部位,暴露难度较大,也决定手术速度和效果,需要扶镜助手注意并掌握相关技巧。

1. 肠系膜上血管的暴露　肠系膜血管的暴露与解剖常常是右半结肠手术的开始。我们的习惯是

术者医生站于患者左侧，扶镜手展现出来的画面应当是从左至右观察，并使肠系膜上血管与腹主动脉形成的"帐篷样"结构底边（腹主动脉）保持水平。当沿肠系膜上血管向上剥离时，应当形成一个自上而下的俯视，从而利于观察回结肠血管、右结肠血管的位置关系。

2. 肠系膜下血管的暴露　直肠、乙状结肠、降结肠手术涉及肠系膜下血管的分离，最重要的一点是保持腹主动脉的水平，当提起乙状结肠系膜时，肠系膜下血管与腹主动脉会形成一个30°～45°的自然夹角。

3. 骶前的暴露　我们的习惯是扶镜手站于患者头侧，正视直肠方向，因此是一个自然的水平状态，故而底座无须旋转。因此，腹腔镜下骶前间隙的暴露，扶镜手需要注意的是不断调整镜头的朝向，而非底座的旋转。通过180°的旋转"朝天看"，能够轻松看到术者的操作区域。但由于骶前空间狭小，需要特别注意避免镜头与术者器械的碰触，在分离过程中注意合理运用远近景的变化，减少镜头的污染。

第四节　头端可弯曲3D腹腔镜的扶镜特点

目前3D腹腔镜以其独特的优势，尤其受到结直肠外科医师的青睐。

一、3D腹腔镜的基本原理

看任何一样东西，两眼的角度都不会相同。虽然差距很小，但经视网膜传到大脑里，大脑就用这微小的差距，产生远近的深度，从而产生立体感。左眼图像和右眼图像各自用一个摄像头摄像，左摄影到图像和右摄影到图样各自独立的成像于左眼和右眼，根据左右图的差异在大脑中形成景深。3D影像成像过程中有"摄影""传输""回放"，经过这3大步骤后形成3D图像。双镜头与被观察体形成一定的内向角，从而产生立体感，内向角越大的话，立体感越强。目前3D腹腔镜有两种方式，瞳分割方式（一套光学系统将图像分成左右两幅）和双眼分割方式（左右眼的图像是由左右两套独立的光学系统完成的，立体感更强）。通过各种光学系统捕获左右图像后，以最适当的方式传输到监视器或记录装置（左右并排，上下交替，单独传输），再利用3D眼镜将左右信号分别传送到对应眼睛，大脑就形成了3D的图像。

二、3D腹腔镜的特点

3D腹腔镜有自己独特的优势，比如视野放大、具有三维立体感等，但是其操作方法，与普通的0°镜及30°镜有所不同，很多初学者在为术者扶镜的过程中常常会遇到不能快速准确地找到操作点、视野晃动或与其他器械"打架"的情况，影响手术进程，所以在初期配合的时候常常出现不如2D镜进展顺利的情况。因此，扶镜助手必须要熟悉3D腹腔镜的操作。要想操作好3D腹腔镜，就必须首先了解它的特点。

（一）可更好观察侧方角度，但需要注意避免镜头损伤

与硬性镜最大的不同之处在于3D腔镜头端可自由弯曲，各个方向最大角度达到100°。由此带来一系列的特点：首先，头端弯曲的特性可以从血管的不同侧面进行观察，能够轻松地通过调整头端观察血管间的相互关系，避免副损伤；其次，在低位直肠盆底游离以及结肠手术拓展Toldt间隙"帐篷下"操作时，需要对间隙内进行立体观察时可轻松弯曲头端来实现，而不必大角度旋转镜头。在结直肠手

术中间,由于右半结肠手术涉及血管较多,关系复杂,因此这种优势尤其突出。

但是我们还要注意到一些细节,可弯曲部位为比较容易损伤部位,在进出腹腔时,一定不能生拉硬扯,必须使头端复位且操纵杆无张力的情况下拉出腹腔,进镜时也要以手辅助进镜。

(二)头端角度变化越大,为了保证与被观察物的足够距离,就需要更多的腹腔空间

我们常常会遇到在手术过程当中,发现镜头弯曲角度变小的情况,很多情况是因为Trocar位置选择不合适,头端可弯曲部分尚未完全从Trocar中伸出。Trocar孔与操作区域过近的话,为了保证合适的视野,就需要将腹腔镜后退,结果是可弯曲部分退到了Trocar内,此时方向拨杆似乎被锁住,新手在慌乱的过程中容易用力推拉造成器械的损坏。为了避免这种情况的出现,3D腹腔镜手术Trocar孔位置选择时,需要适当增加观察孔与操作部位距离。比如直肠手术时,使观察孔位于脐上2 cm;右半手术时,观察孔打在脐下2～4 cm处。

(三)合理运用尾端的抬升、下降+镜头方向调整

当3D镜头与术者或一助腹腔内器械碰触时,会造成视野猛然间晃动,此时相信多数术者都会感到急躁。除了注意Trocar孔位置选择之外,在操作中,

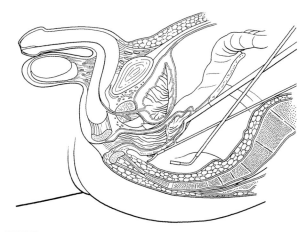

图8-6　避免3D镜与器械碰撞。3D腹腔镜可弯头部,应当处于器械平面之外,避免碰触

合理运用镜头尾端的抬升、下降+镜头方向调整,使镜头避开器械操作平面,能够尽量减少这种情况的发生(图8-6)。一般而言,术者右手持一把超声刀,左手持一把分离或者夹持的器械,大部分时间,两把器械会组成一个虚拟的平面,这两把器械在这个平面上滑动,只要镜头不经过这个平面,就不会与器械发生碰撞。

腹腔镜手术是一个团队工作,持镜手的重要性是每个腹腔镜手术医师都能深刻体会到的,只有重视持镜手的培养,在反复的训练实践中不断总结经验才能熟练掌握,并得到不断提高,充分发挥腹腔镜的视觉优势,帮助手术医师安全、流畅、高质量地完成每一例腹腔镜手术。

(邢俊杰　刘　鹏)

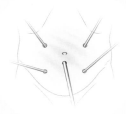

第九章
腹腔镜结直肠各类手术

第一节　概述和术前准备

一、适应证

随着腹腔镜技术的不断发展和手术器械的不断改进,目前,绝大多数开腹能完成的结直肠手术都可以通过腹腔镜手术来实现。具体主要包括以下几大类疾病:

(1) 结直肠癌的根治性切除术和姑息性切除术。

(2) 需做肠段切除的结直肠良性疾病,如顽固性便秘、乙状结肠扭转、直肠脱垂、先天性巨结肠、结直肠憩室病、内科治疗无效的溃疡性结肠炎等。

(3) 结肠镜无法切除的结肠息肉(如家族性腺瘤性息肉病、巨大的侧方生长型息肉、直肠弥漫性绒毛状腺瘤)。

(4) 需要手术切除的结直肠良性肿瘤。

二、禁忌证

(1) 肿瘤体积过大者。一般认为肿瘤最大径大于6 cm的患者不适合行腹腔镜手术。一方面是这类患者的肿瘤往往与周围组织粘连紧密,通过腹腔镜手术切除难度较大,容易损伤周围的重要脏器。另一方面,因为肿瘤体积大,需要切开一个较长的切口方可将肿瘤取出,在切口长度方面,患者获益较小。

(2) 肿瘤局部浸润严重,侵犯周围脏器、腹壁或盆壁者。

(3) 结直肠癌伴肠穿孔者。

(4) 结直肠癌伴肠梗阻者。

(5) 过于肥胖患者。肥胖患者的手术难度较大,但不是手术的绝对禁忌证。因为即使是开腹手术难度也很大,而且切口长,术后发生切口感染的概率较高。对于经验丰富的腹腔镜手术医师,也可考虑对肥胖患者实施腹腔镜手术。

(6) 腹腔严重粘连的患者。既往有腹部手术史,但是腹腔粘连不严重的患者不是腹腔镜手术的禁忌证,也可考虑行腹腔镜手术。

(7) 全身情况差,伴发其他严重疾病,或心肺功能差无法耐受全身麻醉者和气腹者。因为腹腔镜手术时,气腹的压力会导致患者的胸部受压,影响患者的心肺功能。另一方面,由于腹腔镜手术依赖体位的改变来显露手术部位,如行直肠癌手术时,需采取头低脚高位,会导致患者的胸部受压。故严重心肺功能不全的患者行腹腔镜结直肠手术应该与麻醉医生充分沟通和评估后,再决定手术方式。

三、术前准备

(一) 术前检查

(1) 实验室检查:血常规、血生化和肝功能、凝血功能、肿瘤标记物、血型、尿常规、粪常规等。

（2）电子结肠镜：明确原发肿瘤的部位，并取活检明确病理诊断，排除多原发癌，发现伴发的结直肠息肉。进而指导手术方式和手术切口的选择。

（3）盆腔检查：直肠癌的患者需要行直肠MRI增强、盆腔CT增强或者直肠腔内超声明确肿瘤浸润的范围及周围淋巴结转移的情况。

（4）腹部CT增强：结肠癌的患者需要行上腹部CT增强或下腹部CT增强。

（5）胸部CT平扫：所有的结直肠癌患者术前建议常规行胸部CT平扫检查了解有无肺转移。胸部X线片漏诊率高，不常规推荐。

（6）肝脏MRI增强：所有的结直肠癌患者术前建议常规行肝脏MRI增强了解有无肝转移，条件不允许时可以考虑行肝、胆、胰、脾、双肾、输尿管彩超。

（7）定位检查：对于横结肠癌和左半结肠癌等位置不能确定的患者，建议行结肠镜时在肿瘤下缘上钛夹标记肿瘤位置，然后行腹部立位片+腹部卧位片检查明确肿瘤部位，指导手术方式和切口选择。另外，对于肿瘤较小的患者，由于腹腔镜手术缺乏手的触觉，对于较小肿瘤和未浸润浆膜层的结肠肿瘤难以精确定位，建议术前肠镜下注射纳米碳，如果注射印度墨，则建议在术前2小时内完成，因为注射印度墨后容易引起肠壁水肿，尤其是直肠手术影响会更大，因此，直肠癌的患者不建议术前在结肠镜下注射印度墨定位，建议术中行直肠乙状结肠镜帮助定位。也可考虑术中双镜联合明确肿瘤位置。

（8）其他检查：心电图、心脏彩超、肺功能等。

（二）肠道准备

（1）术前1天流质饮食，术前1天下午开始口服泻药（硫酸镁或者复方聚乙二醇电解质散）；服用泻药后大便未排净者，可加用温生理盐水清洁灌肠。对有不全梗阻的患者，要充分评估风险后进行。

（2）饮食：患者服用完泻药做好肠道准备后，仍然可以继续进食流质饮食或无渣肠内营养素补充

能量，有助于患者术后肠道功能的恢复。术前4小时内禁止进食和其他液体。

（3）术前不需要口服抗生素清洁肠道。

（4）中低位直肠癌的女性患者，如果术前怀疑侵犯子宫阴道，建议术前行阴道准备。

（三）合并症的处理

（1）纠正低蛋白血症和贫血，血红蛋白<70.0 g/L者，应输红细胞悬液纠正贫血。

（2）白蛋白<30.0 g/L者，应纠正至30.0 g/L以上，必要时给予静脉营养支持治疗。

（3）如有高血压、糖尿病等其他合并疾病需纠正至可耐受手术范围。

（四）其他准备

（1）常规准备开腹器械，备中转开腹时使用。

（2）在麻醉状态下，插胃管与留置气囊导尿管。

（3）术前30分钟至1小时经静脉给予第二代头孢菌素预防手术部位感染，先锋霉素过敏的患者可以考虑使用氨曲南预防感染。

（4）术前输尿管有扩张或者预计肿瘤压迫输尿管的患者，建议术前经膀胱镜下放置双J管，可以避免术中损伤输尿管。

四、麻醉

气管插管全身麻醉，也可联合应用全麻+连续硬膜外麻醉，可以缩短术后苏醒的时间。术前在超声引导下往腹直肌后鞘和腹膜之间的间隙内注入罗哌卡因，行局部神经阻滞，可以减轻患者术后切口的疼痛。

五、体位

常用的体位有以下2种，术者可以根据自己的习惯和医院的手术室条件进行选择。

1. 改良截石位　截石位（图9-1）是腹腔镜结直肠手术最常用的体位，但是为了避免患者抬高的下肢阻碍手术操作，通常需要采用改良的截石位，即将患者的两腿尽量分开，双腿尽量放平（尤其是

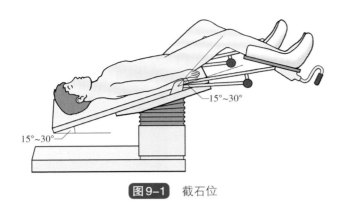

图9-1 截石位

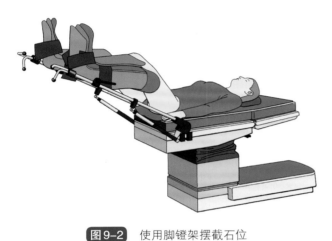

图9-2 使用脚镫架摆截石位

右腿），头低臀高，大约成20°角，臀部可用胶垫垫起（降低手术中操作难度，也可避免患者因重力原因导致的滑动），利于手术操作。双腿腓骨头处注意保护腓总神经，避免压迫损伤。

也可以用马镫型多功能可活动腿架（图9-2）将患者双腿分开，马镫型多功能可活动腿架用于摆截石位时有较大的优势，可以非常方便地调节患者双腿的高度，但价格较昂贵。

2. 平卧分腿位（图9-3）　平卧位，两腿尽量分开，该体位使用方便，节约了术前准备的时间；而且对腓总神经的压迫较轻；臀部不用胶垫垫起，减轻了患者术后腰痛的发生率。缺点是肛门显露不佳，不利于经肛门置入吻合器。主要用于位置较高的直肠病变切除术。

六、Trocar 位置选择的基本原则

腹腔镜结直肠手术中 Trocar 孔的位置选择和数

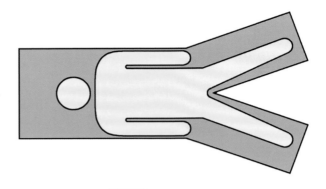

图9-3 平卧分腿位

目没有明确的规定，术者可以根据病灶部位和个人习惯进行调整，以清晰显示病灶和方便术者操作为原则，一般取4～5个 Trocar 孔为宜。后续章节中会述及关于 Trocar 孔位置的内容。

通常情况下，一般选择脐孔上缘或下缘作为观察孔，置入腹腔镜。例如行腹腔镜直肠癌手术时，可以选择脐上方2 cm、脐上方1 cm和脐水平。我们一般选择脐上1 cm做一小切口作为观察孔，这样容易穿刺进入腹腔。也有术者喜欢选择紧贴脐做一小切口作为观察孔，这样的好处是术后的瘢痕位于肚脐的凹陷中，美观性较好，缺点是穿刺阻力较大。

放置第一个 Trocar 时，技术熟练的医师可以选择直接穿刺进入腹腔，初学者建议先插入气腹针，待腹腔内压力上升至12 mmHg后，再置入 Trocar。对于既往有腹部手术史，怀疑腹腔内有粘连的患者，也可采用切开法置入 Trocar，即在脐上方切一个长2～3 cm的切口，切开腹壁全层进入腹腔，然后在直视下置入 Trocar，再用一把布巾钳夹闭或者缝合缩小切口。

关于其他 Trocar 孔的位置选择，一般在右上腹、右下腹、左上腹、左下腹各取一个孔。通常两个 Trocar 孔之间的距离不能小于8 cm，否则手术器械容易在腹腔内发生碰撞，相互干扰。穿刺时，Trocar 要垂直于腹壁。行低位直肠癌手术时，Trocar 孔的位置要适当低一些，并略偏向内侧。

关于 Trocar 孔皮肤切口的大小，有人推荐皮肤切口大一些，这样穿刺时皮肤对 Trocar 的阻力小，容

易进入腹腔；但是手术过程中Trocar容易滑脱。也有人推荐皮肤切口小一些，优点是切口不容易滑脱，缺点是穿刺较困难，容易损伤腹腔内脏器。大家可以根据自己的习惯进行选择，但是体格较瘦的患者，皮下脂肪薄，建议穿刺切口大一些，否则容易发生严重的皮下气肿和高碳酸血症。穿刺时用力不要过大，以免意外损伤腹腔内大血管和其他脏器。

（高显华　刘连杰）

第二节　腹腔镜根治性右半结肠切除术

结肠癌是最常见的恶性肿瘤之一，根治性手术仍是目前结肠肿瘤最重要的治疗方法之一。最近几十年来，腹腔镜手术在结直肠外科手术中得到长足的发展，已成为最常用的治疗方法。

由于人体消化道本身是三维立体结构，而腹腔镜视野下却是二维平面，这要求术者和助手在手术区域构建有张力的剥离平面，并要求术者应能对一维手术线进行正确识别，再对手术线两侧组织进行精确剥离。

因此，对于腹腔镜结肠癌根治术而言，如何采用合理的手术入路，并在掌握筋膜的解剖结构基础上维持正确的外科平面（筋膜间隙等）非常重要。换句话说，只有在掌握筋膜的解剖和组织胚胎学理论基础上，才能在手术中做到精准解剖系膜中的血管并清扫血管根部淋巴结，同时最大限度地保护神经、输尿管等毗邻器官组织，最大限度保护功能。对右半结肠切除术的筋膜层次的认识来自对胚胎发育时期肠管旋转过程以及其系膜与腹膜的相互关系的理解，在胚胎发育过程中，大肠的背侧肠系膜发生了以肠系膜上动脉为中心的逆时针旋转（图9-4）。

右半结肠切除术是结肠外科手术的重点。右半结肠血管的解剖变异较大，关系复杂，所以腹腔镜右半结肠（扩大）切除术是腹腔镜辅助大肠癌根治术中难度较大的术式。其关键解剖要点是手术的外科平面、血管和筋膜间隙等的解剖学标志。

外科平面是指具有可重复性的相邻器官和组织之间的潜在间隙，一般没有重要的血管、神经或者其他关键组织、器官等，容易分离。右半结肠切除手术的外科平面主要包括右结肠后间隙（RRCS）、

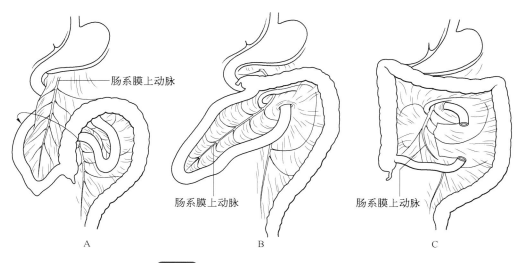

图9-4　胚胎发育过程中肠系膜的旋转

横结肠后间隙(TRCS)和大网膜与横结肠系膜之间的系膜间间隙(IMS)。右半结肠的供应血管复杂,变异较多。相应动脉出现的概率分别为:回结肠动脉100%、右结肠动脉13%～40%、结肠中动脉78%～99%。静脉直接回流至肠系膜上静脉主干的概率分别为:回结肠静脉100%、右结肠静脉56%～75%、结肠中静脉72%～100%。其中最大难点是胃结肠静脉干及其属支的解剖,术中稍有不慎容易引起控制困难的大出血。胃结肠静脉干组成复杂,回流至此的概率差异较大,其中:胃网膜右静脉79%～83%,胰十二指肠上前静脉61%～79%,二者相对比较固定;而右结肠静脉44%～84%,副右结肠静脉21%～89%,中结肠静脉11%～20%;解剖变异多见,因人而异。

一、中间入路根治性右半结肠切除术

(一) 适应证

腹腔镜根治性右半结肠切除术适用于治疗阑尾、盲肠、升结肠癌;腹腔镜右半结肠扩大根治术适用于结肠肝曲癌。

(二) 禁忌证

包括:① 相对手术禁忌:肿瘤直径＞6 cm和(或)伴有周围组织广泛浸润或无法充分减压的肠梗阻;BMI ≥ 30的重度肥胖患者;腹部内粘连严重无法提供足够手术操作空间者;右半结肠癌合并急性梗阻和(或)穿孔等急症手术及心肺功能不良者。② 绝对手术禁忌:全身情况不良,虽经术前对症支持治疗仍不能纠正或改善者;有严重心、肺、肝、肾疾患而不能耐受手术者。

最终判断能否行腹腔镜右半结肠手术依靠术中腹腔镜探查的结果。对于腹腔镜下难以完成的病例应及时改行开腹手术。

(三) 手术体位、手术人员站位及Trocar孔的位置

患者一般采取仰卧双下肢外展位,左上肢内收或者双上肢内收人字位(以便术者及助手站位)。手术开始后体位调整至右高左低(左前斜位),头高足低或头低足高(根据具体操作位置及内脏移动情况调整)。手术人员站位常规有两种:一种是术者位于患者左侧,第一助手站位于患者右侧,扶镜手站位于患者两腿之间,器械护士位于患者右侧下位(图9-5)。另一种是术者位于患者两腿之间,第一助手站位于患者左侧上位,扶镜手站位于患者左侧下位紧邻第一助手,器械护士位于患者右侧下位(图9-6)。

Trocar孔位置采用五孔法。脐下3～5 cm放置直径10～12 mm Trocar,充气后置入腹腔镜作为观

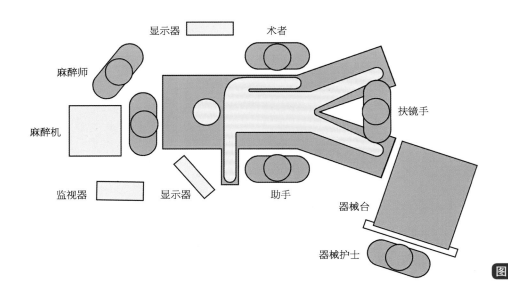

图9-5 中间入路

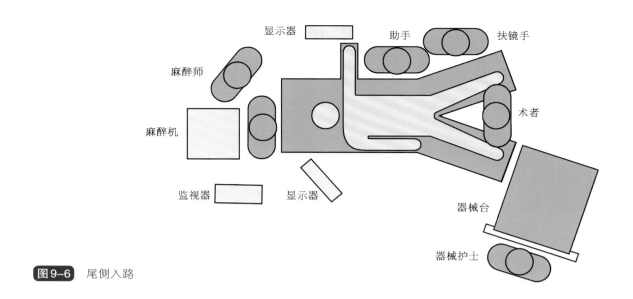

图9-6　尾侧入路

察孔；术者左侧站位，在左侧肋缘下3～5 cm锁骨中线（相当于横、结肠体表投影处）置入10～12 mm Trocar为术者主操作孔，左侧髂前上棘与脐连线中外1/3处置入5 mm Trocar为术者副操作孔；右侧对称点分别置入5 mm Trocar为助手操作孔（图9-7）。术者站在两腿之间，在左侧髂前上棘与脐连线中外1/3处置入10～12 mm Trocar为术者主操作孔，右侧对称点置入5 mm Trocar为术者副操作孔，两侧肋缘

下5 cm锁骨中线处置入5 mm Trocar为助手操作孔。

（四）中间入路的右半结肠切除手术主要步骤（以术者左侧站位为例，血管走行以肠系膜上静脉前方动脉后方为例）

1. 内侧游离

（1）切开结肠系膜与回肠系膜之系膜桥并进入正确Toldt间隙：患者头低足高并右高左低，精细调整体位，利用重力最大限度将空肠移至肠系膜上血管左侧，回肠自然位于盆腔，大网膜用肠钳上翻显露横结肠肠管。如果横结肠利用重力不能向头侧移动，助手利用肠钳钳夹横结肠腹侧系膜或横结肠肠管上提牵拉，盲肠自然位于右下腹，升结肠自然位于右侧结肠旁沟，充分显露手术野。内体位摆好后，要能够清楚地显露肠系膜上血管和回结肠血管走行以及升结肠系膜覆盖隐约可见的部分十二指肠（图9-8）。

初学者进行中间入路手术比较困难的是不能准确地进入Toldt间隙。良好的配合以及恰当的进入点是正确进入间隙的关键。下面根据术者切入的先后顺序分别进行操作介绍。

首先是扶镜手，右半结肠操作术野集中在腹腔右侧及中间位置，中间入路是以肠系膜上静脉为指引，由下向上逐步分离裸化肠系膜上静脉，切断结扎相应属支血管并清扫血管根部淋巴结，由内向外游

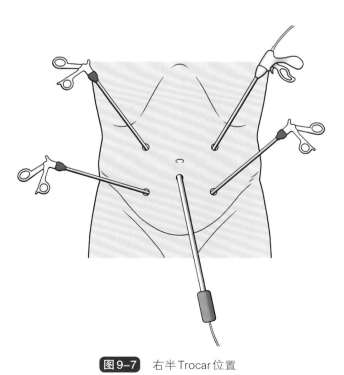

图9-7　右半Trocar位置

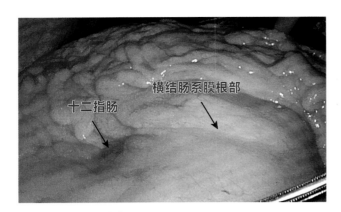

图9-8 显露右半结肠系膜平面

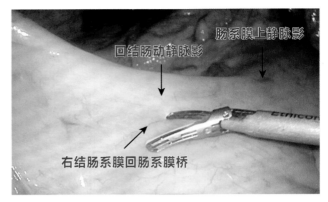

图9-10 无血管区打开系膜桥

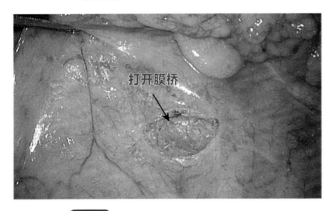

图9-9 显露回结肠血管及无血管区

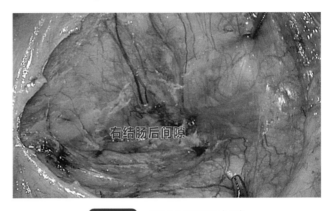

图9-11 拓展右结肠后间隙

离清扫肠系膜脂肪和淋巴结显露Toldt间隙。扶镜手将镜头由尾侧向头侧投射，肠系膜上静脉尽量垂直，手术开始时要将回结肠血管与邻近回肠血管之间的无血管区放置视野中央（图9-9）。

助手右手抓钳抓住回结肠血管中段，向右侧、尾侧及腹壁方向牵拉，使其与邻近回肠血管之间的系膜紧张；如果横结肠下垂明显影响视野暴露，助手左手钳可以钳夹横结肠中血管附近系膜向头侧牵拉，也可以不牵拉仅上推阻挡横结肠。

术者要明确辨认肠系膜上血管及回结肠血管的走行；助手将回结肠血管牵拉系膜紧张后，术者左手钳夹住邻近回肠血管附近系膜并与助手形成反向牵拉，这时三角形的无血管区域系膜会出现一个向后腹膜的弧形，即所谓的系膜桥，超声刀在回结肠血管与邻近回肠血管之间弧形顶点与回结肠血管根部连线切开肠系膜（图9-10），即可顺利显露出Toldt间隙的疏松组织。进入Toldt间隙后，要

向右侧、头侧、尾侧尽量拓展，在回结肠血管离断前，稍用力牵拉血管，形成类似"帐篷"效应，这样在分离后间隙时稳定性较好，可以为钝性分离腹膜后组织及器官形成良好的张力，建议尾侧尽量拓展到回盲部，右侧尽量拓展到生殖血管外侧腹膜系膜交界，头侧十二指肠降段大部分、部分十二指肠水平段及部分胰头显露，左侧拓展至肠系膜上静脉（图9-11）。

分离时钝锐性结合，钝性为主，动作轻柔，保持右半结肠系膜的光滑完整，助手协助术者维持系膜"帐篷"穹顶的适当张力，术者要避免损伤十二指肠、下腔静脉、右侧生殖血管、右侧输尿管，保持肾前筋膜的光滑完整。从肾前筋膜过渡到十二指肠，然后到胰腺表面，是分离的"上台阶"过程，在两个交界处，初学者要注意辨别十二指肠和胰腺的出现，避免分离过深，进入十二指肠后间隙或进入十二指肠与胰腺之间间隙。

（2）根部离断回结肠血管并清扫淋巴结：右半结肠腹腔镜手术，血管处理相对复杂，要遵循"小口慢咬、轻拨慢挑、钝锐结合、血管自现"的原则进行。在没有进行任何血管离断的情况下首先最大限度地拓展 Toldt 间隙后，就要由尾侧向头侧依次处理各分支血管并清扫淋巴结，进行顺利的关键是第一个要处理的回结肠血管。回结肠动静脉的发出位置、相互走行包括肠系膜上动静脉主干的相互位置都有很多变异情况，回结肠动脉大多数情况下位于肠系膜上静脉前侧、回结肠静脉头侧，但也有从肠系膜上静脉背侧或回结肠静脉尾侧走行的各种组合，这里不再赘述。血管的具体走行在术前的腹部 CT 阅片时基本可以明确判断，但初学者在进行根部分离前并不需要拘泥于对血管变异可能的分析。肠系膜上动静脉主干与紧邻回结肠动脉的回肠血管延长线右侧的所有系膜内血管都是可以根部离断的，避免误离断肠系膜上血管主干的关键是正确地辨认回结肠血管主干，不能把紧邻回结肠血管的回肠血管当成回结肠血管进行牵拉。

扶镜手将回结肠血管摆在视野中央略偏右并保持垂直，需要根据操作过程调整腹腔镜观察视角，观察方向要与术者左手器械保持一定夹角，不能与器械杆平行。

助手继续利用右手抓钳牵拉回结肠血管并保持适当张力，因为为了显露回结肠血管根部，术者要切开肠系膜上静脉表面系膜组织，因此需保持一定的张力，牵拉不能暴力，避免将血管交叉处撕裂，造成控制困难的出血。

术者左手分离钳钳夹肠系膜上血管左侧系膜并与助手形成对抗牵引，使静脉前方系膜保持张力，右手超声刀逐层剪开回结肠血管根部周围肠系膜及静脉前方系膜，暴露出回结肠静脉根部。初学者不能迅速准确地暴露血管根部的关键是切开的肠系膜上静脉前系膜过于靠患者右侧，当然是出于对避免损伤肠系膜上静脉的顾虑，其实上静脉主干的充分暴露才是避免损伤的关键。无论回结肠血管如何变异，顺着回结肠血管走行与肠系膜上静脉表面横

行切开系膜至静脉主干表面中间甚至左侧边缘，逐层切开血管鞘，注意要用超声刀的非工作刀头插入血管鞘，避免工作刀头接触血管，如果擅长使用分离钳，也可以用左手分离钳钳口弧形向血管撑开血管鞘，然后用超声刀切开，超声刀使用熟练者可以直接使用超声刀头进行鞘内分离。回结肠动静脉根部裸化 1 cm 左右就可以进行血管夹夹闭并离断，离断位置建议离静脉汇入点或动脉发出点 0.5 cm 左右，避免血管夹脱落止血困难。

（3）右结肠后间隙的继续拓展和右结肠血管、胃结肠静脉干以及中结肠血管的处理及相应淋巴结的清扫：回结肠血管离断后，肠系膜上静脉右侧的十二指肠水平段就可以完全显露，术者可以继续向头侧以及右侧继续拓展 Toldt 间隙。肠系膜上静脉主干继续向头侧裸化会经过一段无静脉血管汇入和动脉血管发出的外科干。由于回结肠血管根部通常位于十二指肠水平段的前方，接近十二指肠与胰腺交界处，肠系膜上静脉右侧和胰头前方的 Toldt 间隙游离的主要目的是从结肠系膜的背侧观察完整的胃结肠静脉干走行，而肠系膜上静脉表面血管鞘的继续切开裸化主要目的是暴露结肠中静脉的汇入点和结肠中动脉的发出点。之所以把胃结肠静脉干和右结肠血管以及中结肠血管的处理放在一起描述，是因为这部分血管变异很多，术前通过增强 CT 或血管成像掌握血管的走行变异固然重要，但如果没有相应的条件，掌握一般的处理规律可能更加有效。

体型较瘦的患者在术前通过结肠系膜前方的观察就可以较明显地发现结肠右血管或副右血管以及结肠中血管的走行，但如果结肠系膜较厚系膜前方的观察往往并不清晰明确。右结肠血管在拓展间隙时从结肠系膜后方比较容易发现，并可以通过血管走行的指引，向中线方向溯源定位胃结肠静脉干各分支的相互关系及根部汇入位置。当然也可以先从肠系膜上静脉表面分离出根部再寻找分支，初学者不建议使用这种顺序，因为中结肠血管的根部大部分情况下位于胃结肠静脉干根部的尾

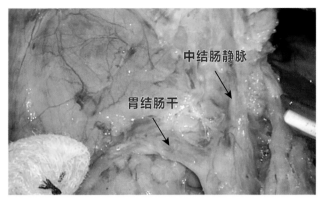

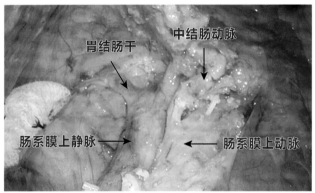

图9-12 分离显露胃结肠静脉干及中结肠血管

侧0.5～1cm，甚至靠近至同一水平，通过前方打开肠系膜上静脉血管鞘寻找分离各血管根部往往会造成辨认困惑，需要将发现的血管进行尽可能地从根部向远端裸化才能确认。所以右结肠动脉、胃结肠静脉干的走行尽量从系膜后方辨认，中结肠血管尽量从肠系膜上静脉前方辨认（图9-12）。

进行这部分操作，扶镜手要把肠系膜上静脉、胰头、十二指肠水平段放置水平位置，并以胃结肠静脉干根部及中结肠血管根部为视野中点上下左右移动，镜头要左右灵活转动调整血管两侧的视野。

助手左手抓钳钳夹中结肠血管中段并向腹侧头侧牵拉，右手抓钳根据血管清扫离断的进程调整位置向腹侧牵拉紧张结肠系膜，充分暴露Toldt间隙并保持右结肠动脉及胃结肠静脉干各分支的适当张力。分离胃结肠静脉干时助手牵拉力一定要适度，此处静脉分支发出位置极易撕裂造成出血并止血困难。

术者在回结肠血管离断后，肠系膜上静脉前方

要沿着静脉主干中间偏左侧继续向头侧打开血管鞘暴露中结肠血管及胃结肠静脉干根部，如果有右结肠动脉从肠系膜上动脉发出并在上静脉前方向右进入结肠系膜，可于根部离断并清扫周围淋巴结，当然右结肠动脉缺失很常见；结肠系膜后方继续拓展Toldt间隙，外侧头侧至升结肠肝曲的后方，向头侧暴露十二指肠降段、胰腺钩突和部分胰头表面，内侧暴露出外科干部分的肠系膜上静脉主干，右结肠静脉、胃网膜右静脉、胰十二指肠上前静脉及各自与胃结肠静脉干主干的关系。头侧血管根部Toldt间隙拓展发现胰十二指肠上前静脉汇入点就可以停止了，避免牵拉撕裂出血。在助手的良好的系膜牵拉暴露下，可以很明显地辨认出自右侧汇入静脉干主干的右结肠静脉、头侧汇入的胃网膜右静脉以及后下方汇入的胰十二指肠上前静脉。将右结肠静脉在汇入点前分离裸化上血管夹并离断，保留胰十二指肠上前静脉。部分患者右结肠静脉直接汇入肠系膜上静脉主干，则于其根部离断。如果不慎将胃结肠静脉干主干损伤，则需要将主干离断，并分别夹闭离断三个分支血管。

对于处理胃结肠静脉干和中结肠血管的先后顺序，建议初学者先处理胃结肠静脉干，一是中结肠血管先离断后牵拉系膜对胃结肠干各分支的拉力增大易出血；二是右结肠静脉离断后，助手可以将中结肠血管向腹侧牵拉接近垂直并将横结肠系膜中段完全展开，术者可以沿着胰腺表面、肠系膜上静脉表面向头侧继续拓展Toldt间隙，中结肠血管的前后左右都可以进行良好的显露。如果进行扩大右半结肠切除，在根部离断中结肠动静脉并清扫根部淋巴结（图9-13）；如果行标准的右半结肠切除，将中结肠动脉根部的淋巴结清扫并由根部向肠管裸化主干，根部离断中结肠动静脉右支并清扫周围淋巴结。中结肠血管大部分是动脉在尾侧，静脉紧邻动脉在头侧伴行，腹腔镜视野中静脉经常被动脉阻挡，需要调整系膜的牵拉角度和镜头的角度反复观察，要注意避免动脉超声刀损伤静脉。

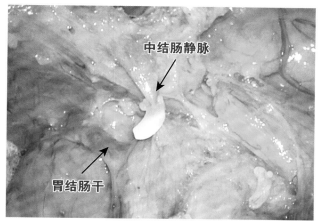

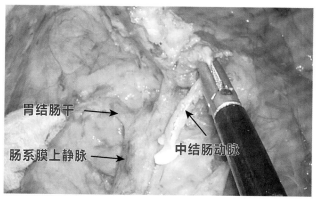

图9-13　离断中结肠血管

目标血管全部离断后，术者顺势沿着胰腺表面向两侧横行切开横结肠系膜，进入小网膜囊并可以观察到胃后壁。不必要继续沿着胰腺与横结肠系膜之间继续向头侧拓展系膜。

（4）处理胃网膜右血管并清扫幽门下淋巴结：结肠肝曲癌有4%～5%的胰头淋巴结转移和（或）胃网膜淋巴结转移可能，术中可以考虑行扩大右半结肠切除，切除肿瘤以远10～15 cm的胃大弯侧大网膜并清扫胃网膜动脉根部幽门下淋巴结。以经横结肠系膜下从尾侧向头侧分离为例，建议先将中结肠血管离断后再进行胃网膜血管处理，这样视野会更浅，更容易处理。

扶镜手主要以胰腺为参照物，将胰腺表面保持水平，将胰头、胰腺颈部及幽门下区域放置在视野中央。

中结肠血管处理完毕后，横结肠系膜已经没有附着点，助手左右手抓钳横结肠系膜向头侧腹

侧牵拉，同时将右侧胃网膜张紧，可以清楚地显示胰腺表面的胃网膜右静脉及其后处理的胃网膜右动脉根部。

术者在处理右结肠静脉时多数已经可以清楚看到胃网膜右血管的胃结肠静脉干汇入点，如果视野清晰，张力也可以很好地保持，此时处理胃网膜右静脉根部也可以。但由于中结肠血管对横结肠系膜的固定作用，横结肠系膜对超声刀的运用和镜头的观察有一定阻碍，可以先行处理中结肠血管，因为此时决定行扩大右半结肠切除，可以行中结肠血管根部离断。中结肠血管及胃网膜右静脉离断后，术者左手钳增加胃网膜静脉前横结肠系膜张力，右手超声刀可以钝锐性分离横结肠系膜与胃系膜之间的融合间隙，胃网膜右动脉显露良好，此时可进行汇入点附近的裸化离断。静脉离断后，沿着胰腺表面继续向右头侧胰头上缘游离，暴露胃网膜右动脉根部离断并清扫周围淋巴结（图9-14）。此时要避免损伤胰腺的包膜，注意观察十二指肠降段及幽门部与胰

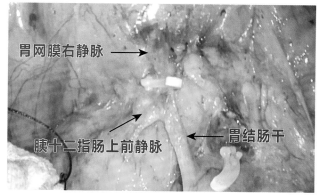

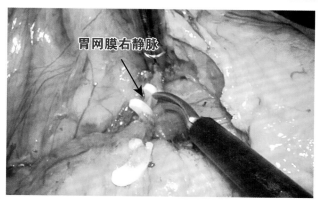

图9-14　离断胃网膜右血管

腺表面的连续性。

如果经尾侧向头侧操作有困难,可以将横结肠放下,助手将胃体向头侧腹侧牵引,术者左手牵拉大网膜,右手用超声刀沿胃大弯侧胃网膜血管弓距离幽门10 cm处横断胃网膜动静脉,沿弓内向幽门侧清扫淋巴组织到达胃网膜右动脉根部,离断并清扫淋巴结。在处理胃网膜血管时,可将患者体位调整至头高足低以便于暴露。

2. 外侧周围游离 右半结肠系膜血管完全处理结束,Toldt间隙也得到了充分的系膜下拓展,横结肠系膜也已经横断进入了小网膜囊,此时只剩下右髂窝回盲部、右侧结肠旁沟和结肠肝曲的游离。首先调整体位成头低足高、右高左低的左后斜位,助手将回盲部及末端回肠向头侧左侧牵拉,使之平面展平,充分显露系膜与后腹膜的融合,术者用超声刀切开该融合并与内侧已拓展的Toldt间隙贯通。之后沿右侧结肠旁沟向上逐步打开结肠与侧腹膜的融合,继续向上向左游离结肠肝曲并与之前已完全游离的横结肠后间隙贯通,至此右半结肠已完全游离完毕。

二、尾侧入路根治性右半结肠切除术

对尾侧入路的右半结肠切除术的筋膜层次的认识来自对胚胎发育时期肠管旋转过程以及其系膜与腹膜的相互关系的理解。在胚胎发育过程中,大肠的背侧肠系膜发生了以肠系膜上动脉为中心的逆时针旋转。

在Gillot教授的外科干理论提出后,右半结肠癌根治术中对升结肠的淋巴结清扫慢慢形成两种基本观点。其一是以清除升结肠动脉根部的主淋巴结的程度来评判;另一种观点则主张以清除外科干的程度来评判。因为升结肠血管的诸多解剖变异,怎样准确地找寻淋巴结也是术中需要慎重对待的问题。

(一) 适应证

腹腔镜右半结肠根治性切除术适用于治疗阑

尾、盲肠、升结肠癌;腹腔镜右半结肠扩大根治术适用于结肠肝曲癌。

(二) 禁忌证

包括:① 相对手术禁忌:肿瘤直径＞6 cm和(或)伴有周围组织广泛浸润或无法充分减压的肠梗阻;BMI≥30的重度肥胖患者;腹部内粘连严重无法提供足够手术操作空间者;右半结肠癌合并急性梗阻和(或)穿孔等急症手术及心肺功能不良者。② 绝对手术禁忌:全身情况不良,虽经术前对症支持治疗仍不能纠正或改善者;有严重心、肺、肝、肾疾患而不能耐受手术者。

最终判断能否行腹腔镜右半结肠手术依靠术中腹腔镜探查的结果。对于腹腔镜下难以完成的病例应及时改行开腹手术。

(三) 手术体位及腹腔镜Trocar孔的位置

患者一般采取仰卧双下肢外展位,左上肢内收(以便术者及助手站位)。手术开始后体位调整至头低足高并右高左低。术者位于患者两腿之间,第一助手位于患者左侧,扶镜手站位于患者左侧紧邻第一助手,器械护士位于患者右侧。

常用五孔法。脐下缘放置直径12 mm Trocar(A孔),充气后置入30°腹腔镜作为观察孔。左侧肋缘下3 cm锁骨中线处(B孔)以及右侧对称点(C孔)各置入5 mm Trocar为助手操作孔,左侧髂前上棘与脐连线中外1/3处(D孔)置入12 mm Trocar为术者操作孔,右侧对应点(E孔)置入5 mm Trocar为术者副操作孔。

(四) 尾侧入路的右半结肠切除手术主要步骤

1. 游离右结肠后间隙平面 患者取头低足高左倾位,将小肠向左侧腹推送,升结肠向腹外侧翻转,网膜以及横结肠向头侧翻转,显露升结肠原始肠管旋转后其系膜与后腹膜融合、固定时形成的"黄白交界线",切开交界线,进入Toldt间隙(右结肠后间隙),头侧显露十二指肠水平段,右侧至生殖血管外侧,左侧至肠系膜上静脉(SMV)右侧,充分暴露右结肠后间隙,注意找准筋膜间隙,保持升结肠系膜和腹膜下筋膜深叶(原先称为肾前筋膜)的完整,避免损伤十二指肠、右侧输尿管以及生殖血管。

2. 肠系膜上血管及其右侧属支的解剖与相应淋巴结的清扫(由尾侧向头侧)　以SMV/SMA在腹膜后的体表投影为航标,助手牵拉紧张回结肠血管蒂,超声刀打开回结肠血管系膜和小肠系膜的融合部,与之前游离的右结肠后间隙贯通。

超声刀沿着肠系膜上静脉右侧表面剪开前方系膜,解剖暴露回结肠血管,清扫其根部淋巴结,并于回结肠静脉汇入肠系膜上静脉0.5 cm处用Hemolock钳夹、离断血管。由于尾侧入路的右半结肠切除术已经事先打开并扩展了右结肠后间隙,因此,处理完回结肠血管后由尾侧向头侧继续裸化解剖SMV的右侧以及表面,清扫外科干周围淋巴结,逐渐解剖显露胃结肠共干及其附属分支:右结肠静脉、胃网膜右静脉、胰十二指肠上前静脉、右结肠副静脉,此处解剖变异多,需要仔细分离辨认,防止出血并清扫周围淋巴结。分别在右结肠静脉、胰十二指肠上前静脉、右结肠副静脉根部予以钳夹、离断。在肠系膜上动脉发出的右结肠动脉分支水平部清扫肠系膜上动脉周围淋巴结,并在右结肠动脉根部予以钳夹、离断。继续沿肠系膜上动、静脉向上解剖,显露结肠中动、静脉及其左、右分支,清扫结肠中动、静脉根部淋巴结,并在结肠中动脉右支根部予以钳夹、离断。如肿瘤位于肝曲,应扩大切除范围,于结肠中动、静脉根部清扫淋巴结并在其根部予以钳夹、离断。清扫相应淋巴结,如NO.203 LN、NO.213 LN及NO.223 LN。

3. 横结肠后间隙的分离　由内向外、由下向上,以Toldt融合筋膜、横结肠系膜与胰十二指肠融合筋膜的下层间隙为平面,进行右结肠后间隙和横结肠后间隙的剥离,完整切除结肠系膜的前后叶并清扫系膜内的淋巴结及脂肪组织。如癌肿侵犯肾前筋膜,将其局部肾前筋膜一并切除。

4. 横结肠上区手术　如行标准右半结肠切除术,则于胃大弯血管弓中点外无血管区剪开胃结肠韧带,进入网膜囊。向右侧继续切断胃结肠韧带,沿胃系膜与结肠系膜之间的融合筋膜上层将二者分开,继续向右延长切口直至离断肝结肠韧带,向尾侧延长切口并离断胰十二指肠前筋膜可与横结肠后间隙相通。

如需行扩大右半结肠根治性切除术,则紧贴胃大弯胃网膜血管弓内的无血管区切开胃结肠韧带,进入网膜囊。向右侧切断胃网膜血管诸分支,并沿胃系膜与结肠系膜之间的融合筋膜上层将二者分开,清除幽门下淋巴结,继续向右延长切口直至离断肝结肠韧带,向尾侧延长切口并离断胰十二指肠前筋膜可与横结肠后间隙相通。

5. 右半结肠周围游离　尾侧入路右半结肠切除术由于在手术开始游离右结肠后间隙平面时已经充分游离了回盲部以及升结肠的背侧,因此,此时只要从肝结肠韧带部开始离断结肠系膜和右侧腹膜融合形成的黄白线直至回盲部,使之与右结肠后间隙完全贯通,右半结肠得到完全游离。

三、标本取出以及肠切除吻合

术者可根据切除范围在腹腔内沿回结肠动静脉向尾侧回肠肠管方向游离,结扎切断相应的回肠系膜和血管,直至欲切除的回肠吻合边缘,此时注意保护小肠血管弓,保护回肠吻合口的血供。取长约5 cm的上腹正中或绕脐纵行切口,置入小切口保护套保护切口全层,卵圆钳取出回盲部,渐次从切口拖出升结肠、结肠肝区以及横结肠以及大网膜。一般将末端回肠10 cm处以及横结肠距离肿瘤约10 cm处作为预定切除线。根据术者习惯可用吻合器行肠管侧侧吻合、端侧吻合或者人工行端端吻合。注意吻合时注意小肠及结肠不要扭转,系膜保持平面和水平的一致性,防止发生吻合后的肠扭转。吻合口可间断行浆肌层加固。检查肠管无活动性出血,可连续缝合关闭小肠结肠系膜裂孔,也可不关闭系膜裂孔(长海医院肛肠外科右半结肠癌切除术后通常不关闭系膜裂孔），回纳全部肠管。切口保护套予以手套套扎密封后重建气腹，理顺肠管，温热的"生理盐水"或"注射用水"冲洗腹腔，腹腔镜直视下检查创面无活动性出血，于升结肠旁沟和肝脏下方至文氏孔放置负压引流管一根，经右下腹穿刺孔引出，丝线固定于皮肤。关闭正中切口以及穿刺孔，术毕。

（邢俊杰　王治国　胡志前）

第三节　腹腔镜根治性左半结肠切除术

腹腔镜下左半结肠切除术技术层面来说就是在乙状结肠游离的基础上继续向头侧游离结肠脾曲。本章节将重点讲解左半结肠切除的手术步骤和技术要点。头侧入路直肠癌根治术是上海交通大学医学院附属瑞金医院郑民华教授提出的术式，而采用头侧入路的方法来进行左半结肠切除术可以进一步提高血管根部淋巴结清扫以及肠管牵拉后间隙游离的速度，比经典的中间入路更有优势。

（一）适应证

腹腔镜根治性左半结肠切除术适用于治疗结肠脾曲、降结肠和降乙交界结肠癌。

（二）禁忌证

包括：① 肿瘤直径＞6 cm 和（或）与周围组织广泛浸润；② 左半结肠癌的急诊手术（如急性肠梗阻、穿孔等）；③ 腹腔严重粘连；④ 重度肥胖；⑤ 全身情况不良，虽经术前营养支持仍不能纠正或改善者；⑥ 有严重心、肺、肝、肾疾患而不能耐受手术。

（三）术前准备

（1）术前1天流质饮食，术前1天下午开始口服泻药（硫酸镁或者复方聚乙二醇电解质散）；服用泻药后大便未排净者，可加用温生理盐水清洁灌肠。

（2）术前30分钟至1小时经静脉给予头孢呋辛1.5 g预防手术部位感染。

（四）麻醉

气管插管全身麻醉，也可联合应用全麻加连续硬膜外麻醉，可以缩短术后苏醒的时间。术前行手术部位的局部神经阻滞可以减轻患者术后切口的疼痛以及术后的胰岛素抵抗程度，加快患者康复。

（五）体位

常用的体位采用仰卧，双下肢外展，左上肢外展，右上肢附于体侧（图9-15），头低足高并左高右低体位。术者可以根据自己的习惯和医院的手术室条件进行选择。

（六）Trocar孔位置的选择、手术人员的站位和设备放置

1. Trocar孔位置的选择　上海长海医院肛肠外科常用五孔法。脐上缘或脐上2 cm放置直径12 mm Trocar，充气后置入30°腹腔镜作为观察孔。右下腹麦氏点下内侧置入12 mm Trocar为术者的主操作孔；右侧锁骨中线脐上1～2 cm点置入5 mm Trocar为辅助操作孔（可根据肿瘤位置适当调整）。左侧髂前上棘与脐连线中外1/3处置入5 mm Trocar为助手主操作孔，左侧锁骨中线脐上1～2 cm点置入5 mm Trocar为助手副操作孔，对于肥胖、身高较高的患者游离脾曲时可在剑突下3～4 cm增加5 mm Trocar孔（图9-16）。

2. 手术人员的站位　术者和扶镜手位于患者右侧，第一助手位于患者左侧，器械护士位于患者右

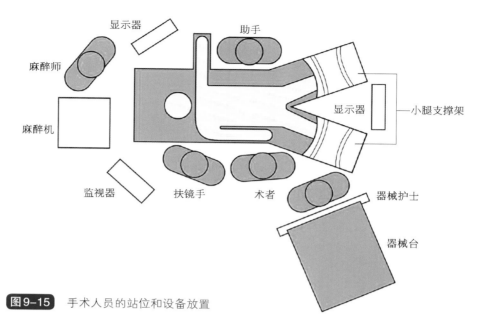

图9-15 手术人员的站位和设备放置

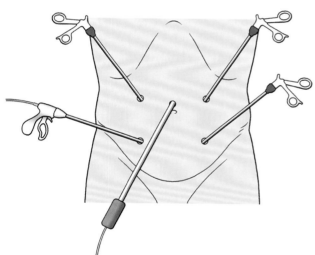

图9-16 腔镜套管位置选择示意图

侧（图9-15）。

3. 设备放置 腹腔镜设备装有图像监视系统，另配置有光源、摄像系统、充气装置及冲洗装置，一般放在患者尾侧外展的双下肢之间。

（七）手术相关解剖和手术切除范围

1. 手术相关的解剖 肠系膜下动脉是较为恒定的血管，而左半结肠的血流基本都来自左结肠血管，如果供应降结肠的左结肠动脉血流缺失，则需要考虑来自SMA的血流供给。结肠脾曲的血供一般

来自中结肠动脉的横结肠支。按照法国Perlemuter教授的正方形模型对结肠癌手术的定义，如果手术仅仅处理一支主要血管，则是区域切除；如果同时处理两支结肠动脉则是半切除术。因此，左结肠切除术是主要处理左结肠动脉的术式，而左半结肠切除术是以处理左结肠动脉以及结肠中动脉的横结肠左支为主的术式。

结肠脾曲是指从横结肠左侧1/3到降结肠起始段，该部的分离是左半结肠手术的重点和难点，如果能准确理解筋膜结构操作可以相对容易。横结肠系膜根部位于胰腺体尾部的尾侧，在胚胎肠管旋转过程中，背侧肠系膜开始和横结肠系膜并无关联，而在旋转结束时，第4层背侧肠系膜和横结肠系膜腹侧叶形成融合筋膜。因此，结肠脾曲部的临床解剖可以理解为横结肠和大网膜的关系、降结肠和腹膜下筋膜深叶的关系，以及左结肠横膈韧带和结肠脾韧带之间的关系这三个部分。

2. 手术切除范围 见图9-17、9-18。

（八）手术步骤

1. 腹腔探查

（1）腹腔探查的顺序：按顺时针探查，回盲部、阑尾、升结肠、结肠肝曲、肝脏、胆囊、横结肠、大网

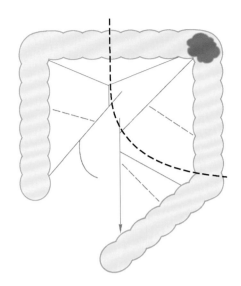

图9-17 脾曲手术切除范围

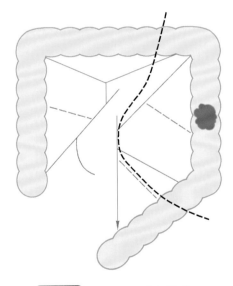

图9-18 降结肠手术切除范围

膜、降结肠、乙状结肠、膀胱顶、膀胱直肠陷窝或子宫直肠陷窝、子宫及双侧附件、空肠及回肠。探查时需特别注意粘连、充血、水肿、脓液及包块。

（2）确定肿瘤的位置：左半结肠肿瘤腹腔镜下有时很难确定肿瘤位置，特别是肿瘤不大的情况下。所以，必须在术前进行标记和定位。一般可采用金属夹法：金属夹常规紧邻病变的尾侧并且需要牢固固定并拍X线片，一般在术前一天内完成。如果肿瘤比较小可采用纳米碳或印度墨注射法，肠镜下将印度墨注射于肿瘤周围正常黏膜下，术中可见肿瘤部位黑墨的印迹，由于印度墨会引起组织水肿，所以这个操作最好在术前2小时进行。

术中探查完毕后定位肿瘤位置，如肿瘤较小或位于系膜侧，标记亦无法明确肿瘤位置，可行术中肠镜检查，准确定位肿瘤位置后再行手术。术中操作时，尽量避免器械直接接触肿瘤，防止肿瘤细胞的播散。

（3）体位的调整：进入腹腔后通常采用头低脚高右倾的体位，此体位可以使小肠向右上腹移动，有利于术野的显露。

2. 手术入路　腹腔镜左半结肠切除术从手术入路方面来说可采用外侧入路、中间入路。一般采用符合不接触隔离原则的中间入路，先分离结扎血管，再分离结肠系膜，更加符合肿瘤根治的不接触原则，防止操作挤压导致肿瘤细胞随血液播散。手术中尽量采用锐性分离，始终维持在左侧Toldt间隙内解剖，不仅可减少出血，而且可避免输尿管损伤及保护神经，这是CME的关键，从而能保证结肠系膜的完整性。

目前通常有两种方法进入左侧Toldt间隙：① 对于位于降结肠的进展期肿瘤，通常以IMA（肠系膜下动脉，inferior mesenteric artery）为引导，将乙状结肠系膜向上牵拉，使之呈扇面状，然后在骶岬处切开乙状结肠系膜根部进入左侧Toldt间隙并向头侧、外侧拓展此间隙。在向头侧拓展时，以腹主动脉分叉为标志，向上分离并找到IMA。此时，IMA是Toldt间隙向头侧拓展的刚性障碍，根据肿瘤位置可在根部将其离断。② 对于结肠脾曲的肿瘤，则以左结肠动脉为引导。提起左结肠系膜，在肠系膜下血管蒂处切开结肠系膜进入Toldt间隙，沿IMA寻找左结肠动脉，在根部予以结扎切断，再向头侧及外侧扩展间隙。而本文所介绍的头侧中间入路则是使用以IMV（肠系膜下静脉，inferior mesenteric vein）为引导的方法，即在十二指肠空肠曲左侧缘打开Treitz韧带，可见蓝紫色的IMV，在此处裸化IMV后将其结扎切断，再由此从上方进入左侧Toldt间隙。这种方法更易显露并进入间隙，特别是对于不易找到左结肠血管的肥胖患者，此方法可避免因系膜太厚而进入错误的层面。

（1）寻找IMV并进入左结肠后间隙：术者用无损伤钳将网膜及横结肠向头侧翻转，小肠向右侧腹推送以显露十二指肠空肠曲，助手左手反手用无损伤钳协同术者将左侧结肠系膜向腹侧提拉以紧张左侧结肠系膜，右手反手用无创钳推挡小肠以充分显露视野。术者用超声离断十二指肠空肠曲左侧缘的筋膜和韧带，此时可见蓝紫色的IMV（图9-19），沿IMV进行清扫，裸化IMV后于根部将其离断。然后使用钝锐结合的方法将左结肠系膜推向上方进入左结肠后间隙（左结肠系膜和肾前筋膜之间的融合筋膜间隙，Toldt间隙）（图9-20）。

（2）拓展左结肠后间隙：助手左手无创钳反手钳夹上提左结肠系膜，使其充分紧张，术者用超声刀往背侧推剥Gerota筋膜以保护左侧输尿管和生殖血管（图9-21），并向头尾两侧以及左外侧拓

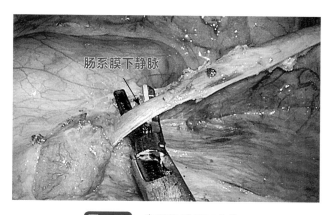

图9-19　离断肠系膜下静脉

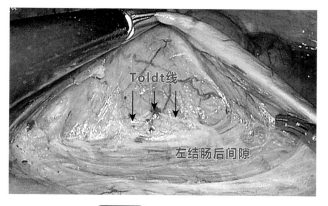

图9-20　左结肠后间隙

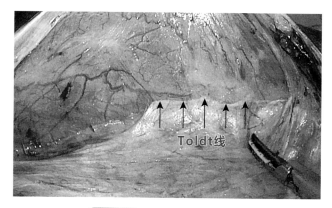

图9-21　拓展左结肠后间隙

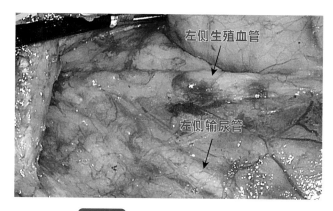

图9-22　左侧输尿管及生殖血管

展，头侧可至胰体尾部下缘横结肠系膜根，外侧可达黄白线，尾侧达IMA根部，并清扫IMA根部的253组淋巴结，根据肿瘤的部位离断动脉；若肿瘤位于结肠脾曲或横结肠近脾曲，则离断左结肠动脉、部分患者需离断结肠中动脉左支。若肿瘤位于降结肠或降乙交界，则视情况离断IMA并清扫IMA根部253组淋巴结。注意保持左半结肠系膜以及Gerota筋膜的完整性以免损伤肠系膜下神经丛、左侧生殖血管以及左侧输尿管。左侧输尿管是从左侧生殖血管内侧走向外侧，此处是较易损伤的部位（图9-22）。

（3）处理中结肠血管：在向头侧拓展左结肠后间隙至胰体尾部下缘横结肠系膜根后（图9-23），将横结肠系膜沿着胰体表面向右侧剪开至胰颈下缘附近，显露结肠中动脉的横结肠支（左支）予以夹闭并离断。如果行扩大根治术则在结肠中血管根部钳夹切断。

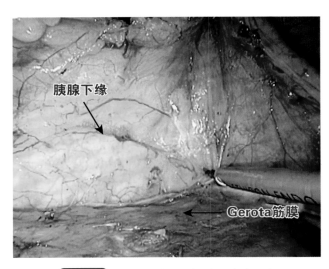

图9-23 拓展左结肠后间隙至胰腺下缘

（4）脾曲的游离：结肠脾曲的游离是腹腔镜左半结肠切除术的难点。笔者结合自身经验总结出以下游离脾曲四步法。

1）深部拓展（自下而上）：在向头侧拓展Toldt间隙至胰腺下缘后，切开横结肠系膜进入横结肠后间隙（图9-24）。此处横结肠系膜左份与胰腺愈着范围较小，在保持张力的前提下，靠近胰腺表面用超声刀逐步切开横结肠系膜，可轻松将横结肠系膜与胰腺分离，并可在此处进入网膜囊，在此过程中注意避免损伤胰腺。同时在处理这部分时，可尽量将分离平面向外侧拓展，争取将胰尾与结肠系膜分离，这样当从外侧分离时可以避免损伤胰脾尾部。

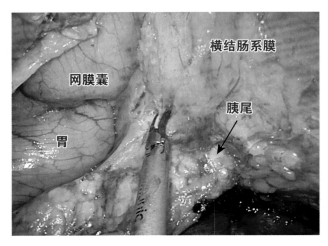

图9-24 切开横结肠系膜

此步骤已在处理中结肠血管时完成。

2）胃结肠韧带离断（从右往左），根据肿瘤位置，在横结肠左侧1/2或1/3处切开大网膜，继续向上分离打开胃结肠韧带，然后沿胃大弯血管弓向左侧继续离断胃结肠韧带至结肠脾曲。标准左半切除只需在胃网膜弓外切开胃结肠韧带至脾结肠韧带，保留胃网膜左血管弓（图9-25）。如行扩大左半结肠根治术，则于胃网膜弓内游离并离断所有网膜左血管分支，直至根部切断胃网膜左血管。

3）侧方游离（从左往右），助手将乙状结肠向右内侧牵拉，术者切开乙状结肠第一曲外侧与左侧腹壁的粘连，沿着乙状结肠系膜与左侧腹壁间"黄白交界线"向上分离（图9-26），直至切断膈结肠韧带，将结肠外侧至脾曲从侧腹壁上游离下来。如深部拓展进行得比较顺利，在正确平面中将结肠及其系膜充分游

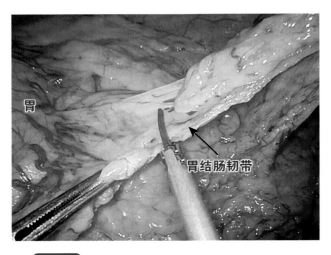

图9-25 打开胃结肠韧带并保留胃网膜左血管弓

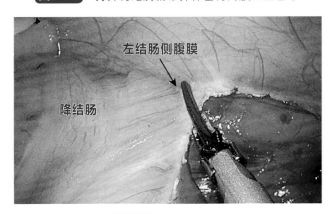

图9-26 黄白交界线

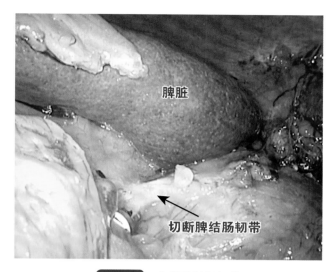

图9-27　离断脾结肠韧带

离,则此步骤可沿Toldt线如同剪一张薄薄的纸一样一直向上切断侧腹膜,将结肠从腹后壁游离下来。

4)脾结肠韧带的离断(从上往下)(图9-27),将已从侧腹壁上游离下来的降结肠牵向右下方,超声刀自上而下逐步离断脾结肠韧带,使脾曲完全游离。在整个四步法的过程中,助手牵引暴露时注意用力轻柔,避免用力过猛导致脾包膜撕裂而引起大出血。此外,在游离过程中可利用重力因素根据需要灵活调整患者体位和术者站位,利于术野的暴露和提高操作效率。

(5)标本取出及肠管吻合:根据肿瘤位置及大小,于左侧腹壁或腹部正中绕脐作长3~4 cm切口,放置塑料保护套保护切口,将游离的肠段及系膜提出腹腔外,于肿瘤两侧约10 cm处切断结肠及相应结肠系膜,行结肠间的端端、端侧或侧侧吻合。为避免吻合时结肠长度不足造成吻合后肠管张力过大,应充分游离乙状结肠及横结肠,如有必要可将结肠肝曲一并游离。特别对于横结肠靠近脾曲的肿瘤,切除后会存在近端结肠过短的情况,勉强拉下吻合后肠管可能会压迫十二指肠引起梗阻,同时在有张力的情况下会造成吻合口愈合不良,从而造成吻合口漏的发生。为避免在有张力的情况下勉强吻合,一方面需要充分游离肝曲,另一方面可选择在空肠系膜的无血管区开口,使近端结肠穿过小肠系膜,从而完成无张力吻合并避免压迫十二指肠,至今笔者采用该手术方法完成左半结肠肿瘤切除吻合20余例,均获得良好手术效果。同时,在行结肠端侧吻合的过程中,术者需要用来做"侧"的结肠肠壁在吻合器的头端保持肠壁平整,与吻合器贴合良好,术者可用左手示指始终在吻合器下方保护肠管,使肠壁保持平整,然后再将引导杆旋出并引入抵钉座完成吻合,从而避免吻合时因肠壁皱褶重叠而引起术后吻合口狭窄。

(6)清理术野及关腹:关闭辅助切口后再次建立气腹,理顺肠管防止扭曲和内疝等发生,冲洗腹腔,于左上腹穿刺孔放置负压引流管经左结肠旁沟至盆腔,退镜并关闭各穿刺孔。

(张　卫　王治国　胡志前　朱晓明)

第四节　腹腔镜全大肠切除术

腹腔镜全大肠切除术在文献报道中较少,这与手术操作复杂、难度大、手术时间长等因素有关,另外也受到手术适应证的限制。腹腔镜全大肠切除术主要用于家族性腺瘤性息肉病、溃疡性结肠炎、遗传性非息肉病性大肠癌和大肠多原发癌等疾病的治疗。手术切除的范围广、难度大。当此术式用于大肠多原发癌的治疗,因涉及清扫多个肿瘤区域的淋巴结,难度更大,对术者的腹腔镜操作技术要求很高。全大肠切除术其实是一种组合术式,即低位直肠前切除术+左半结肠切除术+横结肠切除术+右半结肠切除术,最后行回肠-肛管吻合术。因患者术后控便功能差,大便次数多,一般还需要同时制作回肠 J 型贮袋。所以笔者建议，在熟练掌握腹腔镜结直肠切除术（包括低位直肠切除术和左半结肠、横结肠、右半结肠切除术）的基础上，取得了丰富的手术经验之后，再尝试开展此术式。手术方式可以选择顺时针方向，依次游离右半结肠、横结肠、左半结肠和直肠；也可以选择逆时针方向进行，即依次游离直肠、左半结肠、横结肠和右半结肠。具体选择哪一种方式可以根据术者自己的经验和习惯来定。目前，国内外绝大多数学者认为，手术步骤按逆时针方向进行比较方便。另外，选择合理的 Trocar 位置也很重要，既可方便操作、节省时间、保证手术的顺利进行，又可减少 Trocar 的数量，减轻手术创伤。目前多数学者行直肠手术时，在右下腹 Trocar 做主操作孔。在行横结肠切除术和右半结肠切除术时，选择左上腹 Trocar 做主操作孔，使大部分穿刺孔可以兼顾上下腹手术，而且完成整个手术只需要 5 个 Trocar 孔。

（一）适应证

（1）家族性腺瘤性息肉病。

（2）溃疡性结肠炎。

（3）遗传性非息肉病性大肠癌。

（4）大肠多原发癌。

（5）部分严重的顽固性便秘等。

（二）禁忌证

（1）肿瘤直径＞6 cm、周围组织广泛浸润和腹膜广泛转移者。

（2）腹腔严重粘连。

（3）肿块固定或侵犯邻近器官并形成内瘘。

（4）可能导致难以控制出血的情况，如门静脉高压症、凝血功能障碍等。

（5）巨大膈疝或腹外疝，结肠解剖异常。

（6）重度肥胖。

（7）全身情况不良，虽经术前治疗仍不能纠正者。

（8）不能耐受长时间全麻及气腹者，如严重的心、肺、肝、肾等主要脏器功能不良。

（9）伴有肠梗阻和明显腹胀或肿瘤穿孔并腹膜炎。

（三）术前准备

1. 术前检查　详见腹腔镜直肠癌根治性切除术。

（1）由于手术时间较长，应特别注意评价心肺功能和对气腹的耐受性。

（2）因为该术式对肛门的控便功能影响较大，有条件的医院，术前最好行肛肠测压检查，了解患者的控便功能，控便功能差的患者不宜行该术式，可以考虑行全大肠切除术或者末端回肠造口术。

2. 肠道准备

（1）术前 1 天流质饮食，术前 1 天下午开始口服泻药（硫酸镁或者复方聚乙二醇电解质散）；服用泻药后大便未排净者，可加用温生理盐水清洁灌肠。

（2）术前不需要口服抗生素清洁肠道。

（3）中低位直肠癌侵犯阴道者，术前建议行阴道冲洗。

3. 合并症的处理

（1）纠正低蛋白血症和贫血，血红蛋白＜70.0 g/L 者，应输红细胞悬液纠正贫血。

（2）白蛋白＜30.0 g/L 者，应纠正至＞30.0 g/L，必要时给予静脉营养支持治疗。

（3）如有高血压、糖尿病等其他合并疾病，需纠正治疗至可耐受手术范围。

4. 其他准备

（1）常规准备开腹器械，准备中转开腹时使用。

（2）在麻醉状态下，插胃管与留置气囊导尿管。

（3）术前 30 分钟至 1 小时经静脉给予头孢呋辛 1.5 g 预防手术部位感染。

（四）麻醉

可以选择气管插管全身麻醉，或者硬膜外麻醉加气管插管全身麻醉。

（五）体位

患者取截石位，两腿尽量放低，以免影响手术操作，同时双腿分开60°（可站立一人的宽度）。双侧上肢均收于身体两侧，这样方便术者和扶镜手变换位置。根据手术进程调整体位，游离乙状结肠时采用头低脚高位右侧倾斜，游离横结肠时则需头高脚低位；游离左半结肠、脾曲时采用左高右低位，游离右半结肠、肝曲则采用右高左低位。体位改变可以使小肠移向低位，有利于术野的显露。

（六）Trocar孔位置的选择、手术人员的站位和设备放置

腹腔镜全大肠切除术手术中游离的范围较广，手术中术者可根据手术的需要灵活调整或增加手术Trocar的放置，以保证手术安全、顺利进行。腹腔镜全大肠切除术可采用5～6个穿刺切口，一般位于脐、右上腹、右下腹、左上腹、左下腹。脐部切口常为观察孔，但根据手术进程也可改用其他穿刺切口为观察孔。选择Trocar的位置比较灵活，不拘一定之规，可根据个人的操作习惯适当调整。总的原则是：利于操作，兼顾左右、上下。

观察孔位置可选在脐上1 cm处，置入10 mm的Trocar，用于放置腹腔镜。其余4个Trocar的位置：左侧肋缘下3 cm锁骨中线处以及右侧对称点各置入Trocar为助手操作孔，左侧髂前上棘与脐连线中外1/3处置入12 mm Trocar为术者操作孔，右侧对应点置入12 mm Trocar为术者副操作孔（图9-28）。

为了便于更换镜头和超声刀Trocar的位置，建议除右上腹以外的其他穿刺口均采用10 mm或12 mm。腹腔镜手术的优势之一就在于Trocar的位置灵活多变，方便手术操作，如果我们术中发现由于解剖变异或病变本身的因素导致现有Trocar位置不利于完成手术，可重新放置Trocar，以便确保手术安全。

术者和助手的位置应根据手术部位调整。术者起始站位与右半结肠切除术相同，术者站在患者的左侧，扶镜手站在术者左侧，第一助手站在患者

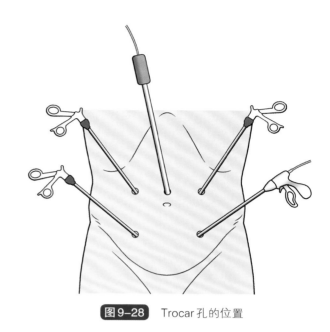

图9-28　Trocar孔的位置

的右侧（图9-29）。腹腔镜全大肠切除术需2～3台监视器，位于手术台的两侧，并根据情况移动监视器位置。

（七）手术相关解剖和手术切除范围

手术相关解剖在腹腔镜直肠癌根治性切除术、腹腔镜左半结肠切除术和腹腔镜右半结肠切除术等章节中都进行了描述，本章节不再赘述。

通常按照盲肠→升结肠→横结肠→降结肠→乙状结肠→直肠的顺时针方向顺利游离。应游离一段、检查一段，避免重复暴露一个视野，有助于缩短手术时间，并保证了手术的连贯性。

也可按直肠→左半结肠→右半结肠→横结肠会师。这样做先处理肠系膜下动脉和肠系膜下静脉，然后游离直肠，接着游离左半结肠，并在根部结扎切断中结肠血管。然后沿着肠系膜上血管，从下往上依次处理回结肠血管和右结肠血管，最后从回盲部开始从下往上游离右半结肠。

（八）手术步骤（含术者、第一助手和扶镜手的技术要点）

腹腔镜全大肠切除术的游离结合了腹腔镜低位直肠前切除术、腹腔镜左半结肠切除术和腹腔镜

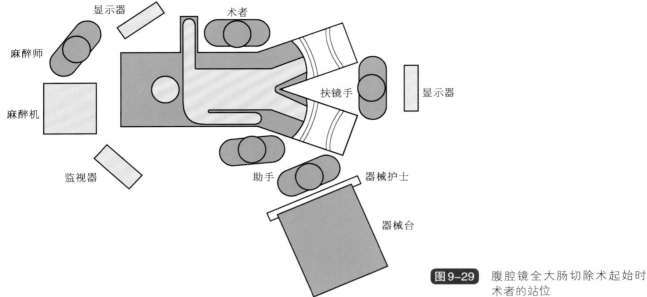

图9-29 腹腔镜全大肠切除术起始时术者的站位

右半结肠切除术三种方法,这三种术式的手术步骤在其他章节中都有详细的描述,本章节将重点阐述腹腔镜全大肠切除术的手术游离顺序、不同场景的过渡及对血管处理的不同之处。本章节以腹腔镜根治性全大肠切除术为例介绍,术者可根据患者实际情况调整手术清扫范围,对于未癌变的家族性腺瘤性息肉病和溃疡性结肠炎等良性疾病,不必行淋巴结清扫,不必在根部离断血管。

1. 探查腹腔 建立气腹,放置好Trocar后,经脐部置入30°腹腔镜常规探查腹腔,了解腹腔内脏器的情况,明确结肠疾病的性质和范围,应注意肿瘤部位的浆膜是否受侵犯、肿瘤有无明显转移、是否有肝转移以及有无腹腔种植转移等。

2. 右半结肠的内侧游离

(1)切开回结肠血管下缘系膜进入Toldt间隙:调整患者的体位为头低脚高左侧倾斜位,术者站于患者左侧;扶镜手位于患者两腿之间;助手位于患者右侧。助手右手抓钳向右尾侧并腹侧牵拉回结肠血管,术者右手持超声刀切开回结肠血管下缘的结肠系膜。由此进入Toldt间隙,在此间隙间向头侧扩展至十二指肠水平段,向右扩展至右生殖血管外侧,向左扩展至肠系膜上静脉左侧。注意避免损伤十二指肠、下腔静脉、右侧输尿管和生殖血管。

(2)在根部离断回结肠血管:紧贴肠系膜上静脉的左侧用超声刀剪开前方系膜,解剖暴露回结肠静脉,清扫其根部淋巴结,于汇入肠系膜上静脉0.5 cm处夹闭、切断。回结肠动脉由肠系膜上动脉发出后多于回结肠静脉头侧跨过肠系膜上静脉,与静脉伴行或从静脉尾侧跨过肠系膜上静脉也可见到,少数情况下回结肠动脉可从肠系膜上静脉背侧穿过。仔细辨认回结肠动脉后裸化回结肠动脉,清扫其根部淋巴结,于根部夹闭、切断。

(3)继续扩展右结肠后间隙:回结肠血管通常位于十二指肠水平段前方,回结肠血管结扎完成后,继续向头侧在Toldt间隙中游离,内侧至肠系膜上静脉的左侧,外侧至升结肠及肝曲后方,向上可逐渐暴露十二指肠降段、胰腺钩突和胰头。

(4)处理右结肠血管:因为右结肠血管在结肠系膜后方更易发现,故可以按照后方指引前方的顺序,沿系膜后面暴露的右结肠静脉向中线侧追寻定位胃结肠静脉干。另外,以胰腺和肠系膜上静脉为解剖标志也可定位右结肠血管和胃结肠静脉干。前方由尾侧向头侧继续裸化肠系膜上静脉左侧及表面。右结肠动脉的出现率报道不一,以肠系膜上静脉为解剖标志,沿肠系膜上静脉向头侧追踪可帮助定位,于根部离断右结肠动脉。胃结肠静脉干位于胰头前方,汇入肠系膜上静脉,其属支构成复杂,最常见的形式是"右结肠静脉+胃网膜右静脉+胰十二指肠上前静脉"。沿胃结肠静脉干向右上1~2 cm可发现其属支汇合处,于此处离断右结肠静脉。

(5)处理胃网膜右动静脉并清扫幽门下淋巴结:癌肿位于结肠肝曲、横结肠和结肠脾曲时,需要在血管弓内离断胃结肠韧带,解剖胃网膜右动静脉,并清扫幽门下淋巴结。行扩大右半结肠切除时,需解剖离断胃网膜右动静脉。胃网膜右静脉多与右结肠静脉、右结肠副静脉及胰十二指肠上前静脉汇成胃结肠干,分离开结肠系膜与胃系膜之间的融合间隙后,暴露胃网膜右静脉,离断根部。动脉根部多位于静脉的右上方的胰头上缘处,因此以胃网膜右静脉为标记,由胰头下缘过渡到胰头表面,向右前方小心解剖出胃网膜右动脉并向近心端游离,于幽门下方胃十二指肠动脉起源处离断,同时清扫周围淋巴结。

3. 右半结肠周围游离　以回盲部为标志,寻找小肠系膜根部在右髂窝内附着处。于菲薄处切开小肠系膜,与前述右结肠后间隙贯通。向左上腹游离小肠系膜至十二指肠下缘,方便小肠取出切口。由回盲部开始切开结肠系膜与腹膜愈着形成的"黄白交界线",从下往上分离,直至肝曲。同时紧贴升结肠及其系膜背侧表面向头侧及中线侧游离,使其与前述右结肠后间隙完全贯通。

4. 横结肠和结肠脾曲的游离　调整患者体位,改为头高脚低右侧倾斜位。术者换至患者两腿之间;持镜助手站于患者左侧;第一助手站于患者右侧,术者可以用左上腹的Trocar和右上腹Trocar作为主操作孔和辅助操作孔。从右侧打开胃结肠韧带,进入小网膜囊,继续向左切开胃结肠韧带至中线附近。继续向右处理结肠系膜,注意勿损伤胰腺及十二指肠,继而在根部夹闭、切断结肠中动静脉。继续切开胃结肠韧带至脾下极处,靠近结肠离断脾结肠韧带,防止用力牵拉损伤脾脏。若癌肿位于结肠肝曲、横结肠或者结肠脾曲,则于胃大弯侧血管弓内自中段无血管区向左侧紧贴大弯侧向脾曲游离,离

断所有胃网膜左血管分支,直至根部切断胃网膜左血管并切断脾结肠韧带。若恶性肿瘤位于其余肠段,则可保留胃网膜血管弓,于血管弓外切断胃结肠韧带至脾结肠韧带。

5. 切开左结肠旁沟的腹膜返折

(1)游离降结肠、乙状结肠后外侧:向右牵引乙状结肠系膜,以乙状结肠第一曲末端外侧缘与左侧腹壁间固有存在的粘连带为起点,沿黄白交界线(Toldt线)向头侧切开左结肠旁沟腹膜返折,直至结肠脾曲。将乙状结肠向右侧翻转,在其系膜后方向右侧游离,使乙状结肠外侧与中线侧平面完全贯通,并向上方延伸至结肠脾曲水平。

(2)游离直肠上段后外侧:从骶骨岬水平开始,在直肠上段系膜后方的疏松结缔组织间隙中,向尾侧扩展外科平面至直肠后间隙。向尾侧延长乙状结肠两侧腹膜切口至腹膜返折。

6. 降结肠内侧游离

(1)切开右侧的乙状结肠系膜:助手采用肠钳抓紧直肠向腹侧提拉,其另一手采用抓钳将直肠上动脉投影区腹膜以及血管提向头侧和腹侧,使拟切开的乙状结肠系膜保持良好的张力。术者在骶骨岬水平切开乙状结肠系膜,然后依次从尾侧向头侧切开,到达肠系膜下动脉根部后左转,此时可见一水平的疏松间隙,即进入了Toldt间隙。

(2)扩展Toldt间隙:助手继续牵拉乙状结肠系膜,使其保持良好的张力,术者仔细扩展Toldt间隙。注意保护左侧输尿管与左侧生殖血管。分离范围从中央向左达左结肠旁沟,向头侧达肠系膜下动脉根部。

(3)根部离断肠系膜下动脉:骨骼化分离肠系膜下动脉,在距离汇合处约0.5 cm处用Hemo-lock夹闭后切断肠系膜下动脉,清扫周围淋巴结,同时注意保护肠系膜下神经丛。

(4)在胰腺下缘根部离断肠系膜下静脉:继续向头侧及外侧分离Toldt间隙,内达十二指肠空肠曲,外达左结肠旁沟,向上近胰腺下缘显露肠系膜下静脉。清扫静脉周围淋巴结后,于根部离断肠系膜下静脉。

7. 骶前隧道式分离

（1）直肠后间隙显露：助手左手抓钳抓住肠系膜下动脉断端，向头侧并腹侧牵拉，右手抓钳将直肠向尾侧并腹侧推开，显露直肠后间隙。术者用肠钳和超声刀拨、剪结合，游离疏松的直肠后间隙，并沿此间隙向下分离。

（2）上腹下神经丛显露：从肠系膜下动脉根部的肠系膜下神经丛行走至骶骨岬水平，可见位于左右髂总动脉之间，呈灰白色的上腹下神经丛，该神经丛在骶骨岬下方 1～2 cm，分为左右上腹下神经。上腹下神经丛在肉眼上难以辨认，故一定要充分显露直肠后间隙，并紧贴直肠系膜进行分离，以免损伤该神经丛。

（3）骶前间隙隧道式分离：在骶骨岬下方找到盆筋膜脏壁两层间疏松的棉絮样的间隙，从中线沿直肠系膜表面类似"削苹果"向两侧锐性分离。在接近两侧直肠旁沟皱褶时，要先找到腹下神经，将两侧直肠旁沟皱褶分离至似帐篷样薄膜结构，再逐步切开至腹膜返折汇合处。当直肠后间隙分离达第 4 骶椎椎体水平时，疏松间隙突然消失，用超声刀推动有阻力，即到达骶骨直肠筋膜。切断骶骨直肠筋膜，立即重新进入疏松间隙即骶前间隙，此时要保证骶前光滑，未见静脉丛，亦无直肠系膜脂肪残留，上方直肠系膜完整光滑。

8. 直肠侧方的游离　术者用肠钳抓紧腹膜返折上约 5 cm 处的直肠向头侧牵拉，助手持钳在盆壁相反方向推挡形成对抗牵引，清晰显示直肠侧方正确的解剖层面。显露两侧精囊腺尾部及腹下神经。以后方间隙为指引，由背侧向腹侧切割，分离达精囊腺尾部时及时弧形内拐，避免损伤精囊腺及血管神经束。

9. 直肠前壁的分离　助手向尾侧提拉，绷紧切开线上方的腹膜，术者左手用肠钳向头侧牵拉直肠，保持腹膜返折切开线周围组织张力。在腹膜返折线上 0.5 cm 处弧形切开直肠前方的腹膜，可见疏松间隙。沿疏松的直肠前间隙锐性分离，在前列腺上缘水平可见邓氏筋膜（Denonvilliers 筋膜）。用电刀或者超声刀打开邓氏筋膜，就进入了直肠前间隙。

10. 直肠切断

（1）裸化直肠：首先通过直肠指诊确定肿瘤下缘和切除线，不足则向下继续分离，可达括约肌间隙。沿直肠壁仔细用超声刀分离直肠系膜，末端直肠前壁与后壁仅附少量脂肪组织，要特别小心，极易损伤或穿透肠壁，两侧肠壁脂肪组织稍多，可沿肛提肌裂孔边缘分离，直至直肠系膜基本消失。

（2）切断闭合直肠：先予扩肛至可容三指通过，再予以氯己定（洗必泰）冲洗直肠至流出清水为止；通过右下腹的主操作孔将腔镜专用的切割闭合器（Endo-GIA）置入进行直肠的切割闭合。也可在腹膜返折水平离断直肠，然后将远端直肠经肛门拉出至体外，直视下在齿状线水平离断直肠。

11. 标本取出及肠切除、吻合　于耻骨上方 3～4 cm 处做一横行切口，切口长约 5 cm，逐层切开，用塑料薄膜保护切口全层，将全大肠肠管从切口薄膜中取出。在预吻合回肠平面，游离系膜，切断肠管，移除病灶。

12. 回肠 J 型储袋的制作　取末端回肠约 20 cm 折成两段，末端缝闭，对系膜缘使用 100 mm 的侧侧切割闭合器（或者连续使用两把 75 mm 的侧侧切割闭合器）切开形成一大腔，以制造回肠 J 形储袋，然后用 0/3 的可吸收线将肌层间断加固缝合一层（图 9-30、9-31）。

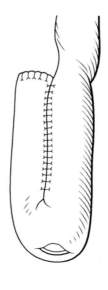

图 9-30　回肠 J 型储袋的制作

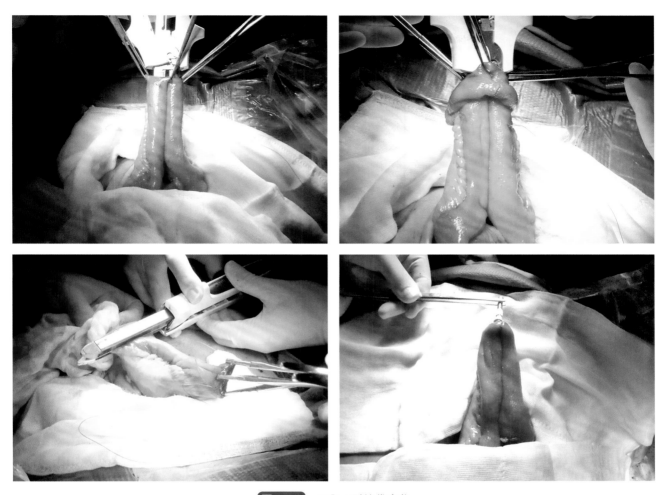

图9-31　回肠J型储袋实物

13. 回肠储袋-肛管吻合　在回肠储袋的底部
行荷包缝合,然后置入吻合器抵钉座,收紧荷包缝线
并打结,使近侧肠管呈待吻合状态。检查无活动性
出血、肠管血运良好后,将近侧肠管送回腹腔。重
建气腹。充分扩肛后将吻合器从肛门插入至闭合
钉处,在腔镜监视下伸出中心杆;再次检查待吻合
小肠系膜无扭转后将抵钉座与圆形吻合器中心杆
对接,检查吻合部位无其他组织夹入后激发吻合器
(图9-32、9-33)。

由于全大肠切除后小肠较为游离,小肠系膜扭
转的可能性很大,此时建议待吻合前将患者摆至头
低脚高左侧倾斜位,术者用肠钳从屈氏韧带开始重
新整理全部小肠系膜,并将整理好的小肠放置于左
上腹,仔细观察待吻合小肠有无扭转。部分患者小

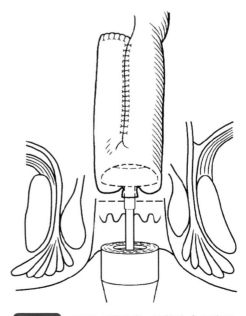

图9-32　回肠J型储袋-肛管吻合示意图

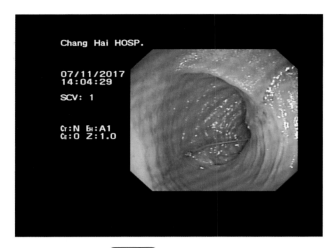

图9-33 肠镜下贮袋

肠系膜较短,将小肠拉入盆腔吻合可能存在张力,可通过裁剪小肠系膜来减少张力,但裁剪时要注意保护小肠边缘血管,避免吻合口缺血。也可采用横向切开纵向缝合小肠系膜的方法来降低吻合口的张力。

14. 末端回肠造口 所有患者均行预防性末端回肠造口术,术后3个月行回肠造口回纳术。

15. 检查、清理术野 冲洗腹腔,检查术野无活动性出血,并分别在肝肾间隙、脾窝、骶前间隙放置1根、1根和2根引流管,从Trocar孔引出接负压球。

16. 术中注意事项 全大肠切除涉及多个术野,需频繁更换手术者和助手、镜头和操作Trocar、手术台等的位置,故在游离肠管时,应分离一段,检查一段,确保无出血后,再转换另一术野。由于体位的变动和小肠的遮盖,希望手术结束后检查有无活动性出血的方法不适用于腹腔镜全大肠切除术。

17. 术后处理 术后密切观察生命体征,注意有无内出血;24小时后下床活动;预防性使用抗生素48小时;术后早期拔除胃管,进流质饮食。

(高显华 刘连杰)

参 考 文 献

［1］ Konishi T, Ishida H, Ueno H, et al. Feasibility of laparoscopic total proctocolectomy with ileal pouch-anal anastomosis and total colectomy with ileorectal anastomosis for familial adenomatous polyposis: results of a nationwide multicenter study [J]. Int J Clin Oncol, 2016, 21(5): 953-961.

［2］ Garfinkle R, Boutros M, Hippalgaonkar N, et al. Electrothermal bipolar vessel ligation improves operative time during laparoscopic total proctocolectomy: a large single-center experience [J]. Surg Endosc, 2016, 30(7): 2840-2847.

［3］ Jani K,Shah A. Laparoscopic total proctocolectomy with ileal pouch-anal anastomosis for ulcerative colitis [J]. J Minim Access Surg, 2015, 11(3): 177-183.

［4］ Inoue Y, Hiro J, Kawamoto A, et al. Comparison of reduced-port and conventional laparoscopic total proctocolectomy with ileal J-pouch-anal anastomosis [J]. Am Surg, 2015, 81(2): E70-72.

［5］ Huang JL, Zheng ZH, Wei HB, et al. Laparoscopic total colectomy and proctocolectomy for the treatment of familial adenomatous polyposis [J]. Int J Clin Exp Med, 2015, 8(6): 9173-9176.

［6］ White I, Jenkins JT, Coomber R, et al. Outcomes of laparoscopic and open restorative proctocolectomy [J]. Br J Surg, 2014, 101(9): 1160-1165.

［7］ Duff SE, Sagar PM, Rao M, et al. Laparoscopic restorative proctocolectomy: safety and critical level of the ileal pouch anal anastomosis [J]. Colorectal Dis, 2012, 14(7): 883-886.

［8］ 叶青、杨康、黄峰、等.腹腔镜辅助全结直肠切除术治疗家族性腺瘤1息肉病9例报告［J］.腹腔镜外科杂志,2012,17(5):368-370.

［9］ 池畔、林惠铭.腹腔镜辅助全大肠切除治疗家族性腺瘤性息肉病4例报告［J］.中国实用外科杂志,2004,24(8):507.

［10］ 冯波,郑民华,陆爱国,等.腹腔镜全结直肠切除治疗家族性腺瘤性息肉病伴癌变［J］.中华消化内镜杂志,2004,(1):9-12.

［11］ 杜燕夫.腹腔镜全大肠切除术［J］.中国实用外科杂志,2011,31(9):852-854.

［12］ 张连阳,刘宝华.腹腔镜全大肠切除术［J］.消化外科,2003,2(6):446-448.

［13］ 丁卫星,程龙庆,杨平.腹腔镜下全结肠切除治疗多原发结肠癌［J］.腹腔镜外科杂志,2005,10(3):147-149.

［14］ 史俊,陆俊.腹腔镜辅助下回肠储袋与直肠肌管吻合术治疗家族性腺瘤性息肉病的临床体会［J］.腹腔镜外科杂志,2012,17(12):913-916.

第五节　腹腔镜根治性乙状结肠切除术

（一）适应证

（1）适用于位于中段的乙状结肠癌。

（2）降乙交界癌按降结肠癌的治疗原则处理，行腹腔镜根治性左半结肠切除术。

（3）直乙交界癌按直肠癌的治疗原则处理，行腹腔镜直肠癌根治性切除术。

（二）禁忌证

（1）腹腔严重粘连。

（2）肿瘤直径＞6 cm或周围组织广泛浸润。

（3）急诊手术，如乙状结肠癌伴急性肠梗阻、乙状结肠癌伴穿孔等。

（4）伴有严重的心、肺、肝、肾疾病，预计不能耐受手术者。

（5）全身情况不良，虽经术前治疗仍不能纠正者。

（6）既往有腹部手术史，但是腹腔粘连不严重的患者不是腹腔镜手术的禁忌证，也可考虑行腹腔镜手术。

（7）肥胖患者的手术难度较大，但不是手术的绝对禁忌证。因为即使是开腹手术难度也很大，而且切口长，术后发生切口感染的概率较高。对于经验丰富的腹腔镜手术医师，也可考虑对肥胖患者实施腹腔镜手术。

（三）术前准备

详见腹腔镜直肠癌根治性切除术。

（1）肠道准备术前1天流质饮食，术前晚口服泻药；术晨大便未排净者，加用清洁洗肠。

（2）纠正低蛋白血症和贫血，必要时加用静脉营养。

（3）如果肿瘤紧贴输尿管，或者输尿管扩张积水，建议在膀胱镜下往输尿管内放置双J管，便于术中辨认输尿管，防止输尿管损伤。

（四）麻醉

气管插管全身麻醉，硬膜外麻醉加气管插管全身麻醉。

（五）体位

可采用改良截石位或者平卧分腿位，详见腹腔镜直肠癌根治性切除术这一章节。截石位由于摆体位需要较长的时间，而且有些患者回到病房之后会有腰背部的疼痛不适，所以我们一般建议采用平卧分腿位，右上肢内收，以便术者和扶镜手站立。手术开始后将体位调整至头低脚高右侧倾斜。

（六）Trocar孔位置的选择、手术人员的站位和设备放置

1. Trocar孔位置的选择　在脐孔上1 cm放置直径10～12 mm Trocar，充气后置入腹腔镜作为观察孔，腹腔镜直视下右下腹麦氏点置入12 mm Trocar作为主操作孔，在右腹直肌旁脐上1～2 cm处置入5 mm Trocar作为辅助操作孔。在左髂前上棘与脐连线中外1/3处置入5 mm Trocar为助手主操作孔，于左腹直肌旁脐上1～2 cm处置入5 mm Trocar作为助手辅助操作孔（图9-34）。左下腹切口采用纵

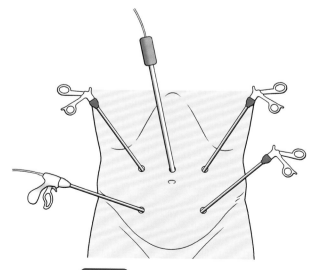

图9-34　Trocar孔位置选择

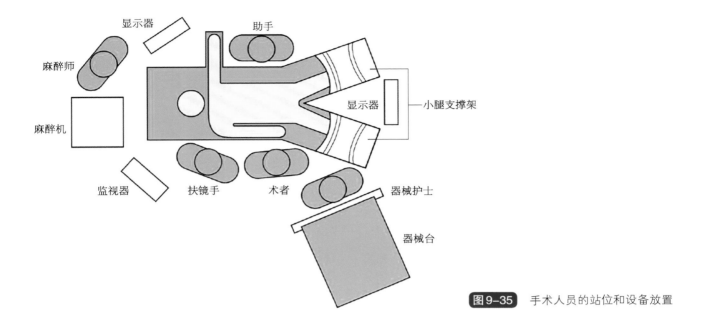

图9-35 手术人员的站位和设备放置

行切口,以便于后期延长切口取出标本。

2. 手术人员的站位(图9-35)　术者站在患者右侧,便于手术操作,第一助手站在术者对侧,主要在术中牵拉组织,更好地为术者暴露术野,第二助手(扶镜手)站在术者同侧或患者头顶位置,主要任务是使手术成员更好地观看显示器,便于手术操作。器械护士站在术者一侧,在患者右侧大腿旁,与术者同方向观察显示器,更好地选择术中所需器械以配合手术。

3. 设备放置　手术室内如果有两个显示器,可以在患者的左腿和右腿方向各放置一台;如果只有一台,则应将显示器放在患者的两腿之间,这一位置有利于全组手术人员同时观看。另配置有光源、摄像系统、充气装置及冲洗装置。本系统位置需要手术团队中至少一个人能直观观察各系统显示数据,如有异常,及时发现并调整。

(七) 手术切除范围

手术切除范围见图9-36。

(八) 手术步骤 (含术者、第一助手和扶镜手的技术要点)

腹腔镜根治性乙状结肠切除术的手术步骤与

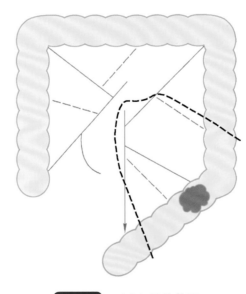

图9-36 手术切除的范围

腹腔镜根治性左半结肠切除术和腹腔镜直肠癌根治性切除术类似,仅在肠系膜下动脉分支的处理以及肠管切除范围方面有自己的特点。因此,在多数步骤中术者、助手及扶镜手的技术要点可参照这两个章节。

1. 乙状结肠内侧游离

(1) 切开乙状结肠系膜中线侧:助手一只手用肠钳抓住右侧的直肠系膜向腹侧和肛侧提拉,另一手采用抓钳将直肠上动脉投影区腹膜以及血管提向

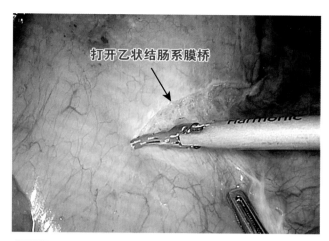

图9-37 从骶骨岬水平切开乙状结肠系膜根部进入Toldt间隙

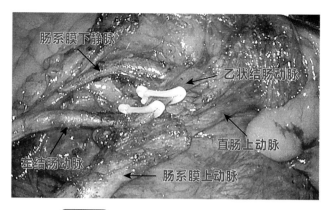

图9-38 保留左结肠动脉下方离断IMA

头侧和腹侧。术者的辅助钳抓住乙状结肠右侧的后腹膜，使拟切开的乙状结肠系膜保持良好的张力。在骶骨岬水平切开腹膜（图9-37），然后从尾侧向头侧切开至肠系膜下动脉根部后左转，可见一水平的疏松间隙，即进入了左结肠系膜和肾前筋膜之间的融合筋膜间隙（Toldt间隙）。

（2）扩展Toldt间隙：此时助手继续张紧乙状结肠系膜，术者仔细扩展Toldt间隙。注意保持左半结肠系膜及肾前筋膜的完整性，以避免损伤肠系膜下神经丛、左输尿管与左生殖血管。分离范围从中央向左达生殖血管外侧左结肠旁沟，自尾侧向头侧达肠系膜下动脉根部。

（3）显露肠系膜下神经丛与处理肠系膜下动脉（IMA）：在两侧髂总动脉夹角处和腹主动脉处，可见肾前筋膜覆盖的上腹下神经丛，沿其表面自尾侧向头侧分离达IMA根部，即可以见到肠系膜下神经丛，在该神经丛的远端骨骼化分离IMA。

（4）处理IMA及其分支：多数患者可从IMA根部结扎、切断血管。必要时可考虑保留左结肠动脉，离断1～2支乙状结肠血管，保留IMA的主干，以得到更好的吻合口血运（图9-38）。

术者的技术要点：结肠脾曲、降结肠中上段多由中结肠血管左支形成的边缘血管弓供血。部分患者左半结肠边缘血管弓缺如，严重高血压、糖尿病患者及老年患者虽存在血管弓却可能

因动脉硬化或粥样斑块形成导致血管狭窄，进而导致供血不足。因此，在具有以上高危因素的患者手术时建议不要在根部离断IMA，建议离断左结肠动脉和1～2支乙状结肠血管，保留IMA的主干。游离血管分支时建议术者左手使用分离钳打开肠系膜下动脉血管鞘，向远心端分离，超声刀激发时注意用非工作刀头接触血管，避免血管的热损伤。

（5）根部离断肠系膜下静脉（IMV）：继续向头侧及外侧分离左Toldt间隙，内达十二指肠空肠曲，外达左结肠旁沟，向上近胰腺下缘显露IMV，清扫静脉周围淋巴结后于根部离断IMV（图9-39）。继续向胰腺尾侧方向游离左Toldt间隙至结肠脾曲背侧。离断IMV后需靠近静脉裁剪降结肠系膜，方便标本取出时切除静脉血管蒂。

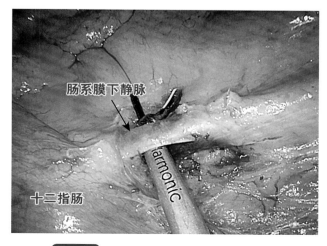

图9-39 在根部离断肠系膜下静脉（IMV）

术者的技术要点：在离断肠系膜下静脉后，沿着肠系膜下静脉的左侧裁剪降结肠系膜，注意避免损伤降结肠边缘血管。

2. 降结肠、乙状结肠和直肠上段的后外侧游离

（1）游离降结肠、乙状结肠后外侧：向右牵引乙状结肠系膜，以乙状结肠第一曲末端外侧缘与左侧腹壁间固有存在的粘连带为起点（图9-40），沿黄白交界线（Toldt线）向头侧切开降结肠外侧的腹膜返折（图9-41）。然后将乙状结肠向右侧牵拉，在其乙状结肠系膜后方向右侧游离，使外侧与中线侧平面完全贯通，并向上方延伸至结肠脾曲水平。

（2）游离直肠上段后外侧：从骶骨岬水平开始，在直肠上段系膜后方的疏松结缔组织间隙中，向尾侧扩展外科平面至直肠后间隙。向尾侧延长乙状结肠两侧腹膜切口至直肠上段水平。

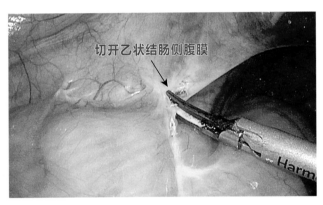

图9-40 以乙状结肠第一曲末端外侧缘与左侧腹壁间固有存在的粘连带为起点，切开乙状结肠右侧的腹膜返折

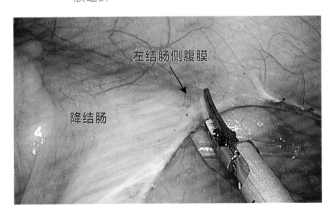

图9-41 从下往上切开降结肠外侧的腹膜返折

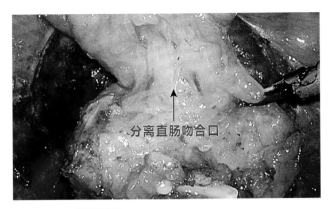

图9-42 游离直肠系膜，裸化肠管

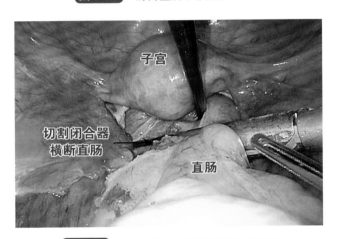

图9-43 用切割闭合器切断并闭合肠管

3. 裸化直肠上段肠管 至此，降结肠、乙状结肠和直肠上段及其系膜已经完全游离。于直肠上段用超声刀游离直肠系膜并裸化肠管（图9-42），通过12 mm主操作孔置入腔镜下的切割闭合器并切断闭合肠管（图9-43）。用带锁扣的抓钳抓住切断的直肠近端，以便提出腹腔外。

术者的技术要点：裸化直肠肠壁时术者左手与助手配合将直肠系膜进行三角牵拉形成张力。右手超声刀裁剪系膜时用非工作刀面接触肠管，由直肠右侧向后至左侧裁剪，注意保持切除线在同一平面，注意仔细辨认直肠壁，避免损伤。使用切割闭合器切断肠管时需要注意使切割线尽可能垂直于肠管。

助手的技术要点：术者游离直肠系膜时助手的张力保持至关重要。注意两只手分别牵拉肠管和系膜，使整个直肠系膜张紧展平。

持镜手的技术要点：持镜手根据术者要求变化

观察视角，观察直肠右侧系膜时光纤向右侧倾斜，观察直肠后壁系膜时，可使镜头180°反转，使腹腔镜观察面向腹壁方向。

4. 标本取出并肠管吻合　于左下腹或下腹正中切口延长至3～5 cm，进入腹腔后用保护套保护切口，抓钳引导从切口处取出游离的乙状结肠标本。游离系膜至预切除肠管处，保证近端切缘距肿

瘤10 cm以上。裸化肠管后离断肠管、移除标本。近端肠腔内置入管状吻合器抵钉座，将其放入腹腔。重新建立气腹。在腹腔镜监视下经肛门置入吻合器，与近端肠管抵钉座对合后完成吻合。

5. 检查并清理术野，理顺肠管　冲洗腹腔，检查术野无活动性出血。于盆腔放置引流管。

（高显华　刘连杰）

参 考 文 献

［1］池畔,李国新,杜晓辉.腹腔镜结直肠肿瘤手术学［M］.北京：人民卫生出版社,2013：3.
［2］Delaney CP.腹腔镜结直肠手术技巧［M］.谭敏,丁卫星,主译.西安：世界图书出版西安公司,2009：5.
［3］李国新,赵丽瑛,张策.腹腔镜中间入路法结肠癌根治术［J］.中国实用外科杂志,2011,31（6）：538-540.
［4］李国新,丁自海,张策,等.腹腔镜下左半结肠切除术相关筋膜平面的解剖观察［J］.中国临床解剖学杂志,2006,24（3）：298-301.
［5］孙跃明.腹腔镜乙状结肠癌根治术［J］.中国实用外科杂志,2011,32（9）：855-857.
［6］Bosker R, Groen H, Hoff C, et al. Early learning effect of residents for laparoscopic sigmoid resection [J]. J Surg Educ, 2013, 70(2): 200-205.
［7］Wolthuis AM, Van Geluwe B, Fieuws S, et al. Laparoscopic sigmoid resection with transrectal specimen extraction: a systematic review [J]. Colorectal Dis, 2012, 14(10): 1183-1188.
［8］Guller U, Rosella L, Karanicolas PJ, et al. Population-based trend analysis of 2813 patients undergoing laparoscopic sigmoid resection [J]. Br J Surg, 2010, 97(1): 79-85.
［9］Wolthuis AM, Penninckx F,D'Hoore A. Laparoscopic sigmoid resection with transrectal specimen extraction has a good short-term outcome [J]. Surg Endosc, 2011, 25(6): 2034-2038.
［10］Wolthuis AM, Meuleman C, Tomassetti C, et al. Laparoscopic sigmoid resection with transrectal specimen extraction: a novel technique for the treatment of bowel endometriosis [J]. Hum Reprod, 2011, 26(6): 1348-1355.

第六节　腹腔镜直肠癌经腹前切除根治术

经过几十年的发展，目前腹腔镜直肠癌根治术已趋于成熟和规范，手术步骤亦已标准化，如全直肠系膜切除术（TME）、中间入路、层面优先、神经保护和超低位保肛等。这些腹腔镜下直肠癌手术的关键技术，对于手术中正确解剖层面的把握、血管神经和输尿管等重要脏器的保护以及淋巴结的清扫均具有重要意义。近年来，腹腔镜技术已被广泛接受并应用于直肠癌的手术治疗。

腹腔镜直肠癌根治术包括的手术方式有多种，

如腹腔镜辅助直肠癌经腹前切除术、腹腔镜辅助直肠癌低位前切除术、腹腔镜辅助超低位直肠癌括约肌间切除术、腹腔镜辅助超低位直肠癌经肛门括约肌间切除术、腹腔镜辅助直肠癌外翻拖出式切除术、腹腔镜辅助直肠癌拖出式适形切除术和腹腔镜辅助直肠癌Miles术，部分低位直肠癌的患者还需要同时行腹腔镜辅助末端回肠造口术。

由于腹腔镜辅助直肠癌经腹前切除术是其他各种手术方式的基础，所以本章节将重点讲解手术

步骤和技术要点。

(一)适应证

(1)肿瘤直径<6 cm的直肠癌或直乙交界癌。

(2)术前临床分期(cTNM)I期的直肠癌(硬质直肠乙状结肠镜下距肛缘12 cm以内)。

(3)cTNM Ⅱ～Ⅲ期的直肠癌患者建议先行新辅助放化疗,待肿瘤缩小降期后再行手术,可以降低局部复发率。

(4)cTNM Ⅳ期的直肠癌患者也可考虑行姑息性的腹腔镜辅助直肠癌经腹前切除术。

(二)禁忌证

(1)肿瘤最大径>6 cm的患者。

(2)肿瘤局部浸润严重,侵犯周围脏器、腹壁或盆壁者。

(3)直肠癌伴肠穿孔、肠梗阻。

(4)过于肥胖患者。

(5)全身情况差,伴发其他严重疾病,或心肺功能差无法耐受全身麻醉者和气腹者。

(三)术前准备

(1)术前1天流质饮食,术前1天下午开始口服泻药(硫酸镁或者复方聚乙二醇电解质散);服用泻药后大便未排净者,可加用温生理盐水清洁灌肠。

(2)术前30分钟至1小时经静脉给予抗生素预防手术部位感染。

(四)麻醉

气管插管全身麻醉,也可联合应用全麻加连续硬膜外麻醉,可以缩短术后苏醒的时间。术前行手术部位的局部神经阻滞可以减轻患者术后切口的疼痛。

(五)体位

常用的体位有以下2种:即改良截石位和平卧分腿位,术者可以根据自己的习惯和医院的手术室条件进行选择。

(六)Trocar孔位置的选择、手术人员的站位和设备放置

1. Trocar孔位置的选择　在脐上1 cm放置直径10～12 mm Trocar,充气后置入腹腔镜作为观察孔,腹腔镜直视下右下腹(相当于麦氏点位置)置一12 mm Trocar作为主操作孔。在右锁骨中线平脐点置一5 mm Trocar作为辅助操作孔;如患者较矮,可将该点上移3～4 cm,以便操作。在左锁骨中线平脐点置一5 mm Trocar作为助手主操作孔。于耻骨联合上2横指置入一5 mm Trocar作为助手辅助操作孔;后期横行或纵行切开扩大至3～5 cm作为标本取出口(图9-44)。

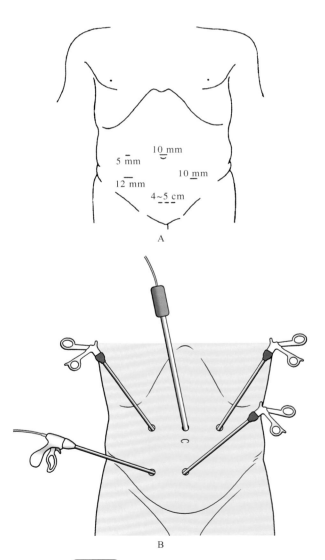

图9-44 Trocar位置选择示意图

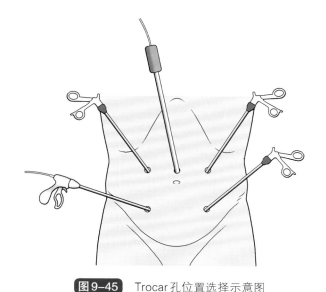

图9-45 Trocar孔位置选择示意图

也有人不选择耻骨联合上方的穿刺点，而是改为选择左下腹和左中腹作为助手的操作孔（图9-45）。

2. 手术人员的站位（图9-46）　术者站在患者右侧，便于手术操作，第一助手站在术者对侧，主要在术中牵拉组织，更好地为术者暴露术野，扶镜手（第二助手）站在术者同侧或患者头顶位置，主要任务是使手术成员更好地观看显示器，便于手术操作。器械护士站在术者一侧，在患者右侧大腿旁，与术者同方向观察显示器，更好地选择术中所需器械以配合手术。

3. 设备放置　手术室内腹腔镜设备一般要求

配置两台显示器，至少一台应为可移动的，一台装有像监视系统，另配置有光源、摄像系统、充气装置及冲洗装置。本系统位置需要手术团队中至少一个人能直观观察各系统显示数据，如有异常，及时发现并调整（图9-46）。

（七）手术相关解剖和手术切除范围

1. 手术相关的解剖

（1）直肠周围的筋膜间隙

1）直肠后方筋膜间隙：直肠固有筋膜覆盖直肠系膜，骶前筋膜位于直肠固有筋膜之后。在第4骶椎水平以下，骶前筋膜和直肠固有筋膜融合后向盆腔延伸，将骶前筋膜融合前后两部分之间的连接称作直肠骶骨筋膜（即Waldeyer筋膜）。梨状肌筋膜位于骶前筋膜之后，在骶孔前的外侧缘与骶骨骨膜融合。直肠固有筋膜和骶前筋膜之间的间隙称为直肠后间隙。这是一个无血管的间隙，在这个间隙内很容易向两侧扩展。在骶前筋膜和梨状肌筋膜之间是直肠后的第二个间隙，即骶前间隙。在直肠壁后方和骶骨之间，从前向后依次存在3个筋膜层：覆盖直肠系膜的直肠固有筋膜、骶前筋膜、梨状肌筋膜与骶骨骨膜的融合筋膜。处在中间的骶前筋膜将直肠固有筋膜和梨状肌筋膜之间的间隙分为直肠后间隙和骶前间隙。

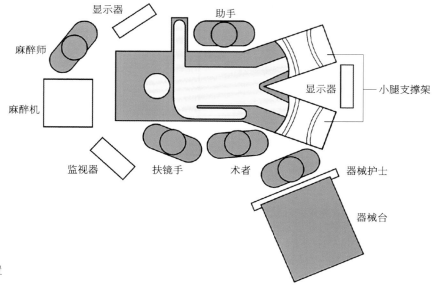

图9-46 手术人员的站位和设备放置

2）直肠侧韧带：直肠侧韧带将直肠系膜固定在骨盆侧壁，主要由淋巴管和下腹下神经丛的直肠支组成，有时还包含直肠中动脉。

3）直肠前方筋膜间隙：Denonvilliers筋膜（邓氏筋膜）主要见于男性，他是指存在于直肠与男性的膀胱、精囊腺和前列腺之间的薄层致密组织。Denonvilliers筋膜由前后两叶组成。其后叶向后外侧延伸并与直肠固有筋膜相延续，在直肠前方覆盖直肠系膜；前叶向后外侧延伸并与骶前筋膜相延

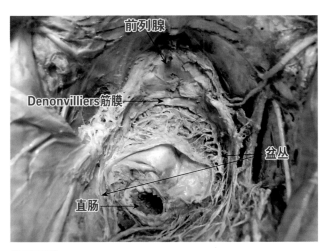

图9-47 Denonvilliers筋膜前方的神经交通支。在前方移除精囊腺和部分前列腺后，可见来自盆丛的神经在Denonvilliers筋膜前方发出分支支配前列腺和精囊腺，并有着细小的交通支

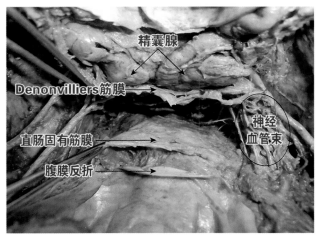

图9-48 直肠前间隙和神经血管束。打开腹膜反折后，可见覆盖在直肠表面的直肠固有筋膜和其前方的Denonvilliers筋膜，两者之间是一无血管神经的"裸区"——直肠前间隙，是行TME时应走行的平面

续。直肠前间隙内有大量的神经和血管（图9-47、9-48）。

（2）直肠周围的神经分布：腹下神经呈倒"V"字形由中线向两侧下行，约在S3水平由直肠系膜后面转向侧面，汇入下腹下丛。盆腔自主神经发自S2～S4骶神经前根，向前内侧走行，穿过骶前筋膜后汇入下腹下丛。骶自主神经从S4交感神经节发出，向前外侧走行并与盆腔自主神经一起汇入下腹下丛。

盆腔自主神经保留是全直肠系膜切除术的重要内容之一，强调了在保证肿瘤学安全的前提下，最大限度地减少直肠癌患者术后的排尿和性功能障碍，提高患者术后的生活质量。

直肠癌手术理想的外科平面是直肠后间隙，环绕直肠扩展。在直肠后面是直肠后间隙；在侧方是直肠侧韧带；在前方是Denonvilliers筋膜两叶之间。在这一间隙内操作既可满足肿瘤学要求，又能最大限度地避免副损伤。但即使在这个间隙内操作，为了保护骶前筋膜内的盆腔自主神经和避免损伤骶前静脉，应该在直肠的后外侧紧贴直肠固有筋膜操作。任何误入骶前间隙的操作都有可能对输尿管、自主神经和骶前静脉造成损伤。

2.手术切除范围 见图9-49。

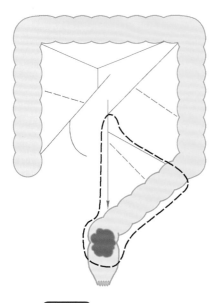

图9-49 手术切除范围

（八）手术步骤

1. 腹腔探查

（1）腹腔探查的顺序：按顺时针探查，依次为回盲部、阑尾、升结肠、结肠肝曲、肝脏、胆囊、横结肠、大网膜、降结肠、乙状结肠、膀胱顶、膀胱直肠陷窝或子宫直肠陷窝、子宫及双侧附件、空肠及回肠。探查时需特别注意粘连、充血、水肿、脓液及包块。

（2）确定肿瘤的位置：探查完毕后需定位肿瘤位置，如肿瘤较小或位于系膜侧，无法明确肿瘤位置，则建议行术中肠镜检查，准确定位肿瘤位置后再行手术。术中操作时，尽量避免器械直接接触肿瘤，防止肿瘤细胞的播散。若直肠肿瘤位置较低，术前可用电子肛门镜或指诊确定肿瘤位置。

（3）体位的调整：进入腹腔后通常采用头低脚高右侧倾斜的改良截石位，此体位可以使小肠向右上腹移动，有利于术野的显露。

2. 手术入路

腹腔镜直肠癌根治术从手术入路上可以分为外侧入路和中间入路。外侧入路在传统开腹手术中较常采用，对于手术经验丰富者，采用此入路亦可达到正确的解剖层面，缺点是初学者在解剖系膜时易误入肾后间隙。目前应用较多的是中间入路解剖法，其手术是以骶骨岬水平或肠系膜动脉根部为起始，沿着腹主动脉向上打开直乙结肠系膜，进而裸化肠系膜血管根部，并寻找解剖层面和清扫血管根部淋巴结。下面重点介绍经典的中间入路法。

中间入路法：通过中央入路切开右直肠旁沟（图9-50）。助手采用Babcock钳（巴氏钳）在骶骨岬水平抓紧直肠向上提拉，其另一手采用无损伤抓钳将肠系膜下动脉投影区腹膜以及血管提向头侧，而术者的辅助肠钳抓住右直肠旁沟外的腹膜，使拟切开的直肠系膜保持良好的张力，从下向上切开至小肠系膜根后左转，即可见一水平的疏松间隙，即进入了左侧Toldt间隙。

3. 左侧Toldt间隙的分离

沿着打开的Toldt间隙（图9-51），分别向上方、下方和左侧扩大该间隙。向左分离达左结肠旁沟，向上分离达肠系膜下动脉

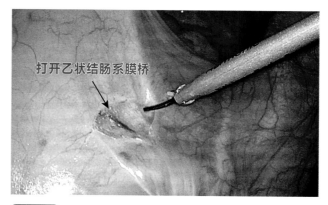

图9-50 从骶骨岬水平切开乙状结肠系膜根部进入Toldt间隙

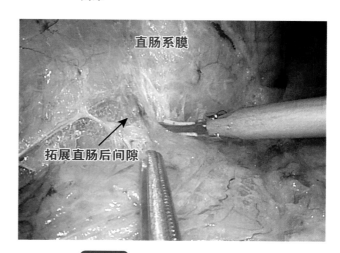

图9-51 左侧Toldt间隙的分离

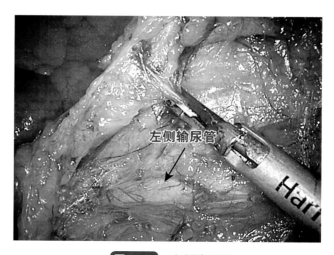

图9-52 左侧输尿管

（IMA）根部。应仔细分离该间隙，避免过深，否则容易损伤其深部的肠系膜下神经丛、左侧的输尿管（图9-52）与左侧的生殖血管（图9-53）。

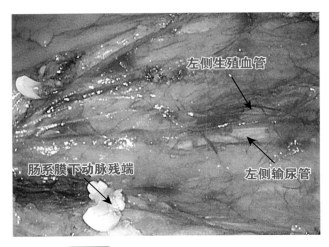

图9-53 左侧生殖血管（箭头标记处）

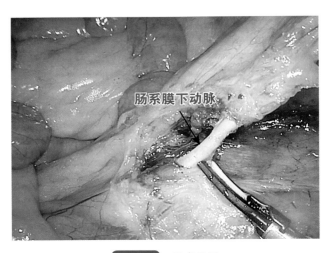

图9-55 游离IMA

4. 肠系膜下动脉（IMA）和肠系膜下静脉（IMV）的根部离断 在两侧髂总动脉夹角处，即可见灰白色的上腹下神经丛，沿其表面自下而上分离达IMA根部，即为肠系膜下神经丛（图9-54）。在骨骼化分离IMA时要注意保护这些神经丛，然后在距IMA根部0.5 cm处切断IMA（图9-55、9-56）。对于肿瘤位置较低、血供较差的老年患者，也可考虑保留左结肠动脉（图9-57），清扫253组淋巴结后，在左结肠动脉的远端离断IMA。

在十二指肠水平部下缘离断IMV：为了便于乙状结肠系膜剪裁，继续向左侧分离Toldt间隙（图9-58），上达十二指肠空肠曲，显露IMV，外达左结肠旁沟。在十二指肠空肠曲下缘离断IMV。如乙状结肠较长，也可在IMV收纳左结肠静脉的远端切断IMV（图9-59）。

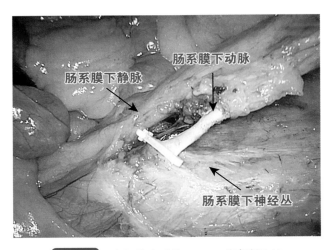

图9-56 在距腹主动脉0.5 cm处离断IMA

5. 乙状结肠系膜的剪裁 术者的左手钳抓紧已切断的IMA根部，助手的两把钳子抓住乙状结肠系膜使其呈扇形展开，然后从上向下游离乙状

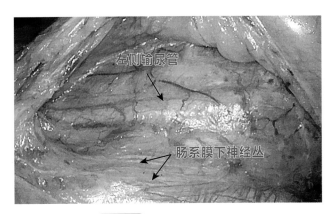

图9-54 肠系膜下神经丛

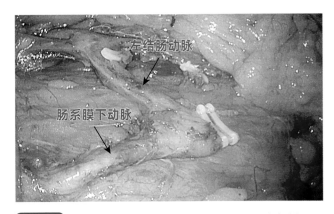

图9-57 保留左结肠动脉，在左结肠动脉的远端离断IMA

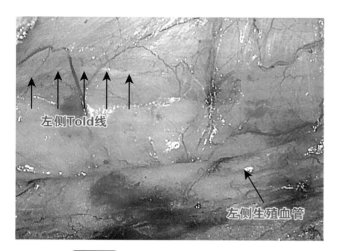

图9-58 继续分离左侧的Toldt间隙

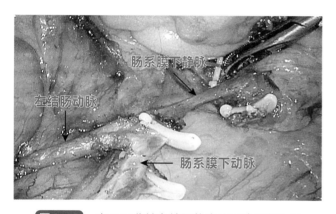

图9-59 在IMV收纳左结肠静脉的远端切断IMV

结肠系膜。首先将左结肠血管游离出来，远端用hemo-lock闭合后用超声刀离断；然后继续向下游离1～3支乙状结肠血管，用Hemo-lock闭合远端后用超声刀离断。乙状结肠系膜裁剪的标准就是要保留边缘血管弓，使结肠能够被拉至盆底行无张力吻合。在离断IMA时，尤其是肥胖、系膜较短的患者，要注意避免损伤边缘血管弓。

6. 切开左结肠旁沟腹膜返折　左结肠旁沟腹膜返折（左侧Toldt线）是指自乙状结肠第一曲外侧与左侧腹壁之间的粘连带至膈结肠韧带有一条"黄白交界线"，是外侧游离乙状结肠和降结肠的解剖学标志。粘连带是左结肠旁沟腹膜返折的尾端和结肠外侧解剖的腹膜切开点，由此切开左侧Toldt线，然后从下往上切开左结肠旁沟腹膜返折（图9-60）。

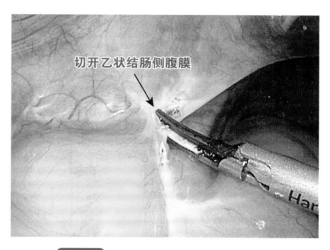

图9-60 打开乙状结肠左侧的腹膜返折

7. 直肠后间隙的分离

（1）悬吊子宫：中低位直肠癌的女性患者，子宫经常会干扰直肠系膜的游离。悬吊子宫可以将子宫向上向前固定在腹壁上，为直肠系膜的游离提供很好的空间和视野。在开始游离直肠系膜之前，从耻骨联合上方2横指处，垂直扎入一根带线的直荷包针，将荷包针穿过部分子宫底的组织后，再反向穿出至腹壁外。用腹腔镜密切观察子宫底和腹壁之间的距离，收紧荷包线，观察到子宫底已贴紧腹壁后立即停止收线，以免撕裂子宫底。在结扎处垫一块小纱布，然后打结固定（图9-61）。

（2）乙状结肠系牵引带：对于乙状结肠较长的患者，在乙状结肠下端系上一根牵引带，然后用

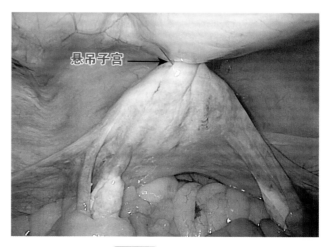

图9-61 悬吊子宫

Babcock钳夹住牵引带，可以向上方、左侧和右侧牵拉乙状结肠和直肠肠管，为手术操作提供很好的视野。

（3）直肠后间隙的显露：助手先用Babcock钳抓住已切断的肠系膜下血管及系膜，向头侧牵拉，另一只手用肠钳将直肠系膜挡向肛侧和腹侧，即可见到骶骨岬下方疏松的直肠后间隙，沿此间隙向下锐性分离（图9-62）。

（4）直肠后间隙的隧道式分离：在骶骨岬下方找到直肠后间隙，以中线为中心沿直肠系膜表面向两侧锐性分离，注意保持直肠系膜完整性（图9-63、9-64）。

（5）上腹下神经丛显露和保护：IMA根部的肠系膜下神经丛行走至骶骨岬水平，在骶骨岬下方1～2 cm处分为左右下腹下神经。肠系膜下

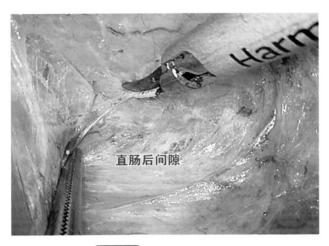

图9-62　进入直肠后间隙

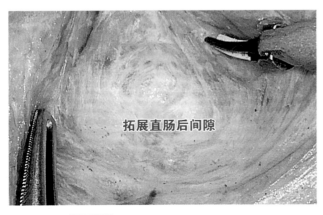

图9-63　直肠后间隙的隧道式分离

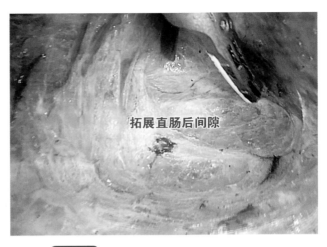

图9-64　先中心后两侧地分离直肠后间隙

神经丛和左右腹下神经之间的神经丛即为上腹下神经丛，它在肉眼上很难辨认，所以一定要充分地做好对抗牵引，使直肠后间隙清晰显露，同时紧贴直肠系膜进行锐性分离，这样才能避免损伤该神经。

（6）下腹下神经的显露和保护：在接近两侧直肠旁沟皱褶时，要先找到下腹下神经（图9-65），将两侧直肠旁沟皱褶分离似帐篷样薄膜结构再逐步切开至腹膜返折汇合处。如在未找到下腹下神经之前即盲目切开直肠旁沟腹膜，则偏内易进入直肠系膜内，偏外易损伤神经。有的患者神经纤细，难以辨认，则更要求对抗牵引，找准间隙，在间隙中仔细分离。

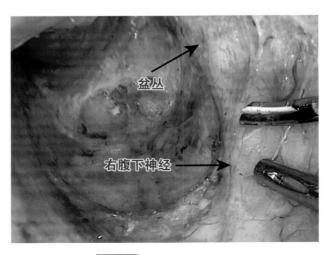

图9-65　右侧的腹下神经

8. 切开直肠骶骨筋膜 直肠骶骨筋膜(又称为Waldeyer筋膜),是直肠固有筋膜和骶前筋膜的融合带,从S4水平延伸到盆膈水平(肛管直肠环上方)。当分离达腹膜返折下对应的直肠后间隙时,疏松间隙突然消失,可以见到一层致密的纤维结缔组织,即是该筋膜(图9-66)。

由此切断直肠骶骨筋膜,立即发现重新进入一疏松间隙,此时进入的是"骶前筋膜下间隙",部分患者可清晰见到蔓状的骶前静脉丛;如遇阻力,即沿骶骨筋膜表面筋膜向上切开则进入直肠系膜内,可见骶前大片脂肪组织残留;如将直肠骶骨筋膜(融合筋膜)分开,则骶前光滑,未见静脉丛,则最佳。

骶骨平面与肛提肌垂直平面之间内过渡区近90°角,是TME切除不全的常见部位,当骶前静脉丛消失即可见肛提肌垂直平面;应紧贴肛提肌表面分离(图9-67),以免进入直肠系膜内。

9. 直肠侧方间隙分离 当直肠侧方的Holy界面未清晰显示,即盲目切割分离,偏内易进入直肠系膜内,偏外损伤盆神经,故要用Babcock钳抓紧腹膜返折上的约5 cm处的直肠拉向头侧,术者与助手各持一钳分别在直肠侧壁与盆壁之间,向相反的方向推拉,形成对抗牵引,方可清晰显示Holy界面。当两侧精囊腺尾部及腹下神经均已显露,并始终以两侧腹下神经对准精囊腺尾部为虚拟切开界面,由后下向前上切割,分离达精囊腺尾部时

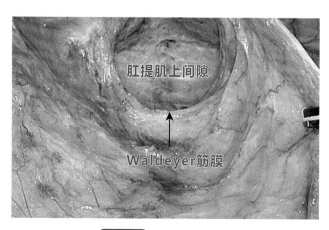

图9-66 直肠骶骨筋膜

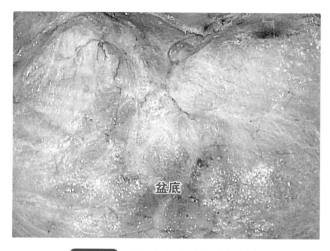

图9-67 沿着肛提肌表面进行游离

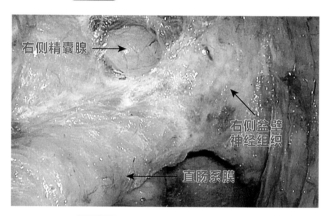

图9-68 直肠右侧方间隙的分离

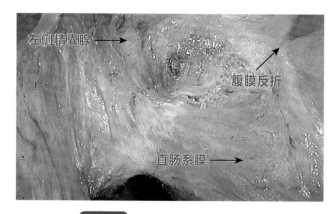

图9-69 直肠左侧方间隙的分离

及时弧形内拐,避免从其尾部外侧切开损伤神经血管束(图9-68、9-69)。特别要注意到在侧方直肠系膜尾部与肛提肌间有一疏松间隙,采用钝性分离方式沿直肠系膜表面向外推可见纤细的盆神经进入精囊腺后下方,在此如盲目烧灼极易损

伤该神经。

当难以发现侧方界面时，可沿已经分离的直肠侧方系膜表面用超声刀轻轻钝性推动，即可发现该间隙。当分离左侧盆壁较困难时，特别是直肠肥大、骨盆狭小者以及骶骨岬较高时，此时将Babcock钳转而抓住左侧直乙交界处系膜，在将吸引器伸入直肠后间隙将直肠挡向右上方，而术者将左手钳向外推挡左盆壁，则可清晰显露左侧界面。

10. 直肠前间隙分离　要保持腹膜返折切开线上下方组织间的张力，即通过术者向下提拉绷紧直肠，助手则用肠钳向前方推开切开线上方的腹膜，在腹膜返折线上0.5～1 cm处弧形切开，即可见疏松间隙。沿着疏松的直肠前间隙向下方锐性分离，直至见到灰白光滑的Denonvilliers筋膜，在精囊腺下缘用超声刀切开Denonvilliers筋膜（图9-70）。女性的直肠前间隙较难分离，助手的左手无损伤抓钳要用力推开阴道后壁，术者的左手钳抓紧切开的腹膜返折向下方提拉直肠，这样有利于直肠前间隙的显露。

11. 直肠的末端系膜分离

（1）当直肠前间隙分离达精囊腺下缘时要横断Denonvilliers筋膜，否则继续向下分离易致大出血，还容易损伤支配精囊的神经。切开Denonvilliers筋膜后，在该筋膜下间隙向下分离可使直肠末端再延长1～2 cm，达到肛提肌裂孔上缘，这对超低位直

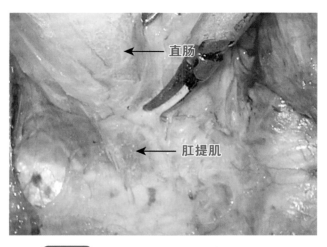

图9-71　在肛提肌裂孔的边缘离断直肠系膜

肠前切除术尤其重要。

（2）直肠后方及两侧方一定要分离到肛提肌裂孔边缘，其标志为可见环形包绕直肠的耻骨直肠肌（图9-71）。造成末端系膜切除不全的主要原因是直肠环周系膜尚未分离到肛提肌裂孔边缘即开始横断直肠系膜。

12. 直肠切断与吻合

（1）直肠裸化：首先通过直肠指诊确定肿瘤的下缘，在肿瘤下缘上一个Hemo-lock作为标记（图9-72），然后剪一根长2.0 cm的丝线，测量Hemo-lock至拟切断的直肠下缘是否达2 cm，不足则向下继续分离。沿直肠壁仔细用超声刀分离直肠系膜，末端直肠前壁与后壁仅附少量脂肪组织，要特别小心，极易损伤或穿透肠壁，两侧肠壁脂肪组织稍

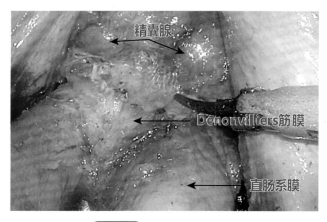

图9-70　直肠前间隙分离

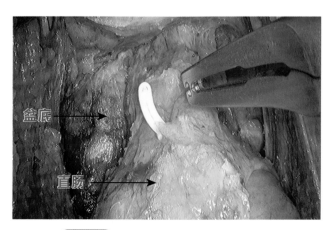

图9-72　Hemo-lock标记肿瘤的下缘

多，可沿肛提肌裂孔边缘分离。此时可将镜头旋转180°，便于观察和分离。

（2）直肠闭合：将末端直肠完全裸化后，用一把腹腔镜肠腔阻断夹在拟切断处夹闭肠管（图9-73）。先充分扩肛至可容3指通过，再用500 ml的氯己定（洗必泰）冲洗直肠至流出清水为止；通过右下腹主操作孔将45 mm或者60 mm的可转头的切割闭合器经直肠右侧置入，将闭合器头旋转，以便使闭合器与直肠呈垂直状态。助手一只手用肠钳将直肠往上提，另一只手用肠钳将闭合器远端的直肠向左侧推挤，使肠管边缘置于闭合器的横线以内；通常要用两把闭合器才可将直肠闭合切断，两次闭合切割点均存在一隆起重叠点，当估计两次闭合切割点靠近直肠残端边缘时，应减少第一次闭合肠管，调整至估计两次闭合重叠点置于直肠残端中央。如果仅剩少许肠壁未离断，也可以在切割线的远近端各上一个Hemo-lock，然后用剪刀离断肠管。将带锁扣的Babcock钳抓住切断的直肠远端，置于切口下方，以便提出腹腔外。

（3）标本取出：通常在耻骨上两横指处取一长3～5 cm（下腹中部）的切口（横行或纵行均可），注意避免损伤膀胱，在充气状态下容易进入腹腔，在切口两侧用钳子抓住腹膜外提，置入切口保护套，将直肠远端提出至切口外；处理乙状结肠系膜，在距肿瘤近端10～15 cm处切断乙状结肠，置入抵钉座，将其放入腹腔。封闭切口，重新建立气

腹，冲洗腹腔。

（4）直肠吻合（图9-74、9-75）：如直肠残端距肛缘很近，则宜用直径较小（25 mm）的吻合器，大号吻合器不易置入直肠残端，稍不注意会顶裂残端。置入吻合器的过程中应注视显示器，以免用力不当导致直肠残端破损；穿刺针应从两次闭合重叠处穿出，如将其置于吻合器边缘，术后易致吻合口漏。在击发吻合器之前，要检查近端肠管是否扭转。吻合完成之后，在盆腔注水作注气实验。然后将肛门撑开，将直肠和乙状结肠肠腔内的气体挤出肛门外，将盆腔的积水吸净。如有漏气，如果位置较高，可以考虑间断缝合加固吻合口。腹腔镜下缝合加固吻合口难度很大，所以一般很少完整地加固缝合一圈。但是，即使是间断地缝合1～3针，也能起到很好的降低吻合口张力、减少吻合口漏发生率的作用。直肠低位吻合建议行末端回肠造口术。

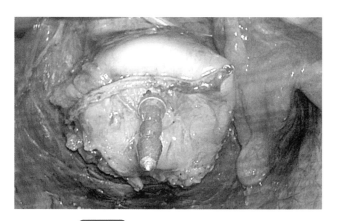
图9-74 从直肠残端置入吻合器

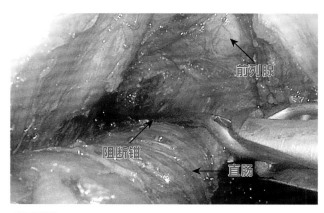
图9-73 在拟切除处上一肠腔阻断夹，经肛门冲洗肠腔后用切割闭合器离断肠管

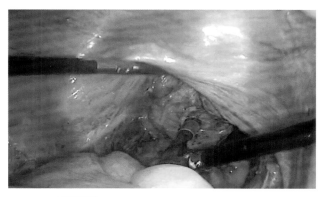
图9-75 用圆形吻合器经肛门完成吻合

13. 游离脾曲　如果近端的肠管较短，无法完成吻合；或者吻合口张力过大，则需要游离脾曲。调整体位，改为头高脚低右侧倾斜位。首先继续从下向上切开降结肠左侧的腹膜返折，直至脾曲；然后向右侧分离并打开小网膜囊。助手向上方牵拉大网膜，术者从右下腹Trocar孔置入肠钳向左侧牵拉横结肠，显示大网膜与横结肠系膜之间的无血管平面，从左下腹Trocar孔置入超声刀分离此层面并进入小网膜囊。术者通常要移至患者两腿之间来完成此部分操作，并沿小网膜囊继续向脾曲方向分离。当把大网膜从横结肠左侧分离开，再汇合之前降结肠的外侧分离，结肠脾曲就被完全游离下来了，把结肠脾曲向内下牵拉，离断所有残留的附着组织。

14. 骶前引流管和肛管的放置　长海医院常规从左下腹Trocar孔放入2个引流管，引流管末端置于骶前间隙的最低点，然后助手用Babcock钳夹紧引流管固定好位置，术者将引流管向外拉直，再在Trocar孔旁边缝合一针固定引流管，骶前引流管位于腹腔外的一端接负压球。吻合口位置较低者，可经肛门置入一口径较大硅管（28～36号的胸管）作为肛管，术后引流袋。一方面可以减低肠管内压力，另一方面还可以观察有无吻合口出血。

15. 预防性末端回肠造口　一般来说，对于高龄、营养状态差、伴发糖尿病、术前行新辅助放化疗和吻合口接近盆底的中低位直肠癌患者，笔者建议行预防性末端回肠造口。长海医院多采用末端回肠袢式造口，其优点是术后还纳较容易；也可选择横结肠袢式造口。

末端回肠造口的手术步骤：因为行回肠造口之后就不能维持气腹了，所以一般要先放置引流管再切开腹壁行回肠造口。首先将患者的体位调整为头低脚高左侧倾斜，显露回盲部的末端回肠，用两把肠钳交替夹持末端回肠，从回盲部开始理清末端回肠，直至距回盲瓣30 cm处，用一把带锁扣的Babcock钳夹住此处的回肠肠管。在右下腹造口定位处作一长约3 cm的纵行切口，依次切开腹壁各层进入腹腔，将Babcock钳夹住的距回盲瓣30 cm处的末端回肠经该切口拉出，行末端回肠袢式造口。肠袢下方置一支撑棒。注意切口不要过大，尤其是腹壁较薄的患者，否则术后容易发生造口旁疝。

（高显华　刘连杰）

参考文献

［1］ Jayne DG, Thorpe HC, Copeland J, et al. Five-year follow-up of the Medical Research Council CLASICC trial of laparoscopically assisted versus open surgery for colorectal cancer [J].Br J Surg,2010,97(11): 1638－1645.

［2］ Engstrom PF, Arnoletti JP, Benson AB, et al. NCCN clinical practice guidelines in oncology: Rectal cancer [J]. J Natl Compr Cane Netw,2009,7(8): 838－881.

［3］ 张策，丁自海，李国新，等.全直肠系膜切除相关盆自主神经的解剖学观察[J].中国临床解剖学杂志，2006，24（1）：60－65.

［4］ 池畔，林惠铭，卢星榕，等.确保腹腔镜直肠系膜完全切除的手术技巧：介绍一种自创骶前隧道式分离法[J].中华胃肠外科杂志，2009，12（3）：317－319.

［5］ 池畔.腹腔镜直肠癌全直肠系膜切除手术技巧[J].中华胃肠外科杂志，2010，13（6）：397－399.

［6］ 池畔.腹腔镜直肠癌全直肠系膜切除术中保护盆自主神经的手术技巧[J].中华消化外科杂志，2011，10（3）：168－169.

［7］ 池畔.腹腔镜低位直肠癌根治术[J].中国实用外科杂志，2011，31（9）：867－870.

［8］ 郑民华，马君俊，臧潞，等.头侧中间入路腹腔镜直肠癌根治手术[J].中华胃肠外科杂志，2015，18（8）：835－836.

［9］ 池畔，李国新，杜晓辉.腹腔镜结直肠肿瘤手术学[M].北京：人民卫生出版社，2013：3.

［10］ Delaney CP.腹腔镜结直肠手术技巧[M].谭敏，丁卫星，主译.西安：世界图书出版西安公司，2009：5.

［11］ 崔滨滨.腹腔镜直肠癌根治术图谱[M].北京：人民卫生出版社，2012：6.

［12］ 徐小雯，李旭，傅传刚，等.腹腔镜与开腹直肠癌根治术肿瘤切除完整性及长期疗效的比较[J].中华胃肠外科杂志，2014，17（8）：772－775.

第七节　腹腔镜直肠癌 Miles 术

随着新辅助放化疗的广泛开展和手术技术的不断提高,越来越多的低位直肠癌开始接受保肛手术,需要行 Miles 术的直肠癌越来越少。

(一) 适应证

(1) 肛管直肠癌。

(2) 侵犯了肛门外括约肌或肛提肌的低位直肠癌。

(3) 低位直肠癌。关于 Miles 术的手术适应证,应当根据所在医院和手术医师的技术水平,以及患者的具体病情和保肛意愿综合判断。但是低位直肠癌肿瘤较大,分期较晚,分化较差,无法保证环周切缘及远切缘阴性的患者,建议行 Miles 术。

(4) 其他不适合保留肛门的直肠肛管恶性肿瘤。

(二) 禁忌证

(1) 肿瘤局部广泛浸润无法切除者。

(2) 伴有严重心、肺、肝、肾和其他疾病,无法耐受麻醉或手术者。

(三) 术前准备

详见"腹腔镜结直肠手术的概述和术前准备"的内容。

(1) 术前1天流质饮食,术前1天下午开始口服泻药(硫酸镁或者复方聚乙二醇电解质散)。

(2) 常规行阴道准备。

(3) 术前30分钟至1小时经静脉给予第二代头孢菌素或氨曲南预防手术部位感染。

(四) 麻醉

气管插管全身麻醉,也可联合应用全麻+连续硬膜外麻醉,可以缩短术后苏醒的时间。术前行手术部位的局部神经阻滞可以减轻患者术后切口的疼痛。

(五) 体位

通常采用改良截石位。如果有条件,尽量使用可活动马镫型腿架摆截石位,术中可以根据术者的需要,很方便地调整患者的体位。不能采用平卧分腿位,因为肛门部显露不佳,无法通过该体位完成肛门部的手术。详见"腹腔镜结直肠手术的概述和术前准备"这一章节。

(六) Trocar 孔位置的选择、手术人员的站位和设备放置

与腹腔镜直肠癌根治性切除术基本相似,可以将 Trocar 孔位置适当下移,便于完成盆腔低位的操作。另外,如果条件允许,尽量将左侧助手的一个穿刺孔选在左下腹造口定位处,这样 Trocar 孔又可以用于制作造口,最大限度地减少了患者的创伤。

(七) 手术相关解剖和手术切除范围

见图9-76、9-77。

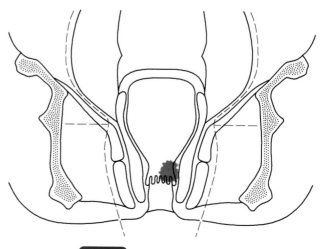

图9-76　Miles 术切除的范围

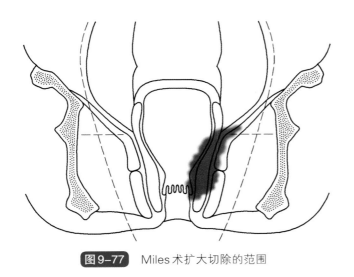

图9-77 Miles术扩大切除的范围

（八）手术步骤

1. 经腹全直肠系膜切除（TME）　采用腹腔镜5孔法，按照肿瘤的无瘤操作原则，骨骼化并高位结扎肠系膜下动、静脉，清扫肠系膜血管根部淋巴结。高龄患者，或者有其他高危因素者，如高血压、高血糖、高血脂、动脉硬化等，建议保留左结肠动脉，在左结肠动脉的远端离断肠系膜下动脉。然后按照全直肠系膜切除术原则，在直视下沿着脏层和壁层之间的疏松结缔组织间隙向下锐性分离直肠系膜直至盆底肌水平，注意保持直肠系膜的完整性，并注意保护输尿管、生殖血管和自主神经丛。盆底肌以上直肠的分离同腹腔镜直肠癌根治术（详见本书"腹腔镜直肠癌根治术"章节）。特别需要注意的是，降结肠左侧的侧腹膜不要向上游离过多，否则行乙状结肠腹膜外造口后，在乙状结肠和侧腹壁之间会残留一个间隙，术后容易发生腹内疝。如果残留的间隙过大，也可通过间隙缝合或用钛夹夹闭左结肠旁沟处裂口。

2. 腹膜外乙状结肠造口　在拟切除处游离乙状结肠系膜，腹腔镜下用线性切割闭合器切断乙状结肠（距离肿瘤上缘10～15 cm处）。在左下腹造口定位处作一直径2.5～3 cm大小的圆形切口，依次切除皮肤和皮下脂肪组织，"十"字切开腹直肌前鞘，纵向分离腹直肌。然后切开腹直肌后鞘（注意不要切得太深，以免损伤深部的壁层腹膜，保持腹

膜的完整性对维持气腹非常重要），用一把长弯血管钳或卵圆钳通过腹直肌后鞘和腹膜之间的间隙，逐渐向内侧深入，直至进入腹腔。也可用手指钝性分离，然后逐渐扩大该间隙，直至能通过两指。之后从腹腔内用超声刀适当游离造口隧道周围的腹膜，使造口肠管能顺利拉出。从造口处伸入一把Kocher钳，经分离好的隧道进入腹腔，将乙状结肠断端拉出腹腔外，向外拉肠管，直至将腹腔内的肠管拉直。向外拉肠管时，注意不要使用暴力，牵拉过程中注意保护系膜，以免损伤系膜血管导致造口肠管缺血坏死。

注意：在左结肠旁沟结肠通过处的侧腹膜转折部不应呈直角，以免压迫乙状结肠致术后肠梗阻。接着在腹直肌前鞘间断缝合一圈将造口固定在腹壁上。然后在皮肤外保留2～3 cm肠管，结扎切断肠系膜内的血管。然后用3点式缝合法（皮肤真皮层–皮肤水平的肠管的浆肌层–人工肛门断端全层）在3点、6点、9点和12点处缝合4针将造口固定在腹壁上，然后在两针之间再用2点式缝合法（皮肤真皮层–人工肛门断端全层）加缝两针，一般要缝12针（图9-78）。

Miles术的乙状结肠造口因为是永久性造口，术后发生造口旁疝的可能性较高，建议行腹膜外造口。如果不行腹膜外造口，而是将肠管直接拉出至腹腔外，术后发生造口旁疝的概率很高；而且小肠肠管容易疝入造口肠管和左侧腹壁之间的间隙，发生腹内疝。

3. 会阴部手术　绕肛门作前后向梭形切口，两侧达坐骨结节与肛缘中点。切开皮肤、皮下组织，向前上方牵引肛门，切断肛尾韧带，在尾骨直肠间伸入血管钳分开一裂隙，将左手示指从此裂隙伸入直肠后间隙与盆腔游离面汇合，引导向两侧切断盆底肌。由后向前分离直至前列腺（阴道后壁）附近。以卵圆钳伸入盆腔内，在腹腔手术

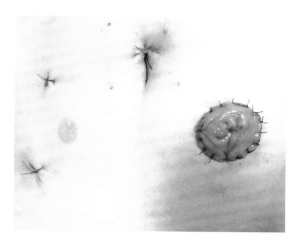
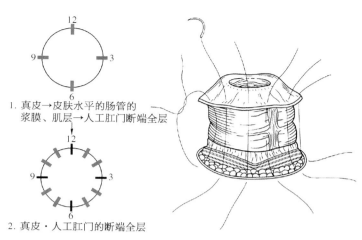

1. 真皮→皮肤水平的肠管的
浆膜、肌层→人工肛门断端全层

2. 真皮·人工肛门的断端全层

图9-78　乙状结肠造口的方法

组的协助下将已经游离切断的乙状结肠及直肠从骶前拉出，以利于直肠前壁的分离。分离直肠前方时，将直肠向下及向一侧牵拉，切断肛门外括约肌深部向前的交叉纤维，再将一侧的耻骨尾骨肌钳夹切断，然后以同样方法处理对侧。至此，肛管直肠交接处仅借耻骨直肠肌和直肠尿道肌与尿道后方相连。左手示指及中指伸入盆腔内，置于前列腺与直肠之间，向后向下稍用力抵住直肠，切断直肠前的附着肌肉，将直肠切除。在分离直肠前壁时，应紧靠直肠隔及前列腺包膜，并随时触摸留置导尿管的位置，防止损伤尿道球部及膜部，但亦不应过于紧靠直肠，以免损伤直肠前壁。

直肠切除后，以大量温注射用水经腹冲洗盆腔，使液体从会阴切口流出，冲掉手术时可能播散于创面的癌细胞。充分止血，特别注意阴道后壁、前列腺后壁等处有无出血。对深处的出血点，可结扎或电凝止血。在骶前间隙放置两根引流管，自右下腹Trocar孔（或者自会阴部切口旁）引出接负压球。将会阴部切口分层间断缝合，皮肤缝合时注意皮缘对合整齐。

4. 腹腔镜下关闭盆底腹膜　笔者建议Miles术后常规关闭盆底腹膜，否则一旦会阴部切口感染裂开，小肠就可能脱垂至会阴部切口外造成严重后果。如果不关闭盆底腹膜，小肠容易集聚粘连在盆底，形成粘连性肠梗阻。腹腔镜下缝合盆底腹膜难度较高，也有人用Hemo-lock来关闭盆底腹膜，女性患者也可考虑用子宫来填补盆底的空隙，防止小肠疝入盆腔。也有人建议腹腔镜Miles术后不关闭盆底腹膜，原因是避免关闭不全所致的盆底腹膜裂孔疝。

（高显华　刘连杰）

参 考 文 献

［1］张国阳, 刘逸, 揭志刚, 等.管状吻合器在腹腔镜Miles术中乙状结肠腹膜外造瘘的临床应用［J］.世界华人消化杂志, 2015, 23（5）: 828-833.
［2］沈毅, 应晓江, 蒋景华.腹腔镜Miles术后双引流法防治会阴切口感染［J］.中华医院感染学杂志, 2012, 22（10）: 2086-2087.
［3］黄海, 朱刚健.腹腔镜Miles术和开腹Miles术治疗低位直肠癌临床分析［J］.海南医学院学报, 2012, 18（5）: 676-678.
［4］沈长兵, 黄海波, 秦菊芳, 等.折刀位在腹腔镜Miles术中的应用［J］.中国普通外科杂志, 2012, 21（2）: 241-242.
［5］何嘉琦, 顾大镛, 潘洪涛, 等.腹腔镜Miles术59例近远期疗效分析［J］.腹腔镜外科杂志, 2011, 16（6）: 442-444.
［6］渠时学, 谢光伟, 丁硕, 等.腹膜外乙状结肠造口术在腹腔镜Miles术中的应用［J］.腹腔镜外科杂志, 2008, 13（1）: 31-32.

第八节 腹腔镜极低位直肠癌适形保肛切除术

随着手术技术不断提高，越来越多的极低位直肠癌患者可以保留肛门，但采用经盆腔及经肛门直肠内离断直肠操作因手术视野狭窄，可能造成对远端直肠及周围组织切除不足或过多，导致低位直肠癌保肛术后局部复发率、并发症发生率增加及肛门控便功能明显减退。我们采用腹腔镜直肠癌拖出式适形切除术治疗低位直肠癌，取得了较好的效果。在腹腔镜下，将直肠分离到肛提肌水平，切断裂隙韧带，然后从肛门里把直肠翻至肛门外，在直视下离断肠管，保证1 cm远切缘，并根据肿瘤形态设计切除线，不仅保证了肿瘤的根治性，而且保留了肿瘤对侧更多的直肠黏膜、直肠壁及肛门括约肌，直肠残端用手工间断缝闭，把吻合口尽量做在直肠保留的部分，从而使吻合口尽量远离齿状线，使肛门的反射功能及控便功能得到了最大程度的保留，最大限度改善患者术后的生活质量。本术式的术前检查、术前准备、体位、手术人员的站位、设备放置和Trocar位置的选择与常规的腹腔镜直肠癌根治术基本相同。

（一）适应证
（1）术前电子结肠镜活检病理报告为高分化或中分化癌或间质瘤。

（2）MRI或B超检查提示无外括约肌、耻骨直肠肌及肛提肌浸润或者经术前新辅助放化疗后检查符合条件。

（3）直肠指诊肿块可以推动，肿瘤直径＜3 cm。

（4）肿瘤下缘距齿线距离≤2 cm。

（二）禁忌证
（1）术前活检病理报告为低分化癌、未分化癌或黏液腺癌。

（2）CT或者B超检查提示有淋巴结转移或外括约肌、耻骨直肠肌及肛提肌浸润。

（3）直肠指诊肿块无法推动。

（4）术前肛门失禁或肛门控便功能明显减退。

（5）腹腔严重粘连的患者。

（6）心、肺、肝、肾功能差，不能耐受腹腔镜手术的患者。

（7）既往有腹部手术史，但是腹腔粘连不严重的患者不是腹腔镜手术的禁忌证，也可考虑行腹腔镜手术。

（8）肥胖患者的手术难度较大，但不是手术的绝对禁忌证。因为即使是开腹手术难度也很大，而且切口长，术后发生切口感染的概率较高。对于经验丰富的腹腔镜手术医师，也可考虑对肥胖患者实施腹腔镜手术。

（三）术前准备
详见"腹腔镜结直肠手术的概述和术前准备"这一章节。

（1）术前1天流质饮食，术前1天下午开始口服泻药（硫酸镁或者复方聚乙二醇电解质散）；服用泻药后大便未排净者，可加用温生理盐水清洁灌肠。

（2）术前30分钟至1小时经静脉给予第二代头孢菌素或氨曲南预防手术部位感染。

（四）麻醉
气管插管全身麻醉，也可联合应用全麻加连续硬膜外麻醉，可以缩短术后苏醒的时间。术前行手术部位的局部神经阻滞可以减轻患者术后切口的疼痛。

（五）体位
通常采用改良截石位。详见"腹腔镜结直肠手术的概述和术前准备"这一章节。

（六）Trocar孔位置的选择、手术人员的站位和设备放置

与腹腔镜直肠癌根治性切除术基本相似，可以将右上腹和右下腹的Trocar孔位置适当下移，便于完成盆腔低位的操作。

（七）手术相关解剖和手术切除范围

手术相关解剖和手术切除范围与腹腔镜直肠癌根治术基本一致，只是分离到肛提肌裂孔水平之后，还要打开Hiatal韧带（图9-79、9-80）。

（八）手术步骤

1. 经腹全直肠系膜切除（TME）　全身麻醉成功后患者取膀胱截石位，采用腹腔镜5孔法，按照肿瘤的无瘤操作原则，骨骼化并高位结扎肠系膜下动、静脉，清扫周围淋巴结。按照全直肠系膜切除

术（total mesorectal excision, TME）原则，在直视下沿着脏层和壁层两层之间的疏松结缔组织间隙锐性分离，保持直肠系膜的完整性，并保留自主神经丛。肛提肌裂孔以上的直肠分离同腹腔镜直肠癌根治术（详见"腹腔镜直肠癌根治术"章节）。

2. 继续向下分离，进入肛门内外括约肌间隙　在完成了沿肛提肌裂孔边缘直肠末端系膜裸化之后，经直肠指诊确定肿瘤下缘距离肛提肌裂孔小于2 cm，决定进行括约肌间的直肠分离，首先切断Hiatal韧带（图9-81），如果肿瘤位置接近齿状线，可以在肿瘤一侧进行括约肌间沟的部分分离。提起肿瘤侧肛提肌裂孔边缘的耻骨直肠肌，沿着直肠纵行肌表面向下锐性分离，当见到曲张的血管丛时，表明已分离到达齿状线水平。其余部分分到肛提肌水平（图9-82），看到直肠与肛提肌交界处的白线即停止分离，笔者不建议行广泛括约肌间沟的分离，以免

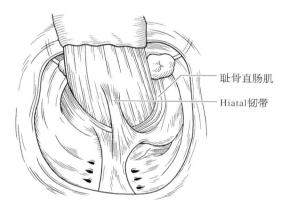

图9-79　Hiatal韧带（裂孔韧带、裂隙韧带）上面观

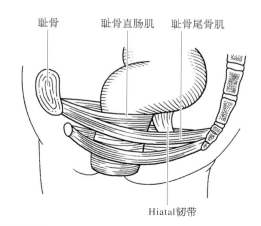

图9-80　Hiatal韧带（裂孔韧带、裂隙韧带）侧面观

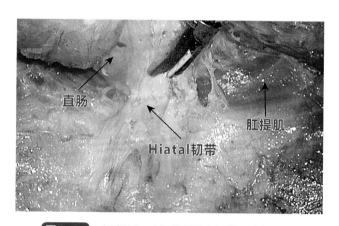

图9-81　切断Hiatal韧带（裂孔韧带、裂隙韧带）

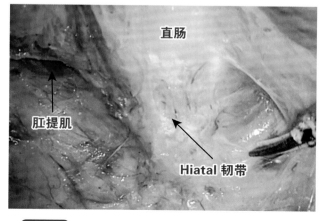

图9-82　沿着肛提肌表面进行游离，进入括约肌间隙

影响术后肛门功能。

3. 经肛将远端直肠拖出　用聚维酮碘（碘伏）冲洗直肠肛管，扩肛至3～4指，使肛门括约肌充分松弛。用卵圆钳夹住直肠残端顶部，将肠管连同系膜一起插入直肠腔内，逐渐深入，并经肛门拖出。如果患者较肥胖或系膜肥厚难以翻出者，不建议强行翻出，可行经肛适形切除术。经肛门钳夹经腹部推

出的直肠，并向肛门外牵拉，将直肠完全翻转，拖出至肛门外，温水充分冲洗远端直肠，避免肿瘤与周围组织接触，操作手减少触摸肿瘤。

4. 远端直肠适形切除吻合（图9-83、9-84）观察肿瘤后根据肿瘤的位置设计切口，肿瘤侧切口更低，对侧正常肠壁切口的位置高一些，这样就可以保留更多肠管和黏膜。肿瘤下缘距齿状线1～2 cm

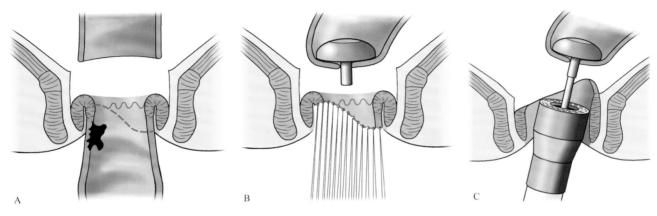

图9-83　直肠癌拖出式适形切除术的手术示意图

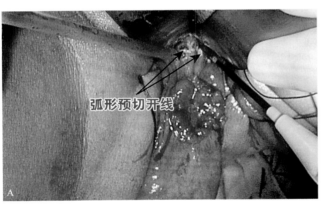

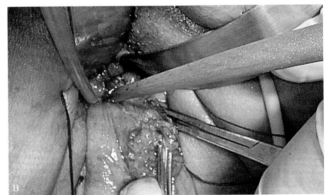

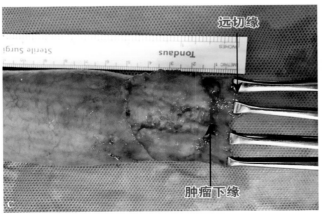

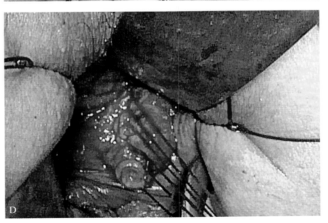

图9-84　拖出式适形切除术治疗超低位直肠癌

者,肿瘤侧靠近齿状线做切口,保证肿瘤侧远端切缘至少1 cm,肿瘤对侧切口弧形上提;肿瘤下缘距齿状线<1 cm者,肿瘤侧在齿状线以下做切口,保证肿瘤远端切缘1 cm左右,肿瘤对侧切口弧形上提,尽量多保留齿线及对侧肠壁。术中常规行冰冻切片以保证下切缘阴性。

切除肿瘤移除标本后反复用温水冲洗封闭的直肠残端,3-0可吸收线手工间断缝合直肠残端,将直肠残端顺直肠腔推回盆腔,选用直径为25 mm的圆形吻合器,行肛管-乙状结肠端端吻合。吻合时将肛门皮肤向外牵拉,并且吻合器尽量抵向盆腔保留直肠的一侧,以保留更多的肛门内括约肌及直肠肛管皮肤。吻合结束后检查近、远端吻合圈是否完整,并经肛门检查吻合口是否完整,对于吻合口不确切处以3-0可吸收线间断加固缝合。

5. 末端回肠造口　所有患者均行预防性末端回肠襻式造口术。

（张　卫　高显华　刘连杰）

参 考 文 献

［1］ 楼征,何建,朱晓明,等.经肛门拖出式适形切除术治疗极低位直肠癌的临床研究［J］.中华胃肠外科杂志,2015,18(1): 69-71.
［2］ 左志贵,张卫,龚海峰,等.拖出式直肠适形切除在低位直肠肿瘤保肛手术中的应用［J］.中华外科杂志,2013,51(6): 570-571.
［3］ 楼征,何建,朱晓明,等.腹腔镜联合经肛门拖出适形切除术治疗极低位直肠癌初步报道［J］.外科理论与实践,2014,19 (6): 493-496.
［4］ 刘红波,杨安,冯运章,等.男性低位直肠癌患者腹腔镜下全直肠系膜切除联合直肠经肛门拖出式吻合术的治疗体会 ［J］.中国普外基础与临床杂志,2010,17(11): 1179-1182.
［5］ 朱水根,汪春良,朱建军,等.腹腔镜直肠癌经肛拖出式切除术可行性分析［J］.中华普通外科杂志,2014,29(3): 216-217.
［6］ 曹策,刘志民,石光锋,等.直肠拖出式吻合在腹腔镜低位直肠癌Dixon手术中的应用［J］.腹腔镜外科杂志,2015,20 (3): 183-186.

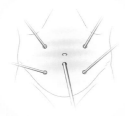

第十章

麻醉管理

腹腔镜外科技术的进步减轻了对患者的创伤，降低了并发症的发病率、死亡率，减少了住院时间，并由此降低患者的医疗费用。目前，腹腔镜已经广泛应用于结直肠手术。

结直肠腹腔镜手术须在气腹状态下施行，并需将患者置于特殊体位，这可能导致机体病理生理改变，使手术期间的麻醉管理更加复杂。必须正确认识腹内压（intra abdominal pressure，IAP）增加对机体病理生理的不良影响，并在术前对此做出正确的评估和相应的准备，设法阻止或减轻这些异常改变所引起的不良后果。本章主要介绍结直肠腹腔镜手术对机体病理生理的影响和腹腔镜手术的优点、一些特殊的术后问题（如疼痛、恶心呕吐），以及结直肠腹腔镜手术的麻醉管理等。

第一节 人工气腹对生理功能的影响

腹腔内喷射二氧化碳（CO_2）是腹腔镜手术时最常采用的气腹技术，对患者的通气和呼吸存在不良影响。

一、手术期间通气和呼吸的改变

（一）通气改变

对健康和病态肥胖的患者，气腹可使其胸肺顺应性降低30%～50%。气腹使横膈抬高引起功能残气量减少和肺不张，也可使气道压力增加导致通气血流改变。但是，对于没有心血管疾病的患者，腹内压在14 mmHg以内和10°～20°的头高位或头低位将不会引起生理无效腔量和肺分流的明显改变。

（二）动脉血 CO_2 分压升高

控制性机械通气时，无论截石位头低、头高、平卧位，还是大字位头低位，CO_2气腹都可使动脉血CO_2分压（$PaCO_2$）进行性升高并在建立气腹后15～30分钟达到峰值并维持。此后若出现$PaCO_2$再次明显升高，应仔细寻找原因，如是否存在皮下CO_2气肿、气栓、气腹压增加等。

CO_2气腹期间，$PaCO_2$升高可能与多种因素有关：腹腔内CO_2被吸收、腹腔膨胀、患者体位、容量控制性机械通气等机械因素引起的肺通气和血流障碍。腹腔镜手术过程中（腹内压12～14 mmHg），无论采用头低位还是头高位手术，即使CO_2排出量（VCO_2）增加20%～30%，生理无效腔量也没有明显变化。气体经腹腔的吸收取决于气体的弥散性、吸收面积和腹壁血流灌注。由于CO_2的弥散性很强,大量CO_2吸收入血而引起$PaCO_2$显著升高。腹腔镜手术中呼吸的改变也可引起CO_2分压升高。特殊体位、腹部膨胀可以导致气道压升高和通气-血流比例失调。

腹腔镜手术时通过调整机械通气的参数以维持患者的$PaCO_2$于正常范围是明智的。除非特殊情况,比如发生CO_2皮下气肿,使肺泡通气量增加$10\%\sim20\%$即可有效纠正$PaCO_2$升高。

二、手术期间的血流动力学问题

腹腔镜手术中引起血流动力学变化的因素包括气腹、患者体位、麻醉、CO_2吸收引起的高碳酸血症。除了以上病理生理的改变,也会引起迷走神经张力反射性增加和心律失常。

(一)正常患者对气腹的血流动力学反应

超过10 mmHg的气腹压将引起明显的血流动力学改变,其特点是心排血量减少、动脉压升高以及体、肺血管阻力增加,心率可以保持不变或略增快。心排出量降低的程度与腹内压成正比。无论患者取头低还是头高位,气腹可使心排血量降低$10\%\sim30\%$。术中静脉血氧饱和度和乳酸浓度测定正常,表明一般患者对气腹期间的血流动力学变化耐受良好。腹腔充气开始后心排血量逐渐降低,手术开始后骤然上升,可能与手术操作引起的应激有关。血流动力学的改变主要发生于腹腔开始充气时。

1. 心排血量降低与多种因素有关 适当扩容能减轻气腹引起的静脉回流和心排血量下降。增加

充盈压可通过气腹前补液,预先将患者置于头部略低的体位,采用间歇式顺序空气压缩装置或弹力绷带防止血液潴留于下肢等方法。

2. 体循环阻力增加,后负荷增加 心脏功能正常者虽可良好耐受,但对有心脏疾病者可能使其心排血量进一步下降。体循环阻力也受患者体位影响,头低位可降低其增加程度,而头高位可使之加重。

3. 儿茶酚胺、肾素-血管紧张素系统以及血管加压素的释放量增加导致体循环阻力升高 可以使用α_2受体激动剂如可乐定、右旋美托咪啶或β受体阻滞剂,可有效抑制血流动力学变化,减少麻醉药的需要量。大剂量瑞芬太尼几乎可以完全阻断气腹引起的血流动力学变化。

(二)气腹对局部血流动力学的影响

1. 下肢血液潴留 腹腔镜手术时头高位和腹内压力增加可引起下肢血液潴留。随着腹腔内压力的增加,股静脉血流量逐渐减少,下肢对股静脉血流较少无法适应,这种不适应甚至持续整个手术过程。这些变化使患者更容易并发血栓形成等并发症。

2. 对肾血流影响 CO_2气腹可使尿量、肾血流量和肾小球滤过率降至基础值的50%以下,气腹终止后,尿量即会迅速增加。

3. 对内脏血量影响 CO_2气腹对内脏和肝脏血流量的影响存在争议。

4. 对脑血流影响 CO_2气腹引起的$PaCO_2$升高可使脑血流速度加快。在CO_2分压维持正常的情况下,气腹和头低位并不引起有害的颅内血流动力学变化。对青光眼动物模型,气腹也只是引起轻微的眼压升高。

第二节 手术的优点及常见并发症

一、优点

与开腹手术相比,腹腔镜手术后患者恢复

快,恢复质量高,术后衰弱程度减轻,且患者自我感觉良好,腹腔镜手术能更好地维护机体内环境稳态。

（一）应激反应

腹腔镜手术能缩短应激反应时间，血浆 C 反应蛋白和白介素 -6 浓度也明显低于剖腹手术者，表明组织损伤程度减轻。还能降低代谢反应（如高血糖、白细胞增多），从而更好地保护氮平衡和机体的免疫功能。腹腔镜手术能缩短手术时间，减少住院时间。

腹腔镜手术中对躯体神经抑制比较明显，而对内脏伤害性刺激的影响较轻，前者可能是术后血糖升高的重要刺激因素，而后者对肾上腺皮质兴奋更为重要。不过，术前给予 α_2 受体激动剂可以减轻术中应激反应。

（二）术后疼痛

手术创伤导致术后疼痛和肺功能障碍。与开腹手术比较，其程度较轻，止痛药的用量减少。术后疼痛与多种因素有关，有不同的术后镇痛方法可供选择。术前给予非甾体类抗炎药（NSAIDs）、地塞米松、局麻药浸润（如腹膜内和切口部位浸润）、腹横肌平面阻滞可以减轻术后的疼痛程度，减少麻醉性镇痛药用量。腹腔残余 CO_2 是术后疼痛的原因之一，术毕尽量排空 CO_2 可减轻术后疼痛。目前推荐多模式镇痛来预防和治疗腹腔镜术后疼痛。

（三）肺功能障碍

腹腔镜手术患者呼吸功能障碍的程度较轻，恢复也快，老年、肥胖、吸烟以及合并慢性阻塞性肺疾病（COPD）的患者，术后呼气量明显减少，肺功能恢复更慢。但与剖腹手术相比，腹腔镜手术对患者的肺功能影响较小。

（四）术后恶心、呕吐

手术后恶心、呕吐（PONV）是腹腔镜术后最主要的并发症之一，可见于 40%～75% 的患者，应给予积极预防和处理。手术时胃肠减压或术中给予地塞米松、氟哌利多、昂丹司琼等对 PONV 有预防或治疗作用，对于 PONV 易感患者应给予多模式预防措施。

二、常见并发症

了解术中术后并发症的发生和发展过程，可帮助及时发现和处理并发症。

（一）呼吸系统并发症

可导致以下四种主要的呼吸系统并发症：CO_2 皮下气肿、气胸、支气管插管（导管进入支气管）和气栓。如果没有及时发现和处理呼吸系统的并发症，可能会产生严重的呼吸和循环功能紊乱。术中需要密切监护 $P_{ET}CO_2$、气道压的变化，必要时监测 $PaCO_2$。

1. CO_2 皮下气肿　CO_2 皮下气肿的常见原因是意外腹膜外充气，任何平台期后 $P_{ET}CO_2$ 增加都可能预示皮下气肿的发生。此时的 VCO_2 上升，将难以通过调整呼吸参数来纠正高碳酸血症。气腹压力是皮下气肿范围和消退速度的决定性因素。皮下气肿在气腹停止后可很快缓解，CO_2 皮下气肿即使是颈部皮下气肿，也不至导致术后拔管禁忌。一般认为在高碳酸血症被纠正以前，应保持机械通气，尤其是 COPD 患者，以免使呼吸做功增加。

2. 气胸、纵隔气肿和心包积气　建立气腹期间可能产生纵隔气肿、单侧或双侧气胸及心包积气。腹腔、胸腔和心包腔之间残存有胚胎发育时的潜在通道，可因腹内压力增大而重新开放。气体可通过缺损的横膈或食管、主动脉裂孔等薄弱部位产生气胸。手术期间食管-胃连接部的胸膜撕裂也是气胸发生的可能原因（如修补食管裂孔疝的胃折叠术）。由于胸腹膜潜在的通道重新开放而引起的气胸多发生于右侧。

CO_2 气胸（CO_2 气体引起的气胸）可使胸肺顺应性降低，气道压力、VCO_2、$PaCO_2$ 和 $P_{ET}CO_2$ 升高。肺泡破裂引起气胸时，可因心排血量减少而导致 $P_{ET}CO_2$ 降低。血流动力学变化和氧饱和度提示发生了张力性气胸。发生张力性气胸时手术医师可观察到纵隔异常摆动。颈部和上胸部的皮下气肿可单独存在,而不一定合并气胸。

CO_2 弥散能力强,发生气胸后在不存在肺部损伤的情况下,气腹结束后30～60分钟不行胸腔穿刺术也可以自行恢复。腹腔镜手术时发生 CO_2 气胸,可实施呼气末正压通气(PEEP)来替代放置胸管。而肺大泡破裂引起的气胸,不能实施PEEP,必须进行胸腔穿刺术。

3. 导管进入支气管 气腹推动横膈上升,成人和儿童的气管隆突向头部移动,可能使气管导管进入支气管,可以引起氧饱和度下降和气道平台压升高。

4. 气栓 尽管气栓的发生率很低,但它是腹腔镜手术中最为严重和危险的并发症。可因充气针或套管直接插入血管或气体弥散入腹腔脏器而引起。主要发生于气腹建立的过程中,尤其是以前有腹部手术史者,也可见于手术晚期。CO_2 在血液中的溶解度高,CO_2 栓塞的致死剂量比空气大5倍。

气栓的病理生理改变取决于气泡的大小和气体进入血管的速率。腹腔镜手术时,在高压下快速弥散入血的大量气体可以完全阻塞腔静脉和右心房,引起回心血量和心排血量急剧降低,甚至发生循环衰竭。急性右心室高压可使卵圆孔重新开放,引起反常气体栓塞。反常气体栓塞也可发生于卵圆孔未开放者。适当的容量负荷可以降低气栓和反常栓塞的危险性。无效腔量增加和低氧血症可引起通气血流比例失调。

栓塞早期,气体量小于0.5 ml/kg(以空气计算),表现为多普勒回声改变或肺动脉平均压力升高;栓塞气体量超过2 ml/kg(以空气计算),可出现心动过速、心律失常、高血压、中心静脉压升高、心音改变(如磨轮样杂音)、发绀以及右心负荷增加的心电图变化等异常表现;上述症状和体征很少同时具备。肺水肿也是气栓的早期表现之一。密切监护 $P_{ET}CO_2$ 和血氧饱和度对气栓的早期诊断和严重程度的判断很有价值。发生 CO_2 栓塞的患者可观察到 $P_{ET}CO_2$ 呈现双相变化:栓塞前,由于肺呼出的 CO_2 被吸收入血可表现为 $P_{ET}CO_2$ 升高,栓塞后由于心

排血量下降和生理无效腔量增加,表现为 $P_{ET}CO_2$ 降低,$\Delta a\text{-}ETCO_2$ 随之升高。中心静脉导管抽出气体或泡沫可以确诊气栓形成,但并无必要常规进行中心静脉穿刺。

CO_2 气栓的治疗包括立即停止注入 CO_2 和终止气腹。将患者置于左侧头低卧位,减少经右心室流出道进入肺循环的气体量。纯氧通气,以纠正低氧血症和缩小栓子的体积和减轻栓塞的后果。过度通气既有利于 CO_2 的排除,对应对无效腔量增加也是必要的。如果以上简单措施没有明显效果,可以考虑放置中心静脉或肺动脉导管抽气,必要时进行心肺复苏。体外心脏按压有助于使 CO_2 气栓形成小栓子,CO_2 在血液中的溶解度高,易于被血液吸收,迅速缓解 CO_2 栓塞的临床症状。对于严重者还可考虑实施心肺转流术,怀疑有脑栓塞的患者还应进行高压氧治疗。

(二) 循环系统并发症

1. 低血压、高血压 体位急剧变化:在头低位、头高位或截石位摆放的过程以及恢复体位的过程中,体位的急剧变化导致回心血量的剧减或剧增,出现低血压或高血压,甚至可能因为循环的波动导致心律失常。特别是ASA分级 III 级以上或者心脏疾病患者在体位摆放过程中尤其需注意,应该缓慢变换体位,极高危患者应该采取分次缓慢变换体位。

2. 高碳酸血症 CO_2 的大量吸收导致高碳酸血症,甚至出现呼吸性、代谢性酸中毒。

(1) 高碳酸血症原因:① CO_2 气腹在血流中的高度可溶性及腹腔-血液间 CO_2 压力梯度导致 CO_2 经腹膜或血管破口迅速吸收。② CO_2 气腹使腹腔内压力升高,膈肌上抬,头高脚低体位加剧呼吸死腔的增大和肺顺应性的降低,肺功能减退。③ 腹膜残留孔形成,CO_2 进入皮下组织间隙。④ CO_2 气腹建立速度过快,压力过高。

(2) 高碳酸血症处理:① 在循环稳定的基础上,可以在密切监护下维持患者处于允许性高碳酸

血症状态。② 维持循环稳定、电解质平稳，调整呼吸参数，降低 EtCO$_2$，必要时纠正代谢性酸中毒。③ 降低气腹压，减少 CO$_2$ 的进一步吸收。④ 终止气腹，必要时中转开腹手术。

3. 心律失常 腹腔镜术中发生的心律失常与多种因素有关。但心律失常与 PaCO$_2$ 的水平无相关性。

（1）迷走神经张力增高、腹膜牵拉、体位急剧变化：可引发心动过缓、心律失常和心搏骤停。麻醉过浅或患者术前服用 β 受体阻滞剂可使迷走神经对刺激的反应性增加。处理措施包括停止腹腔注气、恢复体位、给予阿托品和心率恢复后加深麻醉等。

（2）气腹建立过程中，血流动力学剧烈变化：心律失常可能反映有已知或潜在的心脏疾病的患者对血流动力学变化的耐受性差。

（3）气栓：也可引起心律失常。

（三）反流误吸

腹腔压力增加引起的食管下段括约肌改变有助于维持胃–食管结合部的压力差，降低食管反流的危险。此外，头低位有助于防止反流的液体进入气道。但是，腹腔镜手术的患者也存在酸性胃液误吸的危险。

（四）与患者体位相关的并发症

结直肠腹腔镜手术常需患者取截石位，同时要求头低位或头高位。体位是引起腹腔镜术中病理生理变化和损伤的原因之一，其变化的严重程度则与身体倾斜程度有关。

1. 心血管效应 血压正常的患者，头低位可升高中心静脉压和增加心排血量。压力感受器反射能舒张血管和减慢心率。全身麻醉能抑制各种神经反射，腹腔镜术中体位引起的血流动力学改变并不严重。然而，冠状动脉病变尤其是伴有心室功能下降的患者，可能引起剧烈的容量和压力变化，增加心脏耗氧。Trendelenburg 体位可影响脑循环，尤其是有

颅内顺应性降低者，使眼内静脉压力升高（可引起或加重急性青光眼）。头低位时，上半身血管内压升高，但骨盆脏器的跨壁压降低，虽可减少手术出血，但同时增加了气栓的危险。

头高脚低位由于静脉回心血量减少导致血压下降，故应加强血压监测。另外，由于头部高于心脏水平，脑组织灌注压降低，故采用该体位时注意维持血压于适宜水平。

2. 呼吸改变 头低位容易引起肺不张。头低位倾斜过度使功能残气量减少，肺总量下降和肺顺应性降低，尤其是肥胖、年老和衰弱的患者更为严重，而健康的患者没有明显的变化。

3. 脑灌注的改变 头低或头高位时，脑和心脏不处于同一水平，应考虑静水压力梯度对脑动脉和静脉压（即脑灌注压）的影响。

4. 神经损伤及其他 头低位时容易发生神经受压，手术中必须避免上肢过度外展。使用肩部支架时要特别小心，以免损伤臂丛神经。截石位时最易使腓侧神经受到损害，术中更应着重加以保护，患者长时间处于截石位，还可引起下肢筋膜间隙综合征。

长时间头低脚高位手术患者还可能发生气管黏膜水肿，拔除气管插管前应确认气管插管周围是否漏气或检查是否有喉头水肿。

（五）腹腔镜手术的并发症

腹腔镜手术并发症的发生率与开腹手术相当，腹腔镜手术的死亡率为 0.1/1 000～1/1 000，出血和内脏损伤的发生率为 2/1 000～5/1 000。大血管（主动脉、下腔静脉、髂血管）损伤后情况紧急，腹膜后血肿发生较为隐秘，可导致大量失血而没有发生明显腹腔渗出，易导致诊断延误。肠道手术的并发症往往由手术操作本身引起，气腹针引起的损伤一般较套针引起者轻，但也因此而容易漏诊。与开腹手术相比，术后感染的比例（如手术部位、呼吸道）显著降低。尽管这些并发症都是外科相关的，但麻醉医师应时刻保持高度警惕，协助外科医生及时做出诊断并进行必要的处理。

第三节　手术的麻醉处理

一、术前评估和管理

除手术禁忌证外,腹腔镜和气腹本身的绝对禁忌证很少见。但颅压升高(如肿瘤、水肿、脑外伤)和血容量不足的患者应列为相对禁忌。脑室–腹腔分流或腹腔–颈静脉分流后的患者在分流通畅的情况下,仍可耐受气腹。虽然一般情况下气腹并不足以引起剧烈的眼压改变,但对青光眼患者,仍应保持警惕。

术前给予非甾体类抗炎药(NSAIDs)、右旋美托咪啶,行腹横肌平面阻滞,减轻术中应激反应,有助于缓解术后疼痛和减少术中、术后阿片类药物的用量,有助于患者快速康复。

二、患者体位和监测

妥善安置患者体位以避免神经损伤。采用软垫保护受压的神经,尽可能减小患者的倾斜度,一般不应超过15°～20°。调整体位的过程应缓慢逐渐进行,以避免因体位突然改变引起的血流动力学和呼吸的剧烈变化。每次改变体位后,应重新确定气管导管的位置。腹腔充气和放气应匀速、缓慢进行。气管插管前,面罩正压通气可能使胃部胀气,气腹前应进行充分的胃部吸引、减压,尤其对于横结肠系膜以上部位手术者,以免发生胃穿孔。手术操作或手术时间较长时,注意排空膀胱。

腹腔镜手术期间,应连续监测动脉血压、心率、心电图、CO_2测定和脉搏氧饱和度。而胸内压的增高,对中心静脉压和肺动脉压监测结果的判断变得复杂,而经食管超声心动图监测能提供更为有用的信息。$P_{ET}CO_2$和SpO_2反映血液中$PaCO_2$和动脉氧饱和度(SaO_2)。$P_{ET}CO_2$应作为常规监测,以免术中发生高碳酸血症和及时发现气栓。心肺功能不良的患者,$\Delta a-ETCO_2$升高幅度较大,最好能进行有创动脉穿刺置管,方便直接取血样测定$PaCO_2$。

肠道手术患者,术前需要进行充分肠道准备,加强电解质和容量监测。

三、麻醉选择

全麻、局麻、区域麻醉均可成功、安全地用于腹腔镜手术。全麻控制呼吸是腹腔镜手术时最为安全的麻醉选择。

(一) 全麻

全身麻醉后进行气管内插管和控制呼吸,是最安全的麻醉选择,推荐住院患者和手术时间长的患者采用。气腹期间,调整呼吸参数,维持$P_{ET}CO_2$于35～40 mmHg。根据经验,在不存在皮下气肿的情况下,一般使每分通气量增加15%～25%即可满足需要。对COPD患者、有自发性气胸病史的患者,以及大泡性肺气肿患者应通过增加通气频率来达到适当的过度通气,而不应采用增加潮气量的方法避免引起肺泡过度膨胀和降低发生气胸的风险。给予血管舒张药物,例如尼卡地平、α_2受体激动剂和瑞芬太尼,以抑制气腹引起的血流动力学反应,并可促进心脏病患者的管理。适当加深麻醉可有助于避免腹内压过高,但是否应保持深度肌松状态尚无定论。围手术期静脉液体疗法可减轻患者气腹期间血流动力学的变化和术后恶心呕吐及促进术后恢复。由于手术期间迷走神经张力可能增加,应当随时备好阿托品。

与气管插管相比,使用喉罩后患者咽痛的发生率低,被认为是气管插管的一种替代方法。虽然它并不能完全避免误吸的发生,但可以实施控制呼吸和准确的$P_{ET}CO_2$的监测。但腹腔镜手术中,气腹和肺顺应性降低常使气道压力超过20 cmH_2O,选择食管引流型喉罩更为安全。

不插管、保留自主呼吸全身麻醉可以避免气管插管的刺激和使用肌肉松弛药。但是,这种麻醉技术应严格限于低腹压下的短时间腹腔镜手术。在这种情况下,喉罩可以提高麻醉安全性。

(二) 局部和区域麻醉

局部麻醉有很多优点:苏醒迅速,术后恶心、呕吐等并发症少,有助于早期诊断并发症,血流动力学变化轻微。但是,局麻下要求手术医师操作精细、轻柔,而且手术操作时可加剧患者紧张、疼痛以及其他不适。因此,局麻时应常规辅以静脉镇静。气腹和镇静的联合作用可能引起通气不足和动脉血氧饱和度下降。复杂的腹腔镜手术不能在局麻下操作。

区域麻醉包括硬膜外麻醉和脊髓麻醉,联合头低位可用结直肠腹腔镜手术,一般不会严重影响患者的通气功能。硬膜外麻醉可降低患者的代谢应激反应,具有与局部麻醉同样的优缺点。但区域麻醉能减少镇静、镇痛药的使用量,提供更好的肌松条件。硬膜外麻醉下实施腹腔镜手术时,要求较为广泛的阻滞平面(T4～L5)。在局麻药中混合可乐定或阿片类药物,可增强镇痛效果。区域麻醉下实施无气腹腹腔镜手术,既可以提供良好的镇痛效果,缓解患者不适,还可避免CO_2气腹的副作用。

四、麻醉苏醒和术后监测

在术后恢复室也应持续进行血流动力学监测。气腹引起的血流动力学变化,尤其是体循环阻力增加,在气腹结束后仍会持续一段时间。这对合并有心脏病的患者,可能不利于其循环功能稳定。

尽管腹腔镜手术被认为是微创手术,即使是健康患者,术后常规给氧都是必需的。预防和治疗术后恶心、呕吐和疼痛是很重要的,尤其是对于门诊手术患者。

第四节　特殊患者手术的麻醉管理

(一) 心脏病患者

应充分考虑气腹和体位引起的血流动力学变化的耐受能力,认真评估其心脏功能,尤其伴有心功能不全者。

腹腔镜手术对轻到重度心脏病患者的影响,包括动脉压、心排血量和体循环阻力等方面。对ASA Ⅲ～Ⅳ级的患者,尽管其术前血流动力学状态良好,术中静脉血氧饱和度可下降50%,术中更容易发生血流动力学剧烈变化和氧供不足。术前适当扩容可抵消气腹引起的血流动力学变化。气腹期间,心脏病患者的血流动力学改变主要原因是后负荷的增加。气腹引起的血流动力学改变在一些患者中至少需要1小时才能恢复,充血性心力衰竭可发生于术后早期。硝酸甘油、尼卡地平和多巴酚丁胺等都可用于纠正气腹引起的心脏病患者血流动力学的异常变化。较低的腹腔压力(10 mmHg)和注气速率(1 L/min)对ASA Ⅲ级患者的血流动力学影响小。

严重充血性心力衰竭和失代偿期瓣膜患者,腹腔镜手术期间发生意外的危险性比缺血性心脏病患者更大。但开腹手术和腹腔镜手术二者谁的危险性更大,目前仍缺乏直接证据但值得仔细考虑,必要时可考虑选择无气腹腹腔镜手术。

(二) 呼吸系统疾病患者

腹腔镜手术可减轻术后呼吸功能障碍。这一优势可抵消气腹过程中发生气胸和通气/血流比例失调的副作用,可以考虑选用。腹腔镜手术过程中,存在下肢淤血，手术开始前就应采取切实措施预防深静脉血栓形成。

（三）肾功能不全的患者

鉴于腹内压增加对肾功能的影响，气腹过程中要特别注意维持良好的血流动力学状态。同时，严格避免使用具有肾脏毒性作用的药物。

（四）肥胖患者

与健康患者比较，头低位倾斜过度使功能残气量减少、肺总量下降和肺顺应性降低更为明显。

（五）轻体重患者

结直肠手术患者由于长期进食异常，常常出现电解质异常、营养不良、体重指数（BMI）< 18 kg/m²，应充分考虑这类患者对手术体位、腹腔镜气腹以及麻醉引起的呼吸和循环变化的耐受能力。轻体重患者在气腹过程中更容易出现 CO_2 的吸收导致的呼吸、循环系统并发症，必要时行有创动脉等监测。

（六）孕妇

对于孕妇患者，仔细选择气腹针和套针的进入位置，以免损伤妊娠子宫。CO_2 气腹期间，胎儿可发生酸血症、心率增快和血压升高，但这些变化一般并不严重。最佳手术时机是 14～23 孕周期间，这段时间引起流产的可能性小，而腹腔内又有足够的手术操作空间；抗分娩药（子宫平滑肌舒张药）对防止早产发生是有益的，但是否作为常规预防性应用存在争议；必要时实施阴道超声对胎儿进行监测。在母体 $PaCO_2$ 维持正常的情况下，胎盘灌注压、血流量、pH 和血气分析结果并不受腹腔充气和放气的影响。

（七）婴幼儿

腹腔镜手术也可广泛应用于婴幼儿，CO_2 气腹对婴幼儿呼吸力学的影响与成人相似。与成人相比，婴幼儿腹膜面积和体重的比例较大，CO_2 吸收较快。血流动力学变化与成人相差不大。气腹会引起儿童无尿或少尿，但当腹腔内气体排出后可逆转。

附：一例腹腔镜直肠癌根治术麻醉管理

病例：患者男性，78 岁，52 kg，168 cm，拟在全麻下行腹腔镜直肠癌根治术。既往有高血压、脑梗病史，血压控制可，3 年前脑梗死后左侧肢体障碍，长期服用硝苯地平、阿司匹林；COPD 病史 10 年。

1. 特殊术前检查　肺功能、血气分析、心脏彩超，颈动脉超声（必要时行颅内血管造影）。

2. 术前评估　肺功能明显减退，血气分析：pH 7.36，$PaCO_2$ 48 mmHg，PaO_2 68 mmHg；心功能 2 级，心脏彩超基本正常；颈动脉超声示：双侧颈动脉中重度狭窄伴斑块形成。进一步行颅内血管造影提示颅内血管灌注基本正常。

3. 术前准备　避免上呼吸道感染，术前呼吸功能锻炼，术前一天地塞米松 10 mg 静脉推注；术前禁饮 2 小时，禁食 6 小时。

4. 术中监测　无创血压、心率、心电图、CO_2 测定和脉搏氧饱和度，有创血压，有条件可以行脑电双频指数、肌松监测。

5. 麻醉诱导　咪达唑仑 2 mg + 丙泊酚 80 mg + 芬太尼 0.2 mg + 罗库溴铵 50 mg + 氟比洛芬酯 50 mg + 帕洛诺司琼 0.125 mg 静脉推注，右美托咪定 30 μg 静脉滴注。呼吸参数：FiO_2 为 60%，Vt 为 350 ml，Rf 为 10 次 / 分，I∶E 为 1∶1.5，PEEP 为 5 cmHO₂。行双侧腹横肌平面阻滞，分别给予 0.375% 罗哌卡因 20 ml。行右侧颈内静脉穿刺置管，右侧桡动脉穿刺置管测压。

6. 麻醉维持　七氟醚+芬太尼+丙泊酚+顺式阿曲库胺,维持肌松深度,控制液体入量。

7. 术中体位　头低位截石位。

（1）变换体位(摆放体位+恢复体位),同时关注有创动脉的变化。

（2）术前穿弹力袜预防下肢深静脉血栓,尽可能缩短截石位时间。

（3）避免上肢外展损伤臂丛神经。

8. 术后镇痛　0.5 mg芬太尼+100 μg右美托咪啶+帕洛诺司琼0.125 mg+生理盐水稀释到100 ml,每小时2 ml。

（许　华　周　懿）

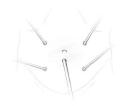

第十一章
围手术期护理

第一节　腹腔镜结直肠癌手术的围手术期护理

结直肠癌是临床常见的消化道恶性肿瘤,近年来发病率呈上升的趋势。临床上结直肠癌的治疗主要是外科手术治疗的基础上配合放疗和化疗。相对于传统开腹手术,腹腔镜可以将术中视野扩大3～5倍,更有利于肿瘤切除;手术能避免一个较大的切口,将手术的创伤减少到最低限度。术后胃肠道功能恢复快,大大缩短康复时间。腹腔镜结直肠癌手术的围手术期护理与传统开腹手术存在一定差异。

一、术前准备

(一)肠道准备

1. 目的　腹腔镜手术对肠道准备要求高,目的在于清除粪便,减少肠内细菌的数量,良好的肠道准备是确保手术成功,降低手术并发症的重要前提。

2. 方法　临床上常用的口服泻药法有盐类泻药及容积性泻药两类。

(1)盐类泻药:这类泻药主要以25%硫酸镁,主要作用机制为镁离子和硫酸盐不易被吸收而致肠腔内渗透压增高。硫酸镁口感差,导泻同时易造成水电解质紊乱,清洁肠道效果佳。术前一天下午14:00～16:00将50 g硫酸镁加温开水200 ml配成25%硫酸镁,然后在2小时内服5%葡萄糖盐水1 500～2 000 ml,糖尿病患者可服用温开水或生理

盐水。若患者服药后出现呕吐需补充药量或肌内注射甲氧氯普胺(胃复安)10 mg。

(2)容积性泻药:是在传统电解质灌洗液中加聚乙二醇4 000改良而成。聚乙二醇是一长键高分子聚合物,通过氢键结合固定结肠腔内水分,增加粪便含水量,并迅速增加灌洗液的渗透压而降低钙离子、钠离子、氯离子等电解质浓度,保持肠腔内粪水呈近似等渗液,不会造成水电失衡。术前一天下午14:00～16:00,复方聚乙二醇2包,将每包加水至1 000 ml口服。第一次口服500 ml,以后每隔15分钟口服250 ml直至喝完。

口服泻药时督促患者走动,促进肠蠕动。服药后护士应密切观察记录患者的排便情况,直至患者的排出无渣的粪水。若患者出现呕吐,应告知医生增加泻药量。因灌肠可使癌细胞脱落,向附近种植转移,目前一般不用清洁灌肠作肠道清洁准备。有梗阻的患者慎用泻药,不全性肠梗阻患者需延长术前肠道准备时间,必要时可给予低压灌肠或每天给予30 ml石蜡油口服。

(二)术前呼吸功能锻炼

腹腔镜手术需要向腹腔冲入CO_2气体制造空间,CO_2气腹可能造成高碳酸血症,皮下气肿、纵隔

气肿或气胸。术前60岁以上患者行肺功能或动脉血气分析检测肺功能。术前常规教会患者有效地咳嗽方法,锻炼肺功能1周。锻炼的方法有每天吹气球、深呼吸训练100次。肺功能不全者需再次复查肺功能或血气分析,对老慢支患者必要时进行雾化吸入及使用抗生素祛痰镇咳。

(三) 术前皮肤准备

因腹腔镜手术常在脐部 Trocar 孔,术前一天行脐部清洁。脐部清洁的溶液有75%酒精、石蜡油、松节油。松节油易发生刺痛,过敏反应,现临床上较少应用。脐部清洁时动作轻柔,避免损伤脐部皮肤。术前2小时常规剃除胸腹部、会阴、腹股沟区,肛门周围的毛发。若手术区域不涉及会阴部,可以不用作皮肤准备。

(四) 血管通道准备

为保证手术中快速输液和麻醉通路建立,选好富有弹性,易于固定的大血管置入静脉留置针,留置针选择22号以下型号。腹腔镜左半结肠,乙状结肠和直肠手术宜选择左前臂血管,右半结肠留置右侧手臂。主要的原因是避开术者的操作站位。

(五) 术前用药

合并系统严重疾病的患者不能耐受需全身麻醉气腹的腹腔镜手术,如恶性高血压、心力衰竭、肾脏衰竭。有高血压患者应按平时规律服药至术日晨。

(六) 阴道冲洗

Miles 手术防止术中误伤阴道,术前常规行阴道准备。阴道冲洗液选择0.05%醋酸氯己定溶液或生理盐水,在扩阴器辅助下行阴道冲洗,再用干纱布擦干,然后用长棉签蘸取龙胆紫涂抹阴道后壁。

(七) 术前健康教育

(1) 心理护理:手术对患者来说充满了焦虑和恐惧,即使做了充分准备对手术仍会产生心理和生理上应激反应。腹腔镜手术对许多患者比较陌生,除术前普遍存在的焦虑,紧张情绪外,应向其耐心讲解此类手术的优势和特点。该手术创伤小,出血少,保肛率高,术后疼痛轻,恢复快,对自主神经丛保护好,确保肛门括约肌功能和排尿功能及性功能。

(2) 术前床位医生和责任护士除了讲解腹腔镜的优点外,责任护士还要对患者及家属进行腹腔镜手术后健康教育,提高手术耐受性。包括术后导管的注意事项,静脉镇痛泵的使用,术后早期活动目的。

(3) 告知患者术后可能留置导管以及各种导管相关作用,让患者了解术后置管的重要性。

(4) 教会患者麻醉清醒后床上一些简单活动如:床上翻身、双手握拳后再放松、脚背伸屈、下肢伸缩运动等。活动主要防止下肢静脉血栓发生和促进肠道功能。

(5) Miles 术后行永久性造口,但肠造口的存在又使患者陷入焦虑烦恼中。针对 Miles 术术前由管床医生和责任护士一同谈话,了解顾虑的原因,针对原因安排造口志愿者探访。在医院及科室领导大力支持下,长海医院肛肠外科与上海市癌症康复俱乐部造口康复指导中心合作组织造口志愿者参与造口患者康复中,2013年率先开展每周一次造口志愿者探访活动活动已持续3年,帮助269例肠造口患者。造口志愿者倾听患者的顾虑,探访者自身的康复经历、自身的健康形象增强患者的康复信心,患者及家属对于造口后生活充满希望。

二、术后常规护理

(一) 吸氧

CO_2 气腹对呼吸功能的影响主要有两方面:一是 CO_2 负荷增加引起的内环镜改变;二是人工气腹和术中特殊体位导致肺部机械力学变化。腹腔镜手术中 CO_2 可经腹膜吸收,导致通气/血流比例失调,生理无效腔增加,引起高碳酸血症。临床上按 FiO_2 高低可将氧疗时的氧浓度分为高、中、低3种类型。高浓度给氧:$FiO_2 > 60\%$;中等浓度给氧:

FiO_2 40%～60%；低浓度给氧：$FiO_2 < 40\%$。腹腔镜术后常规给予低流量吸氧，尤其对伴有二氧化碳潴留的患者更应该如此，给予低流量的氧供提高心肺功能耐受性，提供切口愈合氧供。术后鼻导管吸氧12～15小时，同时关注氧饱和度指标。针对术后肺不张、支气管扩张、胸腔积液，氧饱和度低患者术后叩背半小时一次，同时鼓励患者咳痰。

(二) 生命体征的观察

腹腔镜手术因可进行精细解剖控制血管，术中出血较开腹手术大大减少，但术后24～48小时常规心电监护生命体征，测血压2小时一次，测血氧饱和度每小时一次。如生命体征异常，每小时检测血压、脉搏。血压过高血管压力大易引起出血，遵医嘱及时给予静脉降压药物。血压低应询问患者基础血压或术前有无口服长效降压药物。血压低应结合心率、腹部体征、患者的主诉以及引流管性状，观察有无出血存在。血压24～48小时平稳后改4～6小时血压监测。

(三) 皮下气肿的观察

腹腔镜术后观察有无皮下气肿，因气体误入腹腔以外部位而致皮下气肿，纵隔气肿或气胸。少量的 CO_2 气体异位积存不会造成严重后果，无需特别处理，术后可自行吸收。而广泛的气胸腹部皮下气肿、严重的颈部皮下气肿，纵隔气肿可导致通气功能障碍，造成低氧血症、高碳酸血症和酸中毒，甚至窒息。一般少量可自行吸收，严重气胸进行胸腔闭式引流和心包穿刺。

(四) 引流管护理

引流是指将人体组织间或体腔中积聚的液体引流出体外或体腔，以达到治疗预防、诊断及观察的目的。引流管是外科临床护理的重要内容，安全性及有效性是外科引流的基本原则。引流管头端不能直接放置在吻合口上，而是放在其附近，且不能直接压迫大血管、神经、肠管，以免发生大出血、吻

合口漏，引流管不能通过切口处引出，以减少切口感染。大肠术后常用的引流管有单管、双套管。根据术中渗液或感染情况选择相应的引流管类型，渗液多一般放置两根引流管；伴有感染或术后需要进行冲洗应选择双套管。所有引流管在护理上有其共通性。妥善固定，防止脱出体外；无菌操作；保持引流管通畅，防止扭曲、受压；密切观察和详细记录引流液的性质、颜色、量。腹腔镜手术引流管一般放置在Trocar孔处(图11-1)，因Trocar深度不明确，在放置引流球时因引流管扁平端不利于固定，一般将扁平端剪去。故腹腔镜术后引流管较短，不便固定于床单上，而固定于患者上衣处。往往Trocar孔太大造成引流管置管处有渗液流出，可用一件式造口袋粘贴置管处，造口尾部接引流袋以方便收集引流液，造口袋每3天更换一次。

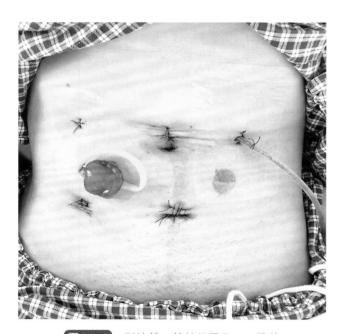

图 11-1　引流管一般放置于Trocar孔处

(五) 切口护理

腹腔镜手术切口小(图11-2)，术后不需要腹带保护切口，小切口可用切口敷料或邦迪创可贴保护切口。术后第一天常规切口换药，切口无渗出一般2～3天换药一次。密切观察切口愈合情况，有无炎性反应，有异常的切口给予相应的处理，同时关注患

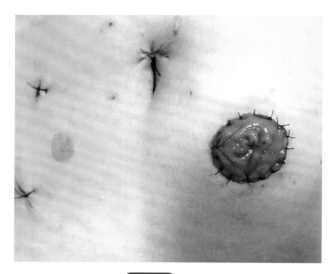

图 11-2 切口

者的血糖和白蛋白指标。

(六) 术后早期活动

腹腔镜手术创伤小，应指导患者早期下床活动。术后全麻安返病房，麻醉未清醒给予去枕平卧，头偏向一侧；麻醉清醒后给予垫枕或抬高床头30°～40°。指导床上翻身，翻身时防止引流管扭曲受压。术后第一天，在护士帮助下下床活动，早期下床活动减少肺不张、坠积性肺炎、胃肠功能紊乱和循环系统紊乱，能增加肺的通气量，减少气管内分泌物在肺内的淤积，同时增加肠鸣音和肠蠕动，减少术后腹胀的发生。早期活动还可以促进四肢的血液循环，从而减少静脉血栓的发生。

术后第一天有护士协助患者下床，下床活动注意事项：摇高床头，帮组患者从平卧位逐渐到坐位，直到眩晕消失；双脚下垂至床沿，床边做3分钟；床边站立，缓慢行走。早期下床活动遵循循序渐进的原则，每个过程3分钟，在活动之前先固定好引流管，活动中关心患者的主诉，给予语言鼓励。每次活动以患者不感到疲乏为宜。首次活动量根据患者的年龄、手术方式、身体状况而定，第一次下床活动注意是否发生体位性低血压，它通常发生在血容量不足或体位改变时。年老体弱、有冠心病史患者活动需要护士和家属一起制订详细活动计划，以防突然

活动，导致下肢深静脉血栓脱落造成肺动脉栓塞。

(七) 疼痛护理

手术本身的创伤会导致术后切口的疼痛，腹腔镜手术中气腹使膈肌抬升，膈下神经纤维因牵拉引起腹腔神经反射。腹腔镜手术的切口小，疼痛轻于开腹手术。术后常规给予自控式镇痛泵，镇痛泵设置为每小时 2 ml 泵入中，术后根据长海痛尺评分，疼痛严重者给予15分钟加压止痛每次追加给药0.5 ml。

三、并发症的观察与护理

(一) 有发生低血糖的危险

1. 相关因素　术前1日服泻药后能量消耗多；术前1日进流质，碳水化合物摄入少。

2. 临床表现　头晕、心慌、出冷汗、胃部不适等。

3. 护理措施

（1）告知患者准备些糖块或含糖饮料。

（2）服泻药后常规补充10%葡萄糖或5%葡萄糖氯化钠1 000～1 500 ml。

（3）经常巡视病房，一旦患者有心慌、出冷汗等主诉时，立即测血糖并输注10%葡萄糖液。

（4）年老体弱患者有专人陪护。

(二) 肛周皮肤完整性受损的危险

1. 相关因素　癌肿浸润肛管和括约肌，使括约肌功能部分丧失。

2. 临床表现　有脓血便经常从肛门流出，肛周皮肤出现红肿、疼痛、破溃。

3. 护理措施

（1）保持肛周皮肤清洁干燥，经常用温水清洗，洗干净后用软毛巾轻轻吸干，不能用力擦拭，防止加重局部症状。

（2）保护肛周皮肤：用药物涂抹皮肤形成保护层，隔离粪水对肛周皮肤的刺激。药物有10%鞣酸软膏、造口护肤粉、金霉素眼膏，皮肤破溃伴疼痛者宜选用3M无痛保护膜，可先在破溃处洒上保护皮

肤粉,再喷无痛保护膜,可重复多次形成隔离层。

(3)正确服用药物:因复方樟脑酊为精神类药物,应严格控制药量,防止超量引起依赖,一般一次口服4~5 ml;因蒙脱石散剂(思密达)有强烈的吸附作用,服用时必须与其他药物分开,一般间隔1小时以上,以免降低其他药物的疗效。

(三)潜在并发症——出血

1. 相关因素 手术后血管结扎线脱落;全身因素:合并有出血性疾病(血友病、血小板减少症等),肝脏疾病及长期应用激素,继发出血;术后血压过高导致血管结扎线脱落。

2. 临床表现 一般发生在术后24小时内。内出血:血液积聚在腹腔或盆腔内,患者出现腹胀不适并伴有心率加快、血压下降等表现;短时间内有大量的血性液引流出或每小时引流液超过200 ml。

3. 护理措施

(1)正确连接双套管:直肠癌手术后因盆腔渗血渗液多,为保证双套管有效吸引,将双套管外管接负压吸引,内管接酒精小瓶过滤空气。

(2)保持双套管通畅:严密观察,发现引流不畅,及时检查负压装置及管道连接情况,必要时告知医生用生理盐水冲管,防止管道不通掩盖病情。

(3)密切观察引流液性状及引流量:当短时间内有大量的血性液引流出或每小时引流液量超过200 ml,应警惕有无活动性出血,并及时告知经管医生。

(4)心电监护:密切观察生命体征。

(四)潜在并发症——吻合口漏

1. 相关因素 直肠癌行低位或超低位吻合术,术后吻合口张力大、血供差;术前有梗阻或不完全梗阻者,术后肠管水肿;合并糖尿病、贫血、低蛋白血症,组织修复能力差;术后双套管护理不当,负压过大。

2. 临床表现 保肛手术者在术后5~7日或进食后引流液突然增多、混浊并有粪臭味。

3. 护理措施

(1)保持双套管负压维持在0.02 MPa以下,因压力过高易吸附肠管致肠壁缺血损伤导致肠漏。

(2)密切观察引流液性状及量:术后5~7日,当进食后引流量增多,引流液混浊,呈粪水样,或有粪臭味均提示有吻合口漏的发生,应立即报告经管医生。

(3)双套管放置7~10日后,可慢慢往外拔管,拔管时注意关闭负压,防止将肠管吸进引流管内引起肠壁撕裂。

(4)术前有梗阻或不全梗阻者,合并糖尿病、贫血、低蛋白血症等患者术前对症处理。

(五)潜在并发症——尿潴留

1. 相关因素 直肠手术时清扫淋巴结可能牵拉或损伤骨盆神经丛、骶神经,致使逼尿肌无力,膀胱颈收缩无力及膀胱膨胀感消失;经腹会阴直肠切除后,膀胱自颈部向后倾倒移位,膀胱颈与尿道成角,致使排尿时尿道阻力增大而出现尿潴留;膀胱周围炎症引起膀胱收缩无力;术后切口疼痛或不习惯于床上排尿。

2. 临床表现 拔除尿管后不能自行排尿,膀胱充盈。

3. 护理措施

(1)术前患者练习床上排尿,术后按导尿管护理常规给予0.05%氯己定(洗必泰)溶液会阴护理每日2次。

(2)一般患者术后48~72小时开始间断夹闭尿管,定时开放,锻炼膀胱功能,患者有尿意或夹管后2~3小时开放尿管一次。术后置尿管在7日以上,出现尿液混浊有絮状物者,应给予膀胱冲洗。

(3)膀胱部分切除患者:禁止夹闭尿管,给予持续膀胱冲洗,保持尿管通畅,防止血块堵塞发生尿潴留、尿漏。

(4)女性患者月经期可使用内置式棉条,保持会阴部清洁,防止尿路感染及排尿困难。

(5)嘱患者多饮水达到内冲洗作用,防止尿路感染。

（6）拔除尿管后患者不能自行排尿者，需再次插尿管。

（六）潜在并发症——会阴部伤口感染

1. 相关因素　Miles 术后会阴部创面大；术前行放疗者术后渗出多；骶前引流管引流不畅；女患者尿管拔除后自行排尿污染伤口；患有糖尿病或低蛋白血症。

2. 临床表现　局部表现：伤口红肿并有积液；全身表现：体温升高、白细胞计数 $> 10.0 \times 10^9/L$。

3. 护理措施

（1）Miles 术后会阴部伤口一期缝合者，保持敷料的清洁干燥，有渗出及时换药。

（2）保持骶前引流管引流通畅，翻身时注意引流管有无受压。

（3）女患者尿管拔除后用女式尿壶接尿，月经期用内置式棉条。

（4）用丁字带保护会阴部伤口时要注意松紧度，防止过紧造成血液循环受阻伤口愈合不良。

（5）会阴部伤口敞开者：伤口内填塞纱布，伤口渗血渗液多时，外层敷料潮湿后应及时更换。

（6）监测并控制血糖。

（7）改善低蛋白血症：高蛋白质饮食，必要时静脉营养。

第二节　腹腔镜肠造口的围手术期护理

一、腹腔镜肠造口患者的术前评估

（一）腹腔镜肠造口患者身体状况的评估及护理

1. 评估患者术前营养状况　有无贫血、低蛋白血症、营养不良等，采取有效措施纠正贫血、低蛋白血症，给予营养支持治疗，以增加机体抵抗力，提高手术耐受力，降低造口并发症发生。

2. 评估患者术前饮食及肠道状况　给予半流质饮食，有无腹泻或便秘，做好肠道准备。术前晚禁食、水。

3. 评估患者术前呼吸系统状况　有无吸烟史、支气管哮喘病史、肺功能情况，术前嘱患者戒烟，针对原有疾病进行控制，对症处理，必要时进行吹气球及呼吸功能锻炼器进行呼吸功能锻炼，肺功能检查改善后方可手术。

（二）评估患者教育状况和文化背景评估

针对不同的教育程度选择不同的教育方式，尊重个人信仰及风俗习惯，有文字性材料、口头讲解、模型示范、视频播放等。

（三）评估患者职业特点、特殊体位以及社会支持

有些工种需腰部悬挂工具如：电工、警察、体育教练、二胡演奏家、需借助拐杖行动者、长期坐轮椅者。家庭成员的支持对肠造口患者非常重要，术前选定一名亲属学习造口护理，患者术后早期造口护理需要家属的参与。

（四）心理评估及护理

评估患者术前心理状况：大多数患者术前有焦虑、紧张、恐惧等心理，对施行手术非常不利，术前护士应有针对性进行心理疏导。必要时邀请造口志愿者，现身说法，解除患者对造口手术的顾虑。了解造口护理的方法，接触造口用品，消除对造口护理的恐惧心理，使其以最佳状态接受手术，为手术顺利进行创造条件。

二、腹腔镜肠造口术前造口定位

(一) 造口定位目的

术前选择造口位置对造口患者非常重要,患者一旦接受造口手术,造口将伴随他们3个月以上甚至终身,造口位置不合适、患者看不到造口、术后不能完成自我护理,将影响患者术后的生活质量。选择一个位置合适的肠造口可以增强患者术后护理的信心,便于自我护理,提高患者术后的生活质量。

(二) 造口定位的方法

术前定位的时间选择在术前一天,为确保患者的腹部情况与平时接近,造口定位尽可能安排在患者肠道准备前。第一步,确定腹直肌边缘(图11-3),嘱患者平卧,双腿伸直,眼睛看脚尖,暴露腹部,操作者站在定位侧,确定腹直肌边缘后用水笔画

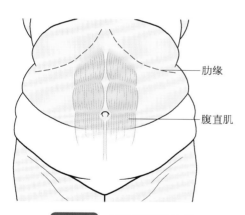

图11-3　确定腹直肌边缘

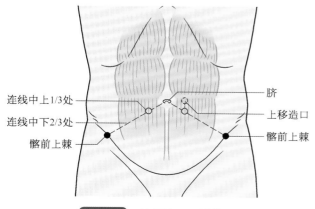

图11-4　选择造口预计位置

虚线;第二步,选择造口预计位置(图11-4),脐部与髂前上棘连线的内上1/3交界处,用直径为2.5 cm左右圆形红色黏纸,贴于预计造口位置;第三步,不同体位调整造口位置,嘱患者取半卧位、坐位、站位、下蹲位观看自己造口,以能看清造口为准。用造口底盘或造口定位板放于预计造口处,平卧位时观察造口底盘与脐部、手术切口及骨凸处关系,坐位时观察腹部皱褶情况(图11-5),站立时观察患者是否能看到造口位置进行调整,且调整后要再次确认位置是否合适,调整时必须确保造口位置在腹直肌之上,避开腹部瘢痕、皱褶,手术切口及骨凸处,还要询问患者的工作、生活习惯及宗教信仰情况,例如,电工、警察、体育教练、二胡演奏家、需借助拐杖行动者、长期坐轮椅者等。腹腔镜手术可以在腹部任何地方行造口,腹部要多定几处定位,腹腔镜手术打破了结肠造口在左下腹,回肠造口在右下腹的原则(必要时备皮)。但定位时还应考虑患者因病情及手术难度的不确定性,手术中可能中转开腹手术,因此,还要考虑手术切口问题。第三步,确定造口位置,选用油性记号笔或手术部位标志用笔在造口处做好标记(图11-6)。嘱咐患者术前沐浴时勿用力擦洗定位标志处,患者上手术室前护士需再次查看造口处标记是否清晰,如有不清及时补色。手术后责任护士与手术医生沟通,询问患者腹部皮肤消毒后造口位置的标记是否清晰。

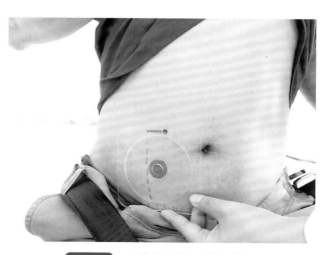

图11-5　坐位时观察腹部皱褶情况

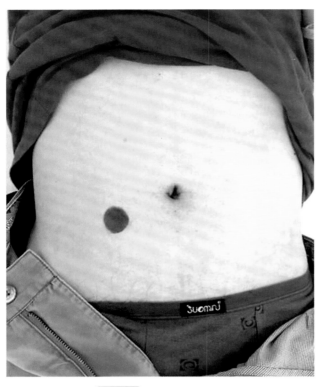

图11-6 造口处做标记

(三) 预防造口并发症的发生

造口定位应常规在术前完成,可以确保造口的位置在腹直肌上,术前定位者可以患者交流,了解到患者的工作、生活习惯与宗教信仰,可以给予相应位置的调整,避免凭外科手术医师的经验在手术中定位,造口位置不当易引起造口周围皮肤问题、造口脱垂、造口旁疝等。且给患者术后自我护理带来不便,直接影响患者及家庭的生活质量。

(四) 造口定位要与手术医生沟通

腹腔镜手术不同于常规开腹手术,腹腔镜手术需在腹部打4～5个(Trocar)孔,直径0.5～1.2 cm,手术医生为了减少患者痛苦,往往会在Trocar孔的位置,就近拖出肠管行肠造口造口,这样就失去造口定位的意义,且增加了腹腔镜肠造口术后并发症。所以,术前及时和医生沟通,医护同时确定造口的位置,手术后发现造口位置有调整,也应与手术医生沟通,了解造口位置调整的具体原因,以便提高手术前定位的准确率。

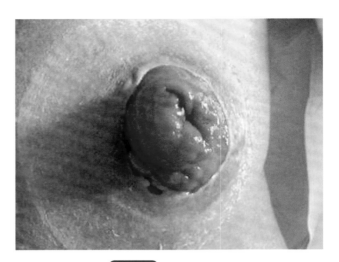

图11-7 正常肠造口

三、造口术后护理

(一) 造口的评估与观察

术后护士仔细检查评估患者的造口情况,明确造口位置。肠造口是指通过手术将病变的肠段切除,将一段肠管拉出,翻转缝于腹壁,用于排泄粪便。正常肠造口(图11-7)是红色的,柔软、光滑,一般为圆形或椭圆形。造口黏膜一般高于皮肤1～2 cm,直径2～4 cm。48小时内严密观察造口黏膜的色泽,造口黏膜为苍白,提示有贫血,急查血常规,同时查找是否有出血情况。造口黏膜为暗红或暗紫色,提示缺血,了解是否造口底盘修剪过小、腹壁开口过小、缝线过紧、肠管张力是否过大或受压;造口黏膜为黑色,提示坏死(与肠黑变病鉴别)。有以上情况要及时检查医生给予相应的处理。详细记录,并做好交接班。

腹腔镜手术的特殊性使腹腔内组织支撑薄弱,预防性造口放置支撑棒期间,支撑棒的观察尤为重要,严密观察支撑棒在位情况,防止支撑棒脱出造成肠管回缩,避免过度牵拉造成张力过大,而引起肠管脱垂或损伤。

(二) 造口护理程序

1. 排放造口袋的时间 当造口袋内的粪便量达到造口袋1/3时应及时排放造口袋内排泄物。当粪便超过 1/2 时，因重力的牵拉会导致造口底盘的脱落。当造口袋明显胀气时，要及时排放，以免造成造口袋胀破，甚至发生底盘的渗漏。

2. 更换造口袋的时间　一般情况下造口袋粘贴时间为 3～5 天，如果发生造口袋底盘渗漏应及时更换造口袋，对于有造口并发症的造口患者应缩短更换时间，以便能及时观察造口情况。更换造口袋的时间一般选择在餐前半小时或餐后 2 小时，肠造口排出物相对较少，方便造口袋的更换。尤其是回肠造口患者，若选择在餐后短时间内换袋，不断有粪水排出，造成贴袋困难，有时刚换好的造口袋又发生渗漏的现象。

3. 造口袋的更换　造口袋的更换应遵循国际造口护理指南中建议的 ARC 流程，实践操作更换流程应为 RCA，即正确的去除、检查及粘贴造口袋，及时发现及处理造口及周围皮肤并发症。

（1）准备：物品包括造口袋及底盘、剪刀、造口测量尺、温水棉球、擦手纸及垃圾袋，造口护肤粉、防漏膏。造口患者取平卧位或半卧位，解开腹部的衣物露出造口，注意保暖。

（2）撕除造口袋：一手用湿棉球按压皮肤，另一手轻揭底盘，当撕除底盘有困难时，可以选用黏胶清除剂，或慢慢湿润后再撕除，勿用力撕扯造成皮肤机械性损伤。

（3）清洗：用软纸初步清洁后，再用温水棉球清洁造口及周围皮肤，切忌用酒精、碘酊或其他消毒液，因为会刺激造口周围皮肤。选用软纸轻轻擦拭，勿选用粗糙质硬的草纸，以免损伤黏膜引起出血，一旦出血，用棉球或软纸轻压即可。

（4）观察：观察造口黏膜的色泽，有无水肿等。观察有无皮肤黏膜分离、造口周围皮肤有无破损、过敏等情况。

（5）测量和剪裁：将造口的大小测量并将尺寸用笔划在造口底盘上，用剪刀尖部沿着记号比测出造口的大小大 1～2 mm 剪下，因为开孔过小，会影响到造口黏膜的血运，患者活动时易摩擦造口黏膜引起损伤或出血；开孔过大则皮肤外露，排泄物持

续刺激并损伤皮肤。

（6）再次清洗并擦干造口黏膜及周围皮肤：在测量造口大小及裁剪造口底盘时，造口处可能会有排泄物排出，需再次清洗并擦干造口黏膜及周围皮肤。

（7）洒造口护肤粉：造口周围皮肤有损伤时，在擦干皮肤后，撒上造口护肤粉，护肤粉会粘在皮损处起保护作用，并能吸收少许渗液，促进愈合。但必须将多余的护肤粉擦拭掉，否则会影响造口袋的粘贴。

（8）涂防漏膏：当造口周围皮肤不平整时，使用防漏膏可以将皮肤填平，防止粪水渗漏至底盘下。直接涂在皮肤凹陷或不平处，取湿棉球轻轻压平。

（9）粘贴：粘贴造口底盘时，把底盘保护纸撕下，按照造口位置由下而上粘贴，轻压内侧周围，再由内向外侧加压，使造口底盘能紧贴在皮肤上。两件式造口袋要及时扣上，确保扣紧，防止从衔接处渗漏。使用开口袋，勿忘夹上夹子，将造口袋开口处反折后拉平，再夹上夹子。贴好造口袋后，嘱咐患者卧床休息 15 分钟，让患者用自己的手掌轻轻按压造口处 10～15 分钟，通过手掌的温度增加底盘的黏性；若需要立即下床活动者，可用吹风机调到中等热度，离造口约 10 cm 处，先用手掌保护造口处，热风吹到操作者手上，防止造口黏膜烫伤，加热 1～2 分钟。

（10）造口底盘修剪与粘贴技巧：腹腔镜手术腹部有打 3～4 个 Trocar 孔，Trocar 孔位置离造口位置临近，会对造口底盘的粘贴造成影响，在修剪底盘时有两种方法：① 在修剪底盘时需留出 Trocar 孔的位置；② 在 Trocar 孔的位置粘贴水胶体辅料，先保护 Trocar 孔处的皮肤，再粘贴造口底盘。

四、造口术后早期并发症的观察

（一）造口出血

1. 相关因素　① 血管未结扎或结扎线脱落；② 黏膜摩擦；③ 服用抗凝药物；④ 支撑棒压力过大；⑤ 伴有出血性疾病。

2.临床表现 ① 黏膜出血；② 黏膜与皮肤交界处渗血。

3.护理措施

（1）去除造口袋。

（2）纱布压迫止血。

（3）出血量多时，用1‰肾上腺素湿纱布压迫或云南白药粉外敷后纱布压迫。

（4）活动性出血时，结扎血管。

（5）黏膜摩擦出血时，护肤粉喷洒并压迫止血。

（6）停用抗凝药物，治疗出血性疾病。

（二）造口水肿

1.相关因素 ① 腹壁皮肤开口过小；② 腹带过紧；③ 腹壁没有按层次缝合；④ 支撑棒压力过大；⑤ 低蛋白血症；⑥ 造口袋底板内圈裁剪过小。

2.临床表现 ① 组织静脉回流障碍，引起细胞组织间隙渗出；② 造口肿大、淡粉红色、半透明、质地结实；③ 回肠造口水肿会出现肠液分泌过多；④ 结肠造口水肿会出现便秘。

3.护理措施

（1）术后轻度水肿时注意卧床休息即可。

（2）严重水肿用50%硫酸镁溶液或3%氯化钠溶液湿敷，改用两件式造口袋，每天3次湿敷，每次湿敷20～30分钟。

（3）术后早期造口袋底板的内圈要稍大。

（4）腹带使用时不宜过紧，造口不能完全扎在腹带内。

（5）更换造口袋时常规检查支撑棒的情况。

（6）密切观察黏膜的颜色，避免缺血坏死。

（三）造口缺血坏死（图11-8）

1.相关因素 ① 手术中损伤结肠边缘动脉；② 肠造口腹壁开口太小或缝合过紧；③ 严重的动脉硬化；④ 因肠阻塞过久引起肠肿胀导致肠壁长期缺氧；⑤ 肠造口系膜过紧。

2.临床表现 坏死性肠造口外观局部或完全变紫，若及时给予适当处理，变紫的黏膜可能会恢复

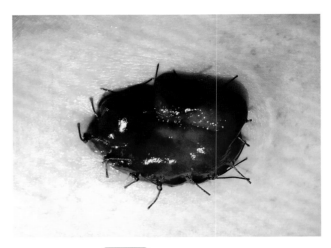

图11-8 造口缺血坏死

正常；但如无改善则会变黑，最后导致造口坏死。

3.护理措施

（1）拆除围绕造口的纱条，当肠黏膜外观变紫时，应立即报告医生并密切观察造口黏膜变化。

（2）检查肠管的血运，坏死的深度（图11-9）。

（3）换袋时在黏膜上洒护肤粉，促进自溶清创。

（4）当坏死组织与正常黏膜界线明显时，可适当清除坏死组织。

（5）有腹膜炎症状者必须行剖腹探查，切除坏死的肠管，造口重建。

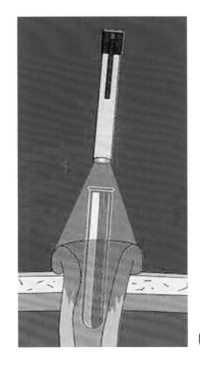

图11-9 检查坏死深度

（6）密切观察患者的转归，防止造口狭窄和造口回缩的发生。

提倡造口术前定位，选择理想的造口位置，避免造口周围皮肤不平引起粪水的渗漏。

（四）粪水性皮肤炎（图11-10）

1. 相关因素　① 造口位置不合适；② 回肠造口平坦或回缩导致没有一个适当的乳头突起；③ 底板内圈裁剪不合适；④ 底板粘贴后过早改变体位；⑤ 底板粘贴时间过长；⑥ 回肠流出液中蛋白酶的腐蚀作用；⑦ 结肠造口粪便中的高浓度细菌。

2. 临床表现　① 造口周围粪水经常接触处皮肤发红；② 表皮破溃、渗液明显；③ 疼痛；④ 造口袋渗漏。

3. 护理措施

（1）提倡造口术前定位，选择理想的造口位置，避免造口周围皮肤不平引起粪水的渗漏。

（2）理想的造口黏膜能高出皮肤，尤其回肠造口者，对造口回缩者可选择凸面底板，以抬高造口基地便于排泄物的收集，减少渗漏现象。

（3）底板内圈的大小应合适，一般直径大于造口1～2 mm，内圈过大使造口周围的皮肤外露，外露皮肤易受粪水刺激。可常规使用防漏膏，尤其是回肠造口者，可弥补内圈过大的不足。

（4）对造口平坦后周围皮肤不平者，造口袋粘贴后应体位保持不变10～15分钟，并用自己的手轻轻地按压在底板处，使其在体温的作用下与皮肤粘贴地更牢，避免因体位的改变而使底板内圈与皮肤分离，粪水即刻渗漏至皮肤。

（5）造口底板使用时间不宜超过7日。

（五）造口皮肤黏膜分离（图11-11）

1. 相关因素　① 造口黏膜的缺血坏死；② 造口黏膜缝线脱落；③ 腹内压过高；④ 伤口感染；⑤ 营养不良；⑥ 糖尿病；⑦ 长期服用类固醇药物。

2. 临床表现　① 造口黏膜与腹壁皮肤的缝合处的组织愈合不良，使皮肤与黏膜分离形成伤口；② 根据分离的程度可分为部分分离和完全分离；③ 根据分离的深浅分为浅层分离和深层分离；④ 当完全深层分离时可腹膜炎症状。

3. 护理措施

（1）清洗伤口后，评估伤口。

（2）逐步去除黄色腐肉和坏死组织。

（3）部分、浅层分离，擦干创面后洒护肤粉，再涂防漏膏后贴造口袋。

（4）完全、深层分离，伤口用藻酸盐敷料充填伤口，再用防漏膏或水胶体敷料覆盖伤口，贴造口袋。

（5）完全分离合并造口回缩者，选用凸面底板加腰带固定。

（6）避免腹内压增高。

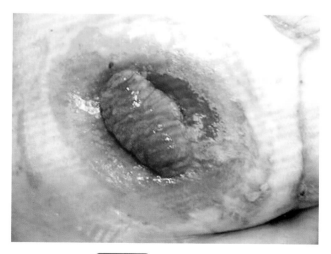

图11-10　粪水性皮肤炎

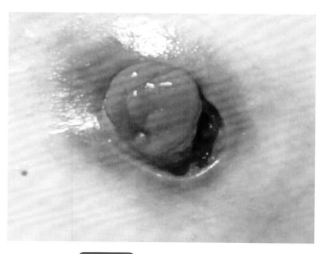

图11-11　造口皮肤黏膜分离

（7）饮食和药物控制血糖，并监测血糖的变化。

（8）造口底板一般每2日更换一次，渗液多者需每天更换一次。

（9）皮肤黏膜分离处愈合后，指导定期手指扩张，预防造口狭窄。

五、腹腔镜造口患者健康教育

（一）造口患者的饮食注意事项

1. 回肠造口的饮食指导

（1）防止造口堵塞：由于回肠造口的管径较小，高纤维食物有可能会阻塞造口。

（2）防止水电解质紊乱：回肠造口出现腹泻表现为排出大量无渣的粪水或水样便。注意少吃油腻的食物。在天气热时，增加水分的摄入，每日饮水量2 000～2 500 ml，8～12杯水、汤或果汁，出汗增多时每天喝3 000～4 000 ml水，其中1 000 ml为盐水，补充丢失的钠和氯，防止出现水电解质紊乱。

2. 结肠造口的饮食指导

（1）适量的膳食纤维，尤其是曾有便秘的造口者，增加高膳食纤维的食物的摄入，能增加粪便量，促进肠蠕动，减轻排出困难。对于造口狭窄的患者，防止造口梗阻，应减少粗纤维食物的摄入。含膳食纤维较高的食物有：根茎类（如芹菜、韭菜）、玉米、南瓜、红薯、竹笋、卷心菜、莴笋、豆芽等。

（2）避免进食不易消化的食物：如柿子、糯米类（如粽子、汤圆、年糕、糍饭）等，这些食物进食后易引起肠梗阻。

（3）少进食易产生异味的食物：如洋葱、蒜类、韭菜及香辛的调味品。

（4）少进食易产生气体的食物：如豆类、瓜子、花生、萝卜、碳酸饮料、啤酒、豆浆、牛奶等。

（5）补充充足的水分：每日补充水分1 500 ml～2 000 ml，保持大便的通畅。

（6）尝试新品种的食物时，先少吃些，无腹泻等不适再加量。

（7）出现腹痛、腹胀、恶心、呕吐等症状时，适当进行饮食调整，必要时到医院就诊。

（二）造口手术后衣着选择

造口者的衣着与平常无异，柔软、舒适为原则，不需要重新制作，穿回手术前的服装即可。但要避免穿过紧的衣裤，腰带或皮带不能紧压造口，以免摩擦或压迫造口，影响肠造口的血液循环。如果裤腰带压迫到造口，建议穿着背带裤。

（三）造口手术后活动

当造口者体力恢复并掌握造口的护理方法后，就可以参与社交活动。鼓励他们多参加造口联谊会，结识一些造口朋友，交流造口护理的经验和体会，使造口者减轻孤独感，树立积极的生活态度。肠造口者可以根据术前的爱好与身体的耐受力，选择一些力所能及的运动如散步、跑步等。某些球类运动或会有轻微碰撞的运动，如壁球、篮球等，可能需要佩戴肠造口护罩来保护造口，以免损伤肠造口。避免剧烈及有撞击性的运动，如拳击、摔跤等。

（四）造口手术淋浴和游泳

淋浴时可佩戴或取下造口器材，佩戴造口袋淋浴时腰部可以防水塑料膜缠住，避免水渗透底盘。游泳时可以佩戴小型迷你便袋或使用防水胶带粘住。

（五）外出及旅行

外出旅游时保持良好规律的生活方式，避免劳累、激动，在飞机上由于气压的变化，应使用开口袋或配有过滤片的造口袋。

（六）重返工作岗位

造口患者随着体力的恢复可以正常活动和工作，但避免重体力劳动。

（七）腹腔镜造口患者出院教育

造口患者出院后，一旦出现与造口有关的问题，可以就医于造口门诊。造口门诊是专门为造口患者提供专业护理的场所,由造口治疗师出诊,负责造口护理指导;造口并发症的预防和处理;心理咨询;造口用品的选择和供应等工作。造口患者手术后应定期到造口门诊随访,了解康复情况,及时发现并发症,纠正不良习惯。临时性造口术后2周应回造口门诊,拔除支撑棒,以后每月一次随访,直至造口还纳。永久性造口术后1个月第一次随访,1年内3个月随访一次,1年后每年随访一次。

(邱　群　陈晓丽　董金玲)

参 考 文 献

［1］毛小英.腹腔镜结直肠癌根治术的围手术期护理[J].中山大学学报,2009,30(3):202-207.
［2］章华丽.结肠癌术前两种肠道准备方法的应用及护理[J].护士进修杂志,2011,26(8):1395-1396.
［3］贾燕.结肠镜检查及治疗前肠道准备用药探讨[J].中国内镜杂志,2010,3,(16):303-305.
［4］潘凯.腹腔镜胃肠外科手术学[M].北京:人民卫生出版社,2010:302-308.
［5］张有生.实用肛肠外科学[M].北京:人民军医出版社,2009:303-304.
［6］王志红.危重护理学[M].北京:人民军医出版社,2009:39-43.
［7］朱建英.现代临床外科[M].北京:人民军医出版社,2008:59-63.
［8］罗宝嘉,覃惠英,郑美春.永久性结肠造口患者社会关系质量与希望水平的相关性研究[J].中华护理杂志,2014,49(2):138-141.
［9］杨秀秀,付菊芳,李秦,等.结肠造口患者并发症危险因素及知识需求的研究[J].护理研究,2012,26(15):1364-1366.
［10］张俊娥,黄金月,尤黎明,等.电话干预对结肠造口患者自我护理的影响[J].中华护理杂志,2010,45(12):1073-1077.
［11］阮卉,尤黎明.直肠癌永久性结肠造口患者自我效能及影响因素的调查[J].护士进修杂志,2010,25(1):1055-1056.
［12］陆云,屈惠琴,朱勤芬.直肠癌造瘘术后伴癌因性疲乏患者的护理[J].护理学杂志,2012,27(18):38-39.
［13］王淑红,丁世娟,王岩,等.直肠癌术后患者造口并发症的预防与护理[J].护理学杂志,2013,28(6):35-36.
［14］胡爱玲,郑美春,李伟娟.现代伤口与肠造口临床护理实践[M].北京:中国协和医科大学出版社,2010:328-329.

第三节　腹腔镜仪器设备管理

一、建立仪器设备管理制度

(1)新仪器设备入科应建立档案,记录名称、品牌、型号、入科时间等相关资料。

(2)建立仪器设备操作流程及使用注意事项,并及时组织人员培训。

(3)手术室护士应严格遵守各项操作规程,正确使用仪器设备,用后应记录使用情况。

(4)定期对仪器设备进行维护、保养及监测,并做好相应登记。

(5)仪器设备出现故障,应及时联系工程师进行维修,并做好维修记录。

(6)仪器设备应保持清洁、干燥,定点放置、专人妥善保管。

二、腹腔镜仪器设备的正确使用

手术开始前,手术室护士需要确保所有的腹腔镜设备处于备用状态,如:充足的气体,光源灯泡,数字图像采集设备,需确保其连接完好、功能正常。手术室护士需将所有设备放在适当的位置,以便于手术。

(一)腹腔镜仪器设备操作流程

(1)连接摄像头:连接视频插头至主机上的插口(图11-12)。

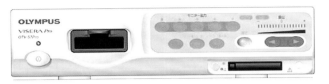

图 11-12 摄像机主机

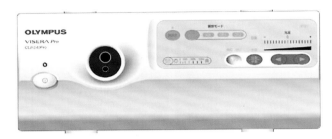

图 11-13 冷光源主机

（2）连接导光束：将导光束插头插入主机光源输出接口（图11-13）。

（3）连接内镜：将导光束连接到光学视管的导光束接口端，将光学视管目镜连接至摄像适配器上并锁住。

（4）连接气腹机：将高压软管一头连接气腹机，一头连接二氧化碳钢瓶接口（或插入墙壁二氧化碳接口），将气腹管连接至气腹机。

（5）正确连接超声刀头及手柄，将手柄插到主机插口。

（6）打开各机器电源开关，设置相关参数。

（7）送气，开始手术。

（8）使用完毕，关闭各仪器开关、关闭电源开关，取下摄像头导线、导光束等。

（二）使用注意事项

1. 气腹机的正确使用

（1）气腹压力设定：气腹压力应根据患者体型、性别、有无心肺基础疾病等因素来设定。随着腹内压的增高，内脏器官的血流量、心排血量、肾皮质的血流量全部减少，尽可能低的气腹压力对患者有益。一般设定成人气腹压力为 12～14 mmHg，小儿为 6～10 mmHg（图11-14）。

（2）送气流量选择：可根据手术进程选择高速、中速、低速流量。为保证安全，术中应先用低流量模式充气，然后改用中流量，防止腹压急剧升高影响心肺功能。

（3）关闭气腹机步骤：先关闭气腹机进气开关关闭 CO_2 气瓶阀门（或）拔除墙壁二氧化碳接口打开气腹机进气开关排出管道内剩余气体关闭进气开关关闭气腹机电源。

2. 光源及摄像系统的正确使用

（1）连接摄像头前检查目镜端，若有污物可用镜头纸擦拭。

（2）一体化镜按照产品说明选择恰当的灭菌方

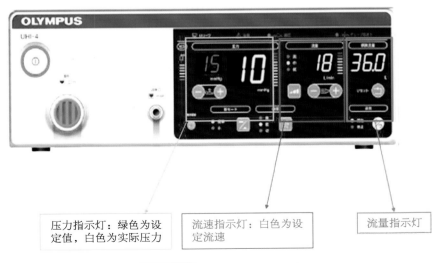

压力指示灯：绿色为设定值，白色为实际压力

流速指示灯：白色为设定流速

流量指示灯

图 11-14 气腹机的参数设定

式。分体镜的摄像头及连线若未进行灭菌处理,在使用前需套上无菌保护套。

(3)连接各插头前确保插头干燥、无水雾。

(4)注意保护灯泡,延长使用寿命。打开冷光源时应先打开电源开关,再打开光源开关,关闭的顺序则相反。

3.超声刀的正确安装(图11-15)

(1)将超声刀刀头垂直连接无菌手柄,按顺时针方向旋紧刀头。

(2)将扭力扳手套入杆身,握住手柄,旋转扭力扳手,听到"咔咔"两声,将刀头与手柄紧密稳固连接。

(3)将手柄线连接到主机接口,连接脚踏连线。

(4)打开主机电源开关,启动主机,主机自检。

(5)张开刀头钳口,按下激发按钮,检测刀头功能是否正常。

三、腹腔镜手术器械的使用、维护与保养

(1)使用前检查:洗手护士需至少提前20分钟上台准备,根据器械清点单清点手术器械数量,将已拆分消毒的各零部件组装完成(图11-16)。检查器械外观有无破裂、变形,各活动部件是否活动自如,功能是否正常。

(2)使用中器械应保持适当距离,避免相互碰撞。各种器械均有专门功能,不可用于其他用途。能量设备器械头端及时用纱布擦拭清理,以免较多

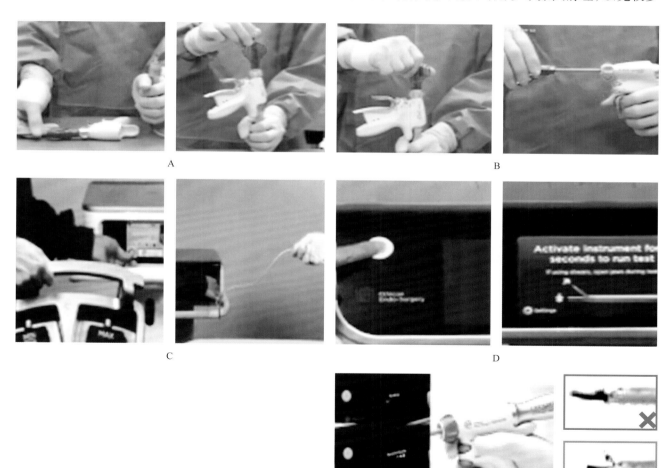

图 11-15 超声刀的正确安装

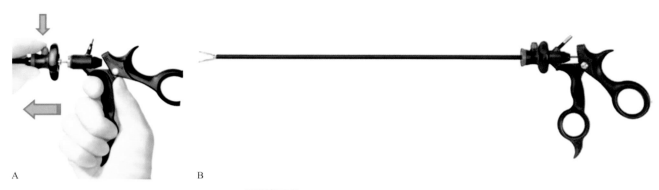

图11-16　A.组装前；B.组装后

焦痂影响效果。

（3）注意保护镜头，防止坠落损伤和锐器划伤镜面。镜头不应与其他器械混放，应用专用器械盒单独包装、存放（图11-17）。

（4）导光束在使用过程中不应打折、扭曲，防止锐器损伤，盘绕时半径不得小于15 cm（图11-18）。

（5）使用后马上拆卸器械，打开旋塞，及时进行彻底清洗。不可使用尖锐物品对超声刀工作面进行刮擦。

（6）用润滑油对密封圈、旋塞和金属活动关节进行润滑保养。

（7）根据器械材质，遵循厂家说明选择合适的消毒灭菌方式。

四、腹腔镜手术器械的清洗与消毒

腹腔镜器械价格昂贵、维修成本高，结构复杂、管腔细长，清洗难度较大。在清洗前，应将可拆卸器械拆为最小单位，为防止细小部件遗失，可将其置于专用带盖网篮内进行清洗（图11-19）。

（一）手工清洗

腹腔镜头（光学视管）、摄像头连线、导光束不能置入超声清洗机内清洗，应单独进行手工清洗。

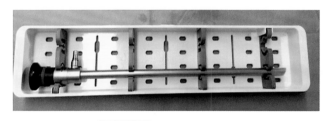

图11-17　镜头单独存放

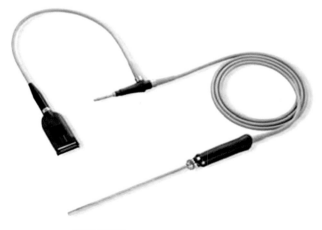

图11-18　一体化镜头（含导光束）

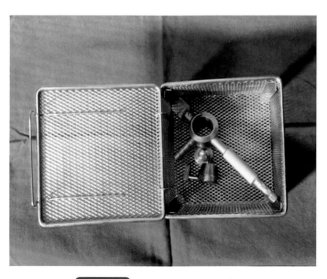

图11-19　盛装小零部件的篮筐

1. 清洗流程

（1）冲洗：置于流动水下冲洗，初步去除血渍等污染物。

（2）洗涤：用医用清洗剂浸泡后刷洗、擦洗。

（3）漂洗：再用流动水冲洗或刷洗。

（4）终末漂洗：用经纯化的水进行冲洗后软布擦干。

2. 注意事项

（1）手工清洗时水温宜为 15～30℃。

（2）去除干固的污渍应先用医用清洗剂浸泡，再刷洗或擦洗。若有锈迹应除锈。

（3）刷洗操作应在水面下进行，防止产生气溶胶。

（4）镜头价格昂贵，需单独清洗、轻拿轻放，清洗前后检查镜面有无划伤。

（二）超声清洗

普通腔镜器械清洗宜选择超声清洗机进行清洗。

1. 清洗流程

（1）冲洗：用流动水冲洗器械表面的血迹与污垢。

（2）洗涤：将腔镜器械置于篮筐内，浸泡于含医用清洗剂的水面之下，管腔内应注满水，水温应＜45℃。

（3）高压水枪：彻底清洗腔镜各部件，管腔内用高压水枪彻底冲洗，可拆卸部分须拆开清洗。

（4）刷洗：器械的轴节部、弯曲部、管腔内选用合适的清洗刷刷洗，上下抽动3次达到彻底清洗，注意避免划伤镜面。

（5）超声清洗：超声清洗时间不宜超过10分钟。

（6）漂洗：应用软水或纯化水将器械彻底清洗干净。

2. 注意事项

（1）清洗时应盖好超声清洗机盖子，防止产生气溶胶。

（2）应根据器械的不同材质选择相匹配的超声频率。

（3）不应使用钢丝球类用具和去污粉等用品，应选用相匹配的刷洗用具、用品，避免器械磨损。

（三）消毒灭菌

（1）凡适于压力蒸汽灭菌的腹腔镜器械均首选压力蒸汽灭菌。

（2）不能高温灭菌的可选低温灭菌，如环氧乙烷、低温等离子、化学浸泡等方式。

1）环氧乙烷：适于各种腹腔镜器械及附件的灭菌。

2）低温等离子：低温等离子灭菌机有三种灭菌模式选择，对所灭菌的物品材质、管腔内径及长度均有要求。灭菌前应仔细阅读产品说明。

3）化学浸泡：应尽量避免化学消毒剂浸泡。在无条件的情况下可选用2%碱性戊二醛浸泡10小时达到灭菌水平。注意事项：有轴节的器械应当充分打开轴节，带管腔的器械腔内应充分注入消毒液。灭菌后应当用无菌水彻底冲洗，再用无菌纱布擦干。

第四节　腹腔镜辅助下肛肠外科手术的护理要点

一、体位护理

（一）手术体位安置的原则

（1）应保证患者安全舒适，保持人体正常的生理弯曲和生理轴线，维持各肢体、关节的生理功能体位。

（2）充分暴露手术野，保护患者隐私。

（3）保持患者呼吸通畅、循环稳定。

（4）注意分散压力，防止局部长时间受压，保护患者皮肤完整性。

（5）正确约束患者，松紧度适宜（以能容纳一指为宜），维持体位的稳定，防止术中移位、坠床。

（二）腹腔镜肛肠外科常用手术体位

截石位是肛肠科手术的常用手术体位，但是对于腹腔镜肛肠手术来说，标准截石位由于腿架位置过高，影响术中操作，故腹腔镜结直肠手术常用体位为改良截石位或大字分腿位。

1. 改良截石位　适用于腹腔镜低位直肠癌手术。

（1）摆放方法：患者平卧于手术床上，在手术床导轨近髋关节处放置截石位腿架，患者双腿搁在腿架上，臀部下方垫薄软垫。双下肢外展60°～90°，大腿与手术床之间的夹角小于30°（图11-20）。

（2）注意事项：

1）搁腿架各关节应拧紧、牢固，小腿约束带固定，以防患者肢体意外坠落。

2）搁腿架托住小腿及膝部，必要时腘窝处垫硅胶软垫，防止损伤腘窝血管及腓总神经。

3）应避免腰部悬空，可在腰部下方垫一薄软垫。

4）摆放后应保持足尖、膝关节、对侧肩部处于同一连线，即TKO连线（图11-21）。

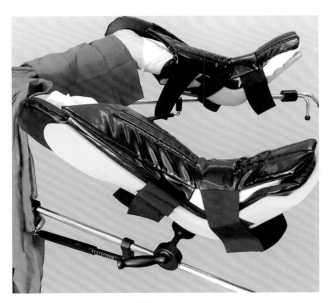

图11-20　改良截石位

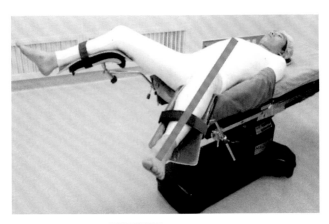

图11-21　TKO连线

5）手术结束复位时，双下肢应单独慢慢放下，并通知麻醉医生做好生命体征监护，防止因回心血量减少而引起低血压。

2. 大字分腿位　适用于腹腔镜结肠手术以及高位直肠癌手术。摆放方法：患者平卧于手术床上，将手术床腿板向外侧分开，暴露会阴部。

（三）术中体位护理

（1）患者长期处于头低位易发生躯体位移并且发生球结膜水肿，因此在头低位时可将手术床背板抬高约20°，并安置肩托防止发生位移。

（2）术中巡回护士应根据不同手术部位及时调节患者体位，其目的是利用重力的作用使腹腔肠管下移，以便暴露手术野。游离直肠时，应将手术床调节至头低足高位20°～30°。在游离横结肠时，可调节手术床至头高足低位20°～30°。游离左半结肠时，可将手术床右倾15°～20°，游离右半结肠时则将手术床左倾15°～20°。

（3）术中防止重力压迫患者腿部，以防肢体功能受影响，腿架脱落发生意外。

（4）腹腔镜手术时间较长、双下肢血流缓慢，应采取相应预防措施预防深静脉血栓的发生。

二、体温管理

在围手术期，患者受到麻醉等因素影响致产热降低，且由于环境温度、输血输液、手术暴露、体液丧失等原因导致散热增加,患者易出现体温下降等现象。围手术期低体温(IPH)是指手术过程中或术后短时间内出现的体温降低现象,一般认为核心体温<36℃即可判定为发生低体温,临床上将核心体温34～36℃称为轻度低体温。低体温会导致诸多并发症如增加心肌缺血和心律失常等并发症、凝血功能下降、切口感染率增加、麻醉复苏时间延长等。因此,围手术期可采取以下措施预防术中低体温的发生:

(1)术前访视应告知患者添加衣物,注意保暖。

(2)手术间温度不得过低,应维持在21～25℃。

(3)定时监测患者体温。

(4)术中使用液体加温设备来将静脉输注的液体和血液制品加温至37℃。

(5)对术中冲洗的液体及气腹使用的二氧化碳气体进行加温。

(6)推荐使用充气式加温设备对特殊患者(如年老体弱、手术时间特别长)进行保温。

第五节　腹腔镜辅助下肛肠外科手术的护理配合

一、腹腔镜辅助下右半结肠根治性切除术手术护理

(一)术前准备

1.麻醉方式　全身麻醉。

2.手术体位　大字分腿位。

3.手术物品准备

(1)腹腔镜手术器械:气腹针、5 mm和12 mm穿刺器及通道装置、气腹管、30°镜头、光缆线、分离钳、抓钳、无损伤血管钳、肠钳、剪刀、持针器、超声刀、血管夹、吸引器。

(2)常规手术物品:手术敷料包、常规手术器械、手术盆、手术衣、刀片、各类丝线、3/0可吸收缝线、关节镜套(分体镜)、带显影线纱布条、吸引管、冲洗球、胃管、引流袋、切口保护圈、负压球、荷包钳、荷包线、圆形/侧侧缝合器、伤口敷贴。

(二)机器摆位及手术人员站位

监视器位于患者右侧头端,术者站于患者左侧,持镜者站于患者双腿间,助手位于患者右侧,洗手护士站于患者右侧腿端(图11-22)。

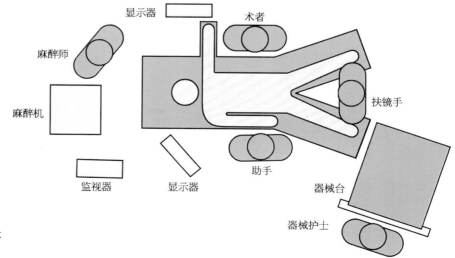

图 11-22　腹腔镜下右半结肠手术机器摆位及人员站位

表 11-1　手术护理配合

手术主要步骤	护理配合
1. 消毒铺单	递卵圆钳夹消毒纱布,消毒范围:上至乳头连线,下至大腿上 1/3 处,两侧至腋中线。递治疗巾单分别铺置于切口周围并固定,铺大单
2. 建立气腹	递巾钳 2 把,上提腹壁,小号尖刀划开皮肤约 10 mm,递 12 mm Trocar,接气腹管,打开气腹机充气
3. 探查腹腔	递 30° 镜探查腹腔
4. 建立通道	递尖刀片分别在既定部位切开皮肤,置入 Trocar
5. 拓展 Toldt 间隙、断血管、清扫淋巴结 （1）断回结肠动静脉	递无损伤抓钳、肠钳抓起结肠,递超声刀游离回结肠动脉、静脉,清扫周围淋巴结,递血管夹夹闭血管后切断
（2）断右结肠动静脉	超声刀游离右结肠动脉,清扫周围淋巴结,递血管夹夹闭血管后切断,向上游离 Helen 干并切断
（3）断胃网膜右动静脉	超声刀游离胃网膜右动静脉,清扫周围淋巴结,递血管夹夹闭血管后切断
（4）断结肠中动脉右支	超声刀游离结肠中动静脉,清扫周围淋巴结,递血管夹夹闭血管后切断
6. 切除右侧 1/3～2/3 大网膜	超声刀继续游离,切除右侧大网膜
7. 游离肝曲、回盲部	超声刀断肝结肠韧带,回盲部系膜
8. 切除标本	关闭气腹,递刀片将右上腹作一小切口,递切口保护器保护切口。将右半结肠、末端回肠提出腹腔外,根据肿瘤部位、切除原则等因素确定切除范围。递两条盐纱带在肿瘤的上下两端肠段绑住
9. 吻合肠段 （1）端侧吻合	递荷包钳夹住直肠上段,肠钳、科克钳夹住横结肠端,尖刀分别切断,移除标本。递艾丽丝钳夹持回肠末端肠壁,消毒纱布擦拭肠腔,置入吻合器抵钉座。将吻合器身置入横结肠,行端侧吻合。递闭合器闭合残端,消毒纱布消毒,3/0 可吸收缝线加固缝合吻合口
（2）侧侧吻合	递肠钳、科克钳分别夹住肠管两侧,剪刀切断肠管,移除标本。递消毒纱布消毒肠腔,分别在断端置入侧侧吻合器身,行侧侧吻合。递闭合器闭合残端,消毒纱布消毒,3/0 可吸收缝线加固缝合吻合口
10. 探查、止血、冲洗	探查腹腔有无出血,递温水冲洗腹腔
11. 缝合、放置引流管	递 3/0 可吸收线缝合侧壁腹膜,递引流管放置指定部位,大角针 4 号线固定切口
12. 接触气腹,缝合伤口	递有齿镊协助,缝合切口

（三）手术护理配合

见表 11-1。

二、腹腔镜辅助下左半结肠切除术手术护理

（一）术前准备

1. 麻醉方式　全身麻醉。

2. 手术体位　大字分腿位。

3. 手术物品准备

（1）腹腔镜手术器械:气腹针、5 mm 和 12 mm 穿刺器及通道装置、气腹管、30° 镜头、光缆线、分离钳、抓钳、无损伤血管钳、肠钳、拉钩、剪刀、持针器、超声刀、血管夹、吸引器。

（2）常规手术物品:手术敷料包、常规手术器械、手术盆、手术衣、刀片、各类丝线、3/0 可吸收缝线、关节镜套、带显影线纱布条、吸引管、冲洗球、胃管、引流袋、切口保护圈、负压球、荷包钳、荷包线、圆形/侧侧缝合器、伤口敷贴。

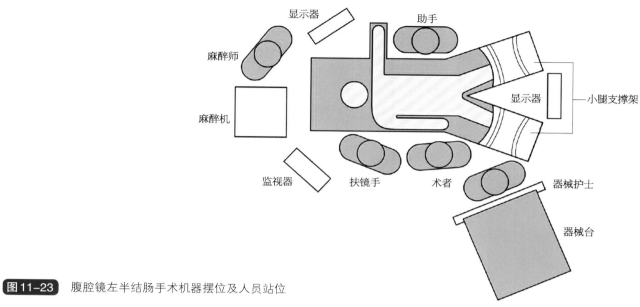

图 11-23 腹腔镜左半结肠手术机器摆位及人员站位

（二）机器摆位及手术人员站位

监视器位于患者左侧，术者位于患者右侧，第一助手位于术者对面，持镜者位于患者双腿之间，洗手护士位于术者右侧靠近床尾（图11-23）。

（三）手术护理配合

见表11-2。

表 11-2　手术护理配合

手术主要步骤		护 理 配 合
1. 消毒铺单		递卵圆钳夹消毒纱布，消毒范围：上至乳头连线，下至大腿上1/3处，两侧至腋中线。递治疗巾单分别铺置于切口周围并固定，铺大单
2. 建立气腹		递巾钳2把，上提腹壁，小号尖刀划开皮肤约12 mm，递10 mm Trocar，接气腹管，打开气腹机充气
3. 探查腹腔		递30°镜探查腹腔
4. 建立通道		递尖刀片分别在既定部位切开皮肤，置入Trocar
5. 游离降结肠、乙状结肠		递无损伤抓钳、肠钳将降结肠向右侧牵拉，递超声刀分离腹膜后疏松组织直至乙状结肠系膜根部，遇渗血可递纱布条擦拭。注意勿损伤左侧输尿管
6. 游离结肠脾曲		递无损伤抓钳、肠钳向左侧牵开结肠，递超声刀切开左侧腹膜，游离至结肠脾曲，断脾结肠韧带
7. 切断左侧大网膜，游离左侧横结肠		递无损伤抓钳、肠钳、超声刀，沿横结肠上缘切断左侧大网膜，沿胃网膜血管弓向左侧游离，遇大血管递血管夹夹闭后剪断
8. 游离结肠系膜、断血管、清扫淋巴结	（1）断结肠左动静脉及乙状结肠血管	递无损伤抓钳、肠钳抓起降结肠向上提起，递超声刀切开结肠系膜，游离结肠左动静脉及乙状结肠血管，清扫周围淋巴结，递血管夹夹闭血管后切断
	（2）断结肠中动静脉	继续超声刀游离结肠中动静脉分支，清扫周围淋巴结，递血管夹夹闭血管后切断

（续表）

手术主要步骤		护 理 配 合
9. 切除标本		关闭气腹,递刀片在左上腹直肌做一小切口,递切口保护器保护切口,将左半结肠提出腹腔外
10. 吻合肠段	（1）端侧吻合	递荷包钳夹住乙状结肠末端,肠钳、科克钳夹住横结肠端,尖刀分别切断,移除标本。递艾丽丝钳夹住乙状结肠肠壁,消毒纱布擦拭肠腔,置入吻合器抵钉座。将吻合器身置入横结肠,行端侧吻合。递闭合器闭合残端,消毒纱布消毒,3/0可吸收缝线加固缝合吻合口
	（2）侧侧吻合	递肠钳、科克钳分别夹住肠管两侧,剪刀切断肠管,移除标本。递消毒纱布消毒肠腔,分别在断端置入侧侧吻合器身,行侧侧吻合,3/0可吸收缝线加固缝合吻合口
11. 探查、止血、冲洗		探查腹腔有无出血,递温水冲洗腹腔
12. 缝合、放置引流管		递引流管放置指定部位,大角针4号线固定切口
13. 解除气腹、缝合伤口		递有齿镊协助,缝合切口

三、腹腔镜下直肠癌经腹前切除术（Dixon术）手术护理

（一）术前准备

1. 麻醉方式 全身麻醉。

2. 手术体位 大字分腿位或改良截石位。

3. 手术物品准备

（1）腹腔镜手术器械：气腹针、5 mm和12 mm穿刺器及通道装置、气腹管、30°镜头、光缆线、分离钳、抓钳、无损伤血管钳、肠钳、剪刀、持针器、超声刀、血管夹、吸引器。

（2）常规手术物品：手术敷料包、常规手术器械、手术盆、手术衣、刀片、各类丝线、3/0可吸收缝线、关节镜套、带显影线纱布条、吸引管、冲洗球、胃管、引流袋、切口保护圈、负压球、腔镜下切割缝合器及钉仓、荷包钳、荷包线、圆形吻合器、长引流管、1 ml空针、伤口敷贴。

（二）机器摆位及手术人员站位

监视器位于床尾,术者位于患者右侧,一助位于术者对侧,持镜者位于患者头端,洗手护士位于患者右侧靠近床尾（图11-24）。

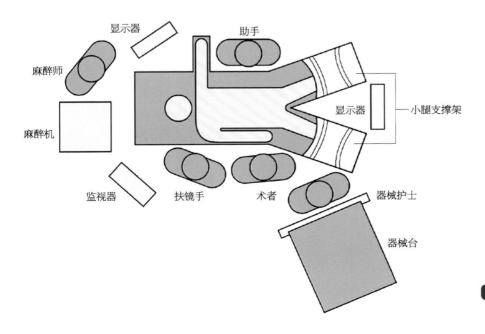

图11-24 腹腔镜下直肠癌手术机器摆位及人员站位

表11-3　Dixon术手术护理配合

手术主要步骤	护理配合
1. 消毒铺单	递卵圆钳夹消毒纱布,消毒范围:上至乳头连线,下至大腿上1/3处,两侧至腋中线。递治疗巾单分别铺置于切口周围并固定,铺大单
2. 建立气腹	递巾钳2把,上提腹壁,小号尖刀划开皮肤约10 mm,递12 mm Trocar,接气腹管,打开气腹机充气
3. 探查腹腔	递30°镜探查腹腔
4. 建立通道	递尖刀片,分别在既定部位切开皮肤,置入Trocar
5. 游离乙状结肠及系膜	递肠钳提起乙状结肠,将乙状结肠翻向左侧,切开乙状结肠系膜根部,向上至肠系膜下动脉根部,下至腹膜返折
6. 游离肠系膜下血管,切断肠系膜下动、静脉	递超声刀分离清扫肠系膜下血管根部淋巴及脂肪组织,递分离钳游离肠系膜下血管,递无损伤抓钳提起肠系膜下血管束,递血管夹夹闭血管,剪刀剪断肠系膜下动、静脉
7. 游离侧腹膜	递超声刀沿左侧结肠旁沟分离切断侧腹膜,暴露左侧输尿管,与对侧会合
8. 游离直肠　(1)显露骶前平面	递盐纱带扎闭乙状结肠及系膜,抓钳提夹纱带提起乙状结肠,递分离钳、超声刀切开骶前间隙
(2)牵拉直肠、切开腹膜反折,切断双侧直肠侧韧带	递分离钳、超声刀切开腹膜反折,切断直肠侧韧带,向下分离直肠与宫颈及阴道(或精囊腺及前列腺)之间的间隙至距肿瘤下缘2 cm。超声刀切断直肠系膜,切割闭合器切断直肠。扩肛后经肛门用大量0.05%氯己定冲洗肛腔。
(3)距肿瘤下缘2 cm切断直肠	递超声刀切断直肠系膜,递腔镜下切割缝闭合器切断直肠
9. 切断结肠,移除标本	解除气腹,递刀片将耻骨联合上切口扩大,递切口保护圈保护切口。拖出预切除肠段,递荷包钳于结肠预留处缝合,递尖刀片切断,消毒纱布擦拭残端
10. 结、直肠端端吻合　(1)结肠的准备	松开荷包缝合器,递组织钳钳夹近端肠管边缘,消毒纱布擦拭,置入合适的吻合器抵钉座,收紧荷包线,送回腹腔,关闭腹膜层,再次建立气腹
(2)直肠的准备	递灌洗器吸取消毒液灌洗直肠
(3)结、直肠端端吻合	经肛门置入吻合器身,将引导杆旋出,引入抵钉座,完成吻合。检查吻合圈是否完整。递可吸收缝线浆肌层间断缝合数针
11. 冲洗、缝合、放置引流	递大量温盐水冲洗腹腔,递3/0可吸收缝线缝合侧腹膜,9×24角针4号线固定引流管
12. 解除气腹	关闭气腹机
13. 缝合切口	递有齿镊协助,缝合切口

(三) 手术护理配合

直肠癌经腹前切除术(Dixon术)护理配合见表11-3。

四、腹腔镜辅助下直肠癌根治性切除术(Miles术)手术护理

(一) 术前准备

1. 麻醉方式　全身麻醉。

2. 手术体位　改良截石位。

3. 手术物品准备

(1) 腹腔镜手术器械:气腹针、5 mm和12 mm穿刺器及通道装置、气腹管、30°镜头、光缆线、分离钳、抓钳、无损伤血管钳、肠钳、剪刀、持针器、超声刀、血管夹、吸引器。

(2) 常规手术物品:手术敷料包、常规手术器械、手术盆、手术衣、刀片、各类丝线、3-0可吸收缝

表 11-4 Miles 手术护理配合

手术主要步骤	护 理 配 合
1～7	同 Dixon 术
8. 游离直肠 显露骶前平面	递腔镜下切割缝合器于乙状结肠中段距肿瘤上缘 15 cm 处离断乙状结肠。递抓钳提起乙状结肠及其系膜,递超声刀分离直肠后壁直达尾骨尖提肛肌平面。超声刀继续分离直肠前壁与精囊腺前列腺/子宫阴道之间的间隙和两侧直肠侧韧带,彻底切除直肠系膜
9. 会阴部操作	撤除气腹
(1) 切除直肠、肛门	递大角针 7 号线在肛门口缝荷包闭合肛门,递大刀距肛门 3 cm 作一棱形切口,前至会阴中间,后至尾骨尖端。递 Alice 夹住皮肤切口外缘,递电刀切开皮肤和皮下组织,递 1 号线结扎肛门动脉,电刀切断肛门部韧带。将肛门直肠向前方牵拉,切开盆筋膜壁层。将远端乙状结肠和直肠拉出切口外,将肛门、直肠和乙状结肠由会阴部切除
(2) 冲洗、缝合会阴部	递大量温盐水冲洗腹腔,检查无出血,在骶前放置引流管,大角针 4 号线固定引流管,分层缝合会阴部伤口
10. 结肠造口	递大刀在左下腹造口定位处作切口,电刀逐层切开皮下进入腹腔。递肠钳由造口处伸入腹腔,夹住近端乙状结肠。递 3/0 可吸收缝线将造口固定于腹壁,1 号丝线间断缝合加固
11. 缝合切口	递有齿镊,角针 1 号丝线缝合切口

线、关节镜套、带显影线纱布条、吸引管、冲洗球、胃管、引流袋、切口保护圈、负压球、腔镜下切割缝合器及钉仓、伤口敷贴。

(二) 机器摆位及手术人员站位
同 Dixon 术。

(三) 手术护理配合
直肠癌腹会阴联合切除术(Miles 术)护理配合见表 11-4。

(四) 注意事项
(1) Miles 手术摆放体位时,应将患者臀部向床沿移出 10～15 cm 以便挖除肛门。

(2) Miles 术,可在会阴部粘贴脑外手术粘贴巾,防止术中冲洗水浸湿手术巾单。

(3) 直肠手术应铺置两个手术器械台。凡接触过会阴部的手术用物应单独放在一个器械台上,应视为污染,禁止用于腹部。

五、腹腔镜辅助下全大肠切除术手术护理

(一) 术前准备
1. 麻醉方式 全身麻醉。

2. 手术体位 改良截石位,双腿与手术床夹角 15°～20°,双腿分开约 60°。根据手术进程调整体位,其目的是使小肠移向低位,有利于术野的显露。游离乙状结肠时采用头低脚高位右侧倾斜,游离横结肠时则需头高脚低位;游离左半结肠、脾曲时左高右低位,游离右半结肠、肝曲则右高左低位。

3. 手术物品准备

(1) 腹腔镜手术器械:气腹针、5 mm 和 12 mm 穿刺器及通道装置、气腹管、30° 镜头、光缆线、分离钳、抓钳、无损伤血管钳、肠钳、拉钩、剪刀、持针器、超声刀、血管夹、吸引器。

(2) 常规手术物品:手术敷料包、常规手术器械、手术盆、手术衣、刀片、各类丝线、可吸收缝线、伤口敷贴、切口保护器、关节镜套、脑外手术粘贴巾、吸引管、吸引管头、冲洗球、引流袋、双套管或负压球、内镜切割闭合器、吻合器、带显影线纱布条。

（二）机器摆位及手术人员站位

术者及持镜者应根据不同手术部位选择合适站位，显示器最好有2～3台，能够灵活调节位置，便于术者及助手同时观察。游离左半结肠及右半结肠时显示器位于头侧，游离乙状结肠及直肠时显示器位于床尾。洗手护士位于患者右侧靠近床尾。

（三）手术护理配合

腹腔镜全大肠切除术见表11-5。

表11-5　手术护理配合

手术主要步骤		护理配合
1. 消毒铺单		递卵圆钳夹消毒纱布，消毒范围：上至乳头连线，下至大腿上1/3处，两侧至腋中线。递治疗巾单分别铺置于切口周围并固定，铺大单
2. 建立气腹		递巾钳2把，上提腹壁，小号尖刀划开皮肤约10 mm，递12 mm Trocar，接气腹管，打开气腹机充气
3. 探查腹腔		递30°镜探查腹腔
4. 建立通道		递尖刀片，分别在既定部位切开皮肤，置入Trocar
5. 降结肠内侧游离	（1）切开右侧的乙状结肠系膜	递肠钳抓紧直肠向腹侧提拉，其另一手递抓钳将直肠上动脉投影区腹膜以及血管提向头侧并腹侧，使拟切开的乙状结肠系膜保持良好的张力。在骶骨岬水平切开乙状结肠系膜，然后依次从尾侧向头侧切开，到达肠系膜下动脉根部后左转。注意保护左侧输尿管与左侧生殖血管
	（2）游离肠系膜下血管，切断肠系膜下动、静脉	递超声刀分离清扫肠系膜下血管根部淋巴及脂肪组织，递分离钳游离肠系膜下血管，递无损伤抓钳提起肠系膜下血管束，递血管夹夹闭血管，剪刀剪断肠系膜下动、静脉
6. 切开左结肠旁沟的腹膜返折	（1）游离降结肠、乙状结肠后外侧	递肠钳牵引乙状结肠系膜，沿黄白交界线（Toldt线）向头侧切开左结肠旁沟腹膜返折，直至结肠脾曲。将乙状结肠向右侧翻转，在其系膜后方向右侧游离，使乙状结肠外侧与中线侧平面完全贯通，并向上方延伸至结肠脾曲水平，超声刀切断膈结肠韧带及脾结肠韧带
	（2）游离直肠上段后外侧	从骶骨岬水平开始，在直肠上段系膜后方的疏松结缔组织间隙中，向尾侧扩展外科平面至直肠后间隙。向尾侧延长乙状结肠两侧腹膜切口至腹膜返折
7. 切除直肠	（1）显露骶前平面，牵拉直肠、切开腹膜反折，切断双侧直肠侧韧带	递盐纱带扎闭乙状结肠及系膜，抓钳提夹纱带递分离钳、超声刀切开腹膜反折及韧带递超声刀沿血管弓分离乙状结肠系膜至肿瘤上方15 cm，继续向下分离骶前间隙、直肠侧韧带及周围组织、直肠与宫颈及阴道之间的间隙直至距肿瘤下缘2 cm
	（2）游离直肠	递超声刀，遇出血递钛夹钳钳夹
	（3）切断直肠	递超声刀切断直肠系膜，递腔镜下切割缝闭器切断直肠
8. 结肠脾曲的游离		打开胃结肠韧带左侧部分，进入小网膜囊，切开胃结肠韧带至脾上极处，靠近结肠离断脾结肠韧带，与降结肠旁沟切开的侧腹膜会师，防止用力牵拉损伤脾脏。继续向右切开胃结肠韧带至中线附近。继续向右处理结肠系膜，注意勿损伤胰体尾及十二指肠，递血管夹在根部夹闭、切断结肠中动静脉。至此，直肠、乙状结肠、降结肠、脾曲及横结肠左侧半已完全游离
9. 右半结肠的内侧游离	（1）切开回结肠血管下缘系膜进入Toldt间隙	右手抓钳向右尾侧并腹侧牵拉回结肠血管，术者右手持超声刀切开回结肠血管下缘的结肠系膜。由此进入Toldt间隙，在此间隙间向头侧扩展至十二指肠水平段，向右扩展至右生殖血管外侧，向左扩展至肠系膜上静脉左侧。注意避免损伤十二指肠、下腔静脉、右侧输尿管和右侧生殖血管
	（2）在根部离断回结肠血管	紧贴肠系膜上静脉（SMV）的左侧用超声刀剪开前方系膜，解剖暴露回结肠静脉，清扫其根部淋巴结，于汇入SMV 0.5 cm处夹闭、切断

（续表）

手术主要步骤	护　理　配　合
10. 标本取出及肠切除、吻合	于耻骨上方3～4 cm处做一横行切口，切口长约5 cm，逐层切开，用塑料薄膜保护切口全层，将全大肠肠管从切口薄膜中取出。在预吻合回肠平面，游离系膜，切断肠管，移除病灶
11. 回肠J型储袋的制作	取末端回肠约20 cm折成两段，末端缝闭，对系膜缘使用侧侧切割闭合器，切开形成储袋。3/0的可吸收线浆肌层间断加固缝合一层
12. 回肠储袋-肛管吻合	在回肠储袋的底部行荷包缝合，递碘伏小纱布消毒后置入吻合器抵钉座，收紧荷包缝线并打结，将近侧肠管送回腹腔。可吸收线关腹后重建气腹。扩肛后将吻合器从肛门插入至闭合钉处，与圆形吻合器中心杆对接，检查吻合部位无其他组织夹入后激发吻合器。检查吻合圈是否完整
13. 末端回肠造口	预防性末端回肠造口术
14. 冲洗、缝合、放置引流	冲洗腹腔，检查术野无活动性出血。放置引流管
15. 解除气腹	关闭气腹机
16. 缝合切口	递有齿镊协助，缝合切口

（四）注意事项

（1）该手术时间较长，术前应注意患者皮肤的保护，容易受压部位垫硅胶软垫，以防发生压力性损伤。

（2）气腹压力不宜过高。巡回护士应及时巡视，观察患者生命体征变化，及时观察有无皮下气肿等并发症的发生。

（丁瑞芳　杨冬妹）

参 考 文 献

［1］　中华人民共和国卫生部.清洗消毒及灭菌技术操作规范［S］.WS 310.2-2016.

［2］　中华人民共和国卫生部.内镜清洗消毒技术操作规范［S］.2004.

［3］　赵体玉,盛芳.腔镜手术护理学［M］.北京：人民军医出版社,2015：5.

［4］　National Collaborating Centre for Nursing and Supportive Care. Clinical practice guideline: the management of inadvertent perioperative hypothermia in adults [J]. National Institute for Health and Clinical Excellence, 2008,4.

［5］　胡云,宣燕,王江,等.充气升温毯维持围手术期核心体温有效性的系统评价［J］.中国循证医学杂志,2013,13（8）：985-991.

［6］　Marvin L. Corman. CORMAN结直肠外科学［M］.6版.傅传刚,汪建平,王杉,主译.上海：上海科学技术出版社,2016.

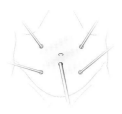

第十二章
微创外科临床展望

一、腹腔镜手术的未来发展方向

经过30年的发展,腹腔镜手术不但改进了手术技术,更改变了手术理念,改变了患者的生活,改变了外科医生的工作方式,此后的一系列技术如机器人手术、单孔腹腔镜技术、经自然孔道内镜外科技术等,甚至快速康复外科等理念,均是建立在腹腔镜微创外科技术这一基础之上的技术与理念。可以说腹腔镜技术引领了一个全新的外科理念,改变了外科手术的整体格局,亦使患者获得了一种更佳的全新体验的医疗服务。因此,腹腔镜技术是一场大范围的变革,某种意义上也是一次深层次的具有颠覆意义的外科技术革命。以腹腔镜外科为主的一系列微创外科技术不仅仅是传统外科手术的点缀,而是传统外科学的换代升级。传统外科和微创外科的地位已经发生彻底颠换。

经过30年的发展,腔镜手术技术从只能初步诊断疾病发展到治疗多种外科疾病;从某些外科领域如肝胆外科、胃肠外科发展到胸外科、骨科、妇产科、泌尿外科等几乎所有领域;从良性疾病局部脏器手术到恶性肿瘤大范围根治性手术;从多孔操作(5孔、4孔)到单孔甚至无孔操作(经自然腔道);从粗糙发展到精细;从摸索发展到纯熟;从尝试发展到常规;从辅助发展到主流……现在,腹腔镜为主流的微创技术从临床到科研,从日常临床工作到学术会议交流无处不在。

随着腹腔镜技术为主流的微创外科技术的快速发展和成熟,以腹腔镜技术为平台的各类微创技术不断涌现,令人眼花缭乱,如单孔技术、机器人技术、针眼技术、经自然腔道技术、双镜联合技术、3D手术导航技术等,各类腹腔镜手术术式亦层出不穷。但这些技术平台都只是在腹腔镜平台上的技术革新与改进,尚无革命性的改变,以腹腔镜为基本技术平台的微创外科仍将在今后相当长一段时间内存在。未来腹腔镜会以何种形式发展?又将朝着什么样的方向发展?上述这些新技术新平台,是否又会成为下一个颠覆性或者革命性的技术?

二、NOTES

对NOTES技术的探索与研究始于1998年,当时美国5所大学的有关专家组成了一个名为阿波罗的小组进行NOTES研究。该小组最早开展的是经胃途径腔镜手术。1999年,该小组在约翰·霍普金斯大学医学院进行活体动物经胃腹腔镜手术,并于2004年发表了经口、经胃置入上消化道内镜,用内镜的电凝针切开胃壁,将胃镜经胃壁切口置入腹腔进行腹腔探查及肝活检的动物实验研究,并正式提出了NOTES这一概念。

2005年7月,美国胃肠内镜医师学会和美国胃肠内镜外科医师学会成立了由14位专家组成的工作组,即自然孔道外科技术评估与研究学会

（Natural Orifice Surgery Consortium for Assessment and Research, NOSCAR），并于当年10月发表了有关NOTES研究成果、指南、需要解决的主要问题及研究方向的白皮书。

2007年4月2日，法国斯特拉斯堡大学医院的一个小组完成了世界首例临床腹部无瘢痕的经阴道腔镜胆囊切除术。术者除在脐部插入气腹针维持气腹外，腹部无任何手术切口。这是人类第一次完成的真正意义上的NOTES手术，是NOTES的一个里程碑。

NOTES作为一项"无瘢痕"技术，在其由萌芽到成熟的发展过程中，还有很多问题，亟待多方努力共谋解决方案。目前概念下的NOTES由于许多无法克服的困难，以及设备、手术器械的限制，如安全的腹腔入路、空腔脏器穿刺口的安全闭合、腹腔感染及内镜缝合技术等。此外伦理学和法律上亦尚存障碍，使其仍处于探索研究阶段，尚未能得到广泛认同与普及开展。

然而，NOTES作为一种更加微创的理念，却已经深入地影响到了从事腹腔镜手术的各专业的外科医师。比如脱胎于NOTES技术的经肛门全直肠系膜切除术（transanal total mesorectal excision, taTME），即是基于腹腔镜技术平台以及全直肠系膜切除（total mesorectal excision, TME）原则的一种经肛门途径，在内镜下由下而上游离直肠系膜而进行完全直肠系膜切除术的新术式。该术式的创新点在于寻找一种新的手术入路与途径，既继承了NOTES手术利用自然腔道、免除腹部瘢痕等优势，又可在一定程度上解决与完善传统经腹腹腔镜TME手术中的某些困难点，如盆腔狭小的男性病例、肿瘤较大病例等。因此，taTME可以看作是利用NOTES理念，对传统腹腔镜直肠癌TME手术在技术上的一种补充。但从手术的整体上而言，目前还没有显示其比传统腹腔镜手术有更大的优势。此外，基于NOTES理念下的经自然腔道标本取出技术（nature orifice specimen extraction, NOSE），以及在其基础上完成的免腹部切口消化道重建技术

在腹腔镜结直肠手术中亦有较多尝试和开展，亦可视为当前条件下腹腔镜手术向NOTES手术过渡的中间技术。

三、机器人手术

早在20世纪90年代，美国即已开展机器人腹腔镜手术，并在欧洲和美国之间，进行了第一例远程机器人腹腔镜手术。2007年11月，美国胃肠内镜外科医师协会（SAGES）和微创机器人协会（MIRA）发表共识，认可了"机器人外科"这一命名和称谓。机器人手术近年来在欧美发展迅猛，2014年，美国约有机器人腹腔镜手术系统（Davinci）2 200多台，而同期我国国内仅有29台。而近年来机器人手术系统在我国发展较快，截至2016年底，国内机器人手术系统已达到62台。机器人手术优势在于立体视野、机械臂仿真手腕自由度高、可滤除震颤、稳定性高，且镜头视野由术者自己掌控，无需专门的扶镜助手。其手术适应证也已几乎覆盖普外科各个领域。但机器人手术亦存在手术时间长、手术成本高、购置价格昂贵等缺陷，且对于需大范围改变手术视野的手术，如全结肠切除术，或上、下腹部手术需一期完成者，机器人视野方向较为局限，须重新布置机器人方位，因此不太适于机器人手术。此外，进行机器人手术还需相关资质认证，目前仍只限于一些大型综合医院或教学医院开展该项技术。因此，结合目前国情，短期内在国内尚不能做到迅速推广和普及。对结直肠手术，其在低位直肠TME手术中，狭小的骨盆腔内游离有一定优势。

四、腹腔镜视觉效果的革命：3D腹腔镜、虚拟现实技术与4K

3D腹腔镜手术系统曾经在20世纪90年代出现过，以解决传统腹腔镜二维图像在辨认解剖结构方面的不足，但当时的产品由于易致术者眼睛的疲劳，一直没有得到推广，近年来随着技术的不断发展，上述缺陷得到大幅度的改进，3D腹腔镜又开

始得到重视，在国内得到较多的应用。3D腹腔镜的视像系统与机器人一样，具备三维立体视野，在操作中具有更好视野纵深感和立体感，因此在淋巴清扫、消化道手工吻合、器械重建等方面均具有优势，而3D腹腔镜的手术操作则是在已有的、成熟的、规范的2D腹腔镜手术术式的基础上进行的，其手术操作步骤和技巧与2D手术一致，因此从2D腹腔镜手术过渡到3D腹腔镜手术，无需更多技术门槛。3D腹腔镜手术的适应范围，也与传统2D腹腔镜手术相当。包括胆道手术、阑尾手术、甲状腺手术、脾脏手术、胰腺手术、肝脏手术、结直肠手术、胃手术、胃食管反流手术、减肥手术、疝修补术、前列腺手术、妇科手术等，3D腹腔镜均可作完成，特别在胃手术、结直肠手术、胰腺手术等方面有较大优势。此外，3D腹腔镜系统购置价格相对适中，大大低于机器人手术系统，手术费用亦与传统腔镜手术相当，因此市场前景较广，将会是今后几年内我国腹腔镜手术的热点发展方向之一。

此外，随着虚拟现实技术（virtual reality，VR）进入人们的生活，其与3D腹腔镜技术的结合将有望成为近年来腹腔镜微创技术另一个新热点。理论上，将3D腹腔镜镜头拍摄的图像通过VR设备合成后，只需佩戴上VR眼镜，所有人均可身临其境般观察到腹腔内手术的整个过程。这一技术将可能对腹腔镜技术的临床应用与培训带来深刻的影响与变革。

另一个可能与3D腹腔镜结合的热点在于4K分辨率超高清显示。4K分辨率不同于我们在家里看的所谓高清电视（1 080P，1 920×1 080分辨率），也不同于传统数字影院的2K分辨率的大屏幕（2 048×1 080分辨率），而是具有4 096×2 160分辨率的超精细画面。它是2K高清电视分辨率的4倍，属于超高清分辨率。目前，具有4K分辨率的超高清2D腹腔镜凭借其出色的图像细节、空间感知和色彩精确度，已能使外科医生在手术中所见的解剖具备更佳的真实感和纵深感。在最近的美国胃肠外科医师年会和欧洲内镜外科医师年会中，4K腹腔镜已开

始受到关注，然而，单是比拼分辨率，2K和4K通过肉眼可能差别并不大，但是如能将图像立体化，则能给用户更高一层的视觉感受。3D腹腔镜与4K相遇，将极有可能是又一次突破性的视觉革命。然而，从4K到3D，未来腹腔镜视觉发展的边界和突破点又将会在哪里？

五、单孔腹腔镜技术

近年来，以单孔腹腔镜为代表的更微创化的技术涌现，体现了人们对外科治疗"巨创－微创－无创"的期待与追求。国际上，单孔腹腔镜手术结直肠切除术已占据一席之地。国内许多医院单孔腹腔镜亦已在腹腔镜结直肠手术中积累了相当的经验，甚至，在国内一些经验丰富的微创外科中心，单孔腹腔镜下已经可以完成完整结肠系膜切除的D3右半结肠癌根治手术。同时，由于单孔腹腔镜在操作上会遇到缺乏操作三角、器械相互干扰、操作空间有限等方面的不足，因此，在手术技术、手术器械等方面尚有进一步发展和提升的空间，因此，以单孔腹腔镜手术的手术方法、手术进路或者手术器械为方向的临床实验研究和动物实验研究，都将是近年来的微创外科研究热点。

六、腹腔镜联合内镜技术

将腹腔镜与内镜两种微创技术相互结合，可更进一步使微创技术的优势得到发挥，成为近年来消化道疾病外科治疗的一项重要手段。对于分化较好、局限于黏膜层、无淋巴血管转移的早期结直肠癌，以及单纯内镜治疗困难的结直肠良性息肉，腹腔镜结合肠镜的双镜联合策略已成为有效的微创治疗手段。国内目前对这些技术均已有相当成熟的开展。

七、中国腹腔镜手术的发展特色

纵观我国腹腔镜外科的发展之路，在探索中勇于实践，在实践中逐步规范，在规范中不断前行。我国的腹腔镜外科手术具有"开展起步早，手术技术

好,病例积累多,地区差异大,研究意识少,创新能力弱"等发展特点。

我国腹腔镜外科起步不晚,1991年云南曲靖完成国内第一例腹腔镜胆囊切除术,1993年上海交通大学医学院附属瑞金医院完成第一例腹腔镜结肠癌根治术,1995年上海长海医院完成第一例腹腔镜远端胃切除术,2004年瑞金医院又完成第一例腹腔镜胰十二指肠切除术……可以说,勇于挑战的中国腹腔镜外科医师在过去的30年中,始终紧跟世界先进的腹腔镜外科手术前进步伐。

在手术技术方面,我们多年来始终重视手术的规范化推广、系统化培训,通过中华医学会外科分会腹腔镜与内镜外科学组等各个专科学组制定了各专业手术的腹腔镜或内镜手术操作指南,并构建了相关手术的全国性和地区性培训平台。在此基础上手术技术不断进步:腹腔镜超低位直肠癌保肛手术、腹腔镜直肠癌侧方淋巴结清扫、腹腔镜结肠癌D3根治手术、腹腔镜胃癌保留脾脏的脾门淋巴结清扫、完全腹腔镜下各类胃切除术后的消化道重建、腹腔镜胰十二指肠切除术等高难度、高质量的腹腔镜手术在技术上均已成熟,甚至已优于欧美国家的同类腹腔镜手术。当然,我国人口基数大,胃肠道肿瘤、肝脏肿瘤等发病率高的疾病谱特点,使我国相关专业的手术例数多,客观上对我们腹腔镜手术的经验积累和技术提高也起到了推动作用。

由于我国幅员辽阔、地区间发展尚不平衡,外科医师的培养和水平差异较大,临床实践操作能力的差异亦大,而在对微创理念的认识和理解上,也存在一定的差异。一些地区、一些医院可能已经开展了机器人手术、3D手术,而有些地区、有些医院可能仍在使用标清的腔镜手术系统,有些地区和医院已经开展腹腔镜胰十二指肠切除术,而有些可能正在起步开展腹腔镜胆囊手术,各地区间的技术发展水平差距较大、发展目标和关注点也有所不同,因此,目前在全国范围内,统一的评判腹腔镜内镜外科的发展、制订其发展目标或方向尚不太可行,分区域、分层次的进行推广和发展,可能更适应当前我国腹腔镜内镜外科领域的实际情况。

此外,我国腹腔镜外科进一步的良性发展,除了需要高质量的手术技术,尚需高质量的临床研究提供坚实的理论和数据基础。以往我国在临床研究方面循证医学观念相对薄弱,往往存在着只重视数量积累,而忽视数据积累,只重视临床经验的获得,而忽视临床研究的开展等缺点。由于我们忽视高质量的临床研究,使得我们虽然已经具备了高质量腹腔镜手术的能力,却未能在国际学术界引起应有的反响。因此,在完成高质量微创手术、开展高质量微创技术的基础上,进一步提高我国微创外科临床研究的质量是今后一段时期内微创外科发展的重点着力点之一。我国的微创外科各个专业应当发挥自己手术例数多、手术经验丰富的优势,加强开展高水平、高质量的临床研究,为微创外科在我国的推广提供更有力的循证医学证据。近年来,随着循证医学意识不断强化,以及我国腹腔镜手术技术在各专业领域的不断成熟与提高,许多结合我国自身优势和疾病谱特点的多中心大宗病例临床研究正在开展当中。例如在我国,胃癌占了亚洲42%的新发病数,80%是以进展期为主,因此,关于腹腔镜下胃癌D2根治术合理规范临床研究的开展更显意义重大。自2009年11月起,在中华医学会外科分会腹腔镜与内镜外科学组的指导下,中国腹腔镜胃癌外科研究组(CLASS)就腹腔镜进展期胃癌根治手术的前瞻性临床对照研究亦正在全国多个中心逐步开展。而由于目前直肠癌在循证医学证据上尚有不足,因此,对于国内的腹腔镜结直肠外科医生而言,针对直肠癌的多中心随机临床对照研究也将是今后工作的重点之一。希望通过努力,我国微创外科临床研究的水平能够实现"从数量到数据的转变,从数量到质量的飞跃"。

微创外科引入我国20余年,在我国外科同仁的努力下,紧跟世界先进技术潮流普及与发展迅猛。但同时，亦暴露出我们"模仿能力强，创新能力弱"的缺陷。从腹腔镜胆囊切除，到腹腔镜胰十二指肠切除；从单孔腹腔镜技术，到经自然腔道内镜外科技术，不论是手术术式，还是手术技术，我们多为"紧跟"，而较少有"率先"。因此，如果在今后一段时期内，不提高技术创新理念创新的质量，则很难在激烈竞争中赢得未来。对于有前途或有潜在市场的新技术，我们可进一步紧密医工结合，展开相关医疗技术和器械的研发，实践在外科领域的"转化医学"。单孔腹腔镜、NOTES下的手术以及国产相关器械的创新研发、国产机器人手术相关器械的创新研发等，均有望作为当前研究创新领域的攻坚战场。

（郑民华　马君俊）

致　谢

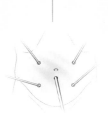

　　本书的完成要感谢很多人，除了每个章节后单独列出的编著者，还要感谢蔡康非先生——一位优秀的医学插图画家，他耐心细致、富有责任心，按照每个章节的内容绘制描述性插图，这些插图风格一致，他用高超的专业能力完成了这个工作。我相信读者们会欣赏这些质量极高的作品。

　　感谢美敦力创新外科及强生医疗专业教育学院，在此次腹腔镜动物实验培训中给予我们极大的帮助和指导，在腹腔镜动物手术过程中给予我们耐心的讲解，帮助我们出色地完成了这部分的文字撰写及视频录制工作。

　　同时感谢上海索汇文化传播公司的许贵钟先生，本书手术图片上的标线及文字说明离不开他杰出的专业才能。

　　最后感谢上海科学技术出版社西医编辑部各位老师的悉心指导，他们尽心尽力地完成了这本书的编辑工作。

　　这部著作之所以能顺利完成，很多人都做出了贡献，如果致谢中没有被提到，敬请谅解！

张卫

2018 年 3 月 20 日